Nina Herrmann · Ich habe nicht umsonst geweint

Denn ihr sollt in Freuden ausziehen
und im Frieden geleitet werden.
Berge und Hügel sollen
vor euch her frohlocken mit Jauchzen
und alle Bäume auf dem Felde
in die Hände klatschen.

Jesaja 55, 12

Nina Herrmann

Ich habe nicht umsonst geweint

Eine
Krankenhausseelsorgerin
erzählt

Kreuz Verlag AG · Zürich

Aus dem Amerikanischen übersetzt
von Barbara Kamprad

Die Originalausgabe ist unter dem Titel
»Go out in joy« 1977 im Verlag John Knox Press
in Atlanta erschienen.
ISBN 0-8042-2073-5

2. Auflage (8.–10. Tausend) 1981
Gestaltung: Hans Hug
Druck und buchbinderische Verarbeitung: W. Röck, Weinsberg
ISBN 3-268-00001-0

Inhalt

Zu diesem Buch

Atempause könnte man es nennen oder Stille vor dem Sturm. Das bange Warten vor dem letzten Atemzug. Irgend sowas.

Riann Miles ist neun Jahre alt und sie wird sterben, möglicherweise noch vor dem Sommer. Niemand weiß es genau. Aber sie hat ihren letzten Abstieg begonnen. Einen Weg zurück gibt es nicht.

Jetzt, in diesem Augenblick, ist sie noch ganz da. Sie lacht noch und lächelt, zieht die kleine Nase kraus und kichert und macht Unsinn und beklagt sich, wenn sie Mittagsruhe halten soll. Noch wirft sie mir die Arme um den Hals, verteilt Küßchen und belohnt Liebe mit Liebe.

Ich möchte sie so in Erinnerung behalten. Verzweifelt wünsche ich mir, sie genau so in Erinnerung behalten zu dürfen. Aber es wird anders kommen. Die Bilder, die sich mir eingeprägt haben und die irgendwann zufällig wieder auftauchen werden – vielleicht erst nach Jahren – diese Bilder werden mir auch eine Riann zeigen, die zwar noch atmet, aber nicht mehr lacht, nicht mehr umarmt. Ich weiß, daß es solche Bilder geben wird. Aber ich weiß nicht, was darauf zu sehen sein wird. Und das macht mir Angst.

Sicher, ich habe andere Kinder sterben sehen – vor Wochen, vor Tagen. Warum ist es bei Riann anders? Ich bin mir nicht sicher. Vielleicht, weil ich sie lange und gut genug gekannt habe, um sie nicht nur liebzuhaben, sondern auch von ihr geliebt zu werden, weil zwischen uns viel mehr ist als nur Momente der Gemeinsamkeit … Ich habe eine Ahnung, wie groß der Unterschied sein wird zwischen Mitgefühl und persönlichem Verlust, eine schreckliche Ahnung von den Tagen danach. Irgendwann. Bald. Aber lassen Sie mich die Geschichte von Anfang an erzählen.

Tagebuch habe ich nicht geführt. Ein guter Journalist würde eins geführt haben. Aber ich habe diese Monate ja nicht als Journalistin gelebt. Deshalb werden Sie nur willkürlich herausgesuchte Erinnerungen haben, um zu verstehen. Manches wird mir nicht mehr einfallen. Und das ist vielleicht ganz gut so.

1. Kapitel

Die Anmeldung

Es war an einem regnerischen Tag im Oktober. Ich hatte mich ins Bett verkrochen mit einer Packung Papiertaschentücher und einem Röhrchen Grippetabletten.

Einen Monat zuvor hatte ich meinen Job zum 31. Dezember gekündigt. Ich war Reporterin bei einer großen Fernsehanstalt im Mittleren Westen. Das war mein Ziel gewesen vom letzten Jahr im College an. In den ersten beiden Jahren, nachdem ich dieses Ziel erreicht hatte, war ich restlos begeistert. Jeden Augenblick meiner Arbeit habe ich geliebt: die Menschen, die ich traf, die Gespräche, die ich führte, die Städte, die ich sah. Ich habe viele Bereiche des Lebens, viele Arten zu existieren kennengelernt. Ich durfte so kreativ sein, wie ich wollte, durfte Gefühle ansprechen, Schmerz, Glück – Menschlichkeit, die sich hinter harten Fakten verbarg.

Das alles war plötzlich zu Ende gewesen: neues Management, Sparmaßnahmen, neue Methoden... Es war nicht mehr dasselbe wie früher. Jetzt hatte ich am Monatsende mein Gehalt auf dem Konto – ein stolzes Gehalt, aber eben nicht mehr.

Vielleicht hatte ich es geahnt. Ich weiß es nicht. Aus irgendwelchen Gründen hatte ich mich vor zwei Jahren an der Theologischen Fakultät immatrikuliert. Über zwei Jahre lang hatte ich beides getan, war zur Arbeit gegangen und in die Uni, und ich hätte nie zu sagen vermocht, warum ich studierte. Ich glaube, ich habe

Theologie studiert, weil ich meinen Pfarrer bewunderte, Pfarrer Dr. Elam Davies. Wenn ich für einen Arzt geschwärmt hätte, hätte ich vielleicht Medizin studiert, oder vielleicht Jura, wenn er ein Richter gewesen wäre. Vielleicht war es nicht mehr als das. Ich bin schon immer leicht zu beeindrucken gewesen.

Wie auch immer, als ich an diesem nassen Oktobertag mit meinen Papiertaschentüchern im Bett saß, versuchte ich mich zu entscheiden, was ich mit mir anfangen sollte, wenn mein letzter Arbeitstag in der Fernsehredaktion vorbei sein würde. Die Seminare für die Zulassung zum Theologieexamen hatte ich hinter mir, beziehungsweise ich würde sie hinter mir haben, nachdem ich die letzten beiden Kursstunden absolviert hatte, die ich in diesen Wochen noch zu besuchen hatte. Nach dem 31. Dezember standen keine Vorlesungen mehr auf dem Stundenplan und ich würde auch keine Arbeit mehr haben. Ich hatte genug Geld gespart, um fünf Monate leben zu können, ohne zu arbeiten. Bis Juni hätte ich demnach keine Probleme.

Irgendwann während dieser fünf Monate wollte ich meine Examensarbeit schreiben und die mündlichen Prüfungen machen. Damit hätte ich dann meinen akademischen Grad. Aber ich hatte nicht die geringsten Pläne, darüber hinaus irgendeine Art von Pfarramt auszuüben. Im übrigen hatte das alles noch Zeit. Das aktuelle Problem bezog sich auf den Zeitraum zwischen Januar und Mai.

Ich erwog, einen Monat zuhause bei meinen Eltern zu verbringen. Gleichzeitig wußte ich aber schon, daß wir uns furchtbar auf die Nerven fallen würden. Ein Monat war zu lang. Meine Eltern lieben mich und ich liebe sie. Aber sie waren schon entsetzt gewesen, daß ich mich mit 28 Jahren von meinem so gut bezahlten Reporterjob getrennt hatte. Sie wollten, daß meine Verhältnisse geordnet waren – im Klartext: heiraten, soziale Sicherheit, Kinder. Ich konnte sie verstehen. Ich bin das einzige Kind, alle Hoffnungen ruhen auf mir. Nicht, daß ich all das nicht gewollt hätte. Aber es hatte sich eben nicht ergeben und inzwischen machte ich mir darüber die wenigsten Sorgen.

Nein, zwei Wochen zu Weihnachten bei den Eltern waren genug.

Europatrip? Ganz sicher. Aber ich kann nicht Ski laufen, für mich wäre der Frühling die beste Zeit. Ich wollte nicht die ganzen fünf Monate rüberfahren, viel zu teuer. Europa im April und Mai, beschloß ich, vielleicht würde ich meine Diplomarbeit in den Schweizer Bergen schreiben. Der Gedanke gefiel mir.

Bliebe Januar bis März. Dazu fiel mir nichts ein. Ich putzte mir die Nase und war drauf und dran, diese harte Arbeit des Nachdenkens sein zu lassen und ein Schläfchen zu halten. Klinikpraktikum für Seelsorger! Das wäre eine Möglichkeit, eine gute sogar. Irgendwo hatte ich den Wisch. Ich sprang aus dem Bett.

Als Teil meines Theologiestudiums wurde ein Vierteljahr Klinikpraktikum gefordert. Das ist ein Ganztagsjob an fünf Wochentagen und bedeutet Arbeit in einem Krankenhaus als Hilfsprediger für zwölf Wochen. Genau das würde ich zwischen Januar und März tun. Ich würde dieses Praktikum hinter mich bringen.

Ich fand das Faltblatt in einer Schachtel unter meinem Bett. Es gab eine ganze Liste von Krankenhäusern, die dieses Praktikum anboten. Ich beschloß, mir eines auszusuchen, das in erreichbarer Nähe lag und Praktikanten ein Stipendium anbot. Warum auch nicht? Lieber Geld als kein Geld. Das wiederum begrenzte die Auswahl auf die Universitätsklinik, in der das Praktikum den Dienst an Erwachsenen und Kindern beinhaltete.

Ich rief dort an. Heute lief die Anmeldefrist ab, wurde mir gesagt. Bedauern lag in der Stimme.

»Ich liege mit einer Grippe im Bett«, sagte ich bittend. »Aber ich verspreche, ich werde nicht atmen, wenn der Herr Pfarrer mich noch zu einem kurzen Gespräch empfängt.«

»Moment. Bleiben Sie am Apparat.«

Ich wartete.

»Das geht in Ordnung«, sagte die Stimme. »Aber heute nicht mehr. Er wird die Anmeldefrist verlängern und sich übermorgen mit Ihnen unterhalten.«

»Vielen, vielen Dank«, sagte ich. »Auf Wiederhören.«

Irgendwie hatte ich das Gefühl, die Sekretärin habe ein gutes Wort für mich eingelegt, obwohl ich nicht wußte, warum. Sie hatte. »Weil Sie ein weibliches Wesen sind«, erklärte sie mir später einmal. »Ich glaubte einfach, ein paar mehr Mädchen in der Krankenhausseelsorge würden ganz gut tun.«

Ihr »gutes Wort« würde mein Leben für eine lange Zeit ändern...

Vielleicht war es, weil ich so ganz anders aussah – so anders als der Durchschnitt der Hilfsprediger. Ich glaube, die Neugier war größer als alle Einwände, die der Chef der Krankenhausseelsorger gegen mich hätte vorbringen können. Ob das stimmt, weiß ich nicht. Aus welchen Gründen auch immer – an jenem Regentag im Oktober glaubte ich schon zu wissen, daß ich zugelassen würde. Es war nicht übersteigertes Selbstbewußtsein. Ich wußte nur ganz genau, wie Menschen in der Vergangenheit auf mich reagiert hatten.

Ich behielt recht. Ich wurde angenommen. Der Brief kam am 1. November an.

Nun war es entschieden: Klinikpraktikum von Januar bis März, Europatrip von April bis Juni, irgendeine Arbeit danach...

Viel mehr habe ich darüber nicht nachgedacht. Ich hielt mein Geld zusammen und wartete ab.

2. Kapitel

Erste Visite

Ich hatte nie zuvor einen Menschen sterben sehen, war noch nie mit Tod oder schwerer Krankheit konfrontiert worden. Ich hatte keine Angst davor, aber ich hätte auch nicht mit Sicherheit sagen können, wovor ich hätte Angst haben sollen.

Wenn ich davon sprach, was ich ab Januar tun würde, formulierte ich es so: »Krankenhausseelsorger sein.« Angst oder irgendein ähnliches Gefühl vor Tod und Sterben kam nicht auf. Ich konnte mir darunter einfach nichts vorstellen.

Als ich mich am Morgen meines ersten Arbeitstages, dem 2. Januar, anzog, hatte ich das Gefühl von Unwirklichkeit. Es war, als ob ich eine fremde Frau dabei beobachtet hätte, wie sie sich zurechtmacht, wie sie dem Taxifahrer sagt: »Universitätskliniken«, wie sie die Stufen hinaufgeht in den zweiten Stock, wo das Büro der Krankenhausseelsorger war.

»Das ist alles nicht wahr«, wollte ich sagen. »Ganz sicher hat es nichts mit einer Fernsehreportage zu tun, und das ist alles, was ich nach dem College getan habe.«

Die Büroräume lagen in einem alten Gebäude, ein paar Türen weiter als die Kinderklinik und zwei Blocks entfernt von den Erwachsenen. Es waren mehrere kleine Räume, alle ziemlich baufällig. Ich hatte sie schon einmal gesehen, als ich zum Vorgespräch kam. Jetzt aber gehörten sie zu meinem Leben; ich schaute sie mir genauer an. In diese Räume würde ich nun immer wieder kommen und Seminare zusammen mit anderen Studenten und einem wissenschaftlichen Betreuer abhalten an jedem Werktag der nächsten zwölf Wochen? Ich? Ich, die niemals länger als zwei Stunden an ein und demselben Platz an jedem Werktag der letzten vier Jahre verbracht hatte? Ich, die Präsidenten und Senatoren und Filmstars und Industriekapitäne und Schriftsteller und korrupte Politiker und nichtkorrupte Politiker interviewt hatte ... sie alle, und Demonstranten und Opfer von Brandkatastrophen und Sozialhilfeempfänger und Gewerkschaftler und Mörder und Diebe ... und fast alles, was es an Menschen sonst noch gibt. In einer stillen Stunde hatte ich mir das einmal vor Augen gehalten. Ich? Hier? Für drei Monate?

Erschien mir das alles wie ein Spiel?

Nein, aber es ist schrecklich schwer, all das zu sagen und Sie dann mit diesen vagen Gefühlen zurückzulassen, die ich damals hatte, als ich die Treppen hinaufging und diese Räume betrat. Es war keine Überheblichkeit, obwohl es sich so anhören mag. Und es war auch nicht das Gefühl, umkehren und weglaufen zu wollen. Nie, nicht ein einziges Mal hatte ich dieses Gefühl. Es war einfach so, daß meine Vorstellungskraft nicht ausreichte: ich hatte zwar einen Hut, aber der schien absolut nicht zu meiner Kleidung zu passen und ich fand auch keinen Nagel, um ihn daran aufzuhängen. Ich war vorbereitet, aber ich wußte nicht worauf.

Es stellte sich heraus, daß ich zu früh dran war. Es war Viertel vor neun und ich sollte erst um halb zehn da sein. Krankenhauspfarrer Craig Hatfield war bereits da. »Normalerweise trinken wir zusammen Kaffee«, sagte er, »aber ich finde kein Kaffeepulver.« Er hatte braunes, lockiges Haar und trug einen Cordanzug. Er sah ein bißchen zerzaust aus.

»Gibt es hier in der Nähe eine Art Kaffeebar?« bot ich an. »Ich hole welchen.«

»Ja, gerade gegenüber.«

Ich ging. Kam wieder mit vier Bechern. Zwei auf Vorrat. In Gedanken ermahnte ich mich, mit dem Geldausgeben schleunigst wieder aufzuhören.

Homer Lowden, ein Student, saß da, als ich wiederkam. Er kam aus dem Methodistischen Seminar weiter unten in der Straße. Ein Allerweltstyp mit Bart, blondem Haar, Brille. Er schien nett zu sein.

Ein paar Minuten später trafen drei weitere Männer ein. Terry Greer, dünn, mittelgroß, schwarzhaarig, Südstaaten-Akzent. Al O'Connor, groß, gutaussehend, jung, braunes Haar, blasse Gesichtsfarbe, Nikkelbrille. Und Ted Marshall, klein, dunkles Haar, vorstehendes Kinn, gutaussehend. Alle drei kamen aus dem katholischen Priesterseminar.

Wir taten das Übliche, das, was man unter »sich bekannt machen« versteht. Ich fühlte mich nicht unbehaglich. Ich fühlte mich überhaupt nicht. Es war alles noch zu neu.

An diesem Nachmittag gingen wir durch die Klinikgebäude. Die Kinderabteilungen zuerst, danach die der Erwachsenen. Das ist ganz schön viel für einen Tag, aber es geht viel zu schnell, um die Gültigkeit der ersten Eindrücke zu garantieren. Das einzige, woran ich mich in bezug auf die Kinderstation erinnern kann, war, daß ich hoffte, ich würde einem der neueren Flügel zugewiesen – ich habe schon immer saubere, frische Dinge um mich haben wollen – und ich hoffte, ich würde einer Station mit größeren Kindern zugewiesen, um nicht so oft Gespräche mit Eltern führen zu müssen. Eine Station im alten Flügel schien nur Säuglinge zu haben. Da wollte ich ganz sicher nicht hin!

Kinder machten mir Angst. Erwachsene, die schienen mir vertrauter, sie hatten mit Dingen zu tun, die ich aus meinem eigenen Leben kannte. Auf der Erwachsenen-Station hatte eine alte Dame gelegen, die ich hin und wieder im Auftrag meiner Gemeinde besucht hatte, bis sie starb. Ich hatte den Eindruck gehabt, daß man sie dort gut behandelte.

Wir beschlossen unseren ersten Tag in einem Schnellimbiß auf dem Klinikgelände, tranken einen Kaffee und unterhielten uns.

Am Mittwoch trafen wir uns mit einigen Sozialarbeitern. Mir ist, als hätten wir einen Film gezeigt bekommen, aber ich erinnere mich nicht mehr genau. Es ist merkwürdig, wie sehr es einem die Sicherheit nimmt, wenn man irgendwo ganz neu ist. So seltsame Dinge werden wichtig wie zu wissen, wo die Toiletten sind, wo man mal kurz allein sein kann ... und wem man trauen darf.

Am Donnerstagnachmittag wurden uns unsere Stationen zugewiesen. Ich bekam einen neuen Flügel bei den Erwachsenen; ich glaube sogar, es war auf der gleichen Etage, wo besagte alte Dame gestorben war. Aber von den Kinderstationen wurde mir der Altbau mit all den Säuglingen zugewiesen – genau der, den ich absolut nicht wollte. Man kann nicht alles haben, tröstete ich mich.

Am Freitag besuchte ich zuerst die Erwachsenen. Das schien mir sicherer. Und es war fast halb vier nachmittags, als ich meinen Mut zusammennahm und zur Kinderstation ging. Ich suchte die Oberschwester, Mary Cooke, und stellte mich ihr vor als neue Hilfspredigerin.

»Ich habe schon gehört, daß wir eine Frau bekommen würden«, sagte sie, »das ist gut. Sie kommen gerade richtig«, fügte sie hinzu. »Ich werde gleich Bericht erstatten, im Moment kann ich mich nicht um Sie kümmern. Aber die Ärzte machen gerade Visite. Ich werde Sie vorstellen und Sie können sich ihnen anschließen. So bekommen Sie eine ganz gute Übersicht von unserer Station.«

Das war alles so schrecklich neu! Ich hatte keine Ahnung, was »Visite« hieß oder was unter »Berichterstattung« zu verstehen sei. Ich hatte so ein Gefühl in der Magengrube, daß es mir vermutlich entschieden zuträglicher gewesen wäre, gerade nicht die ganze Station auf einmal kennenzulernen. Aber ich hatte wohl keine andere Wahl.

Schwester Cooke und ich betraten einen großen Raum mit vier Kinderbetten. Am äußersten Ende des Zimmers standen sechs Ärzte in weißen Kitteln. Einer wusch sich die Hände, ein anderer hob gerade das Gitter an einem Bettchen hoch.

Schwester Cooke wartete eine Gesprächspause ab, stellte mich vor und ging. Die Ärzte schauten mich an, nickten mir zu, lächelten verbindlich. Der eine am Waschbecken verbeugte sich leicht. Ich fand das reichlich komisch. Dann setzten sie ihre Visite fort. Mary Cooke hatte zwei oder drei von ihnen namentlich vorgestellt, aber ich hatte sie mir nicht merken können.

Alle Patienten waren Babies oder Krabbelkinder. Alle! Nicht eines war darunter, mit dem ich wirklich hätte reden können. Ich folgte den Ärzten von Tür zu Tür. In den meisten Zimmern standen vier Betten, die meisten davon waren belegt.

Ich hörte medizinische Fachausdrücke. Ich sah Kinder mit Verbänden um den Kopf. Manche waren an Schläuche angeschlossen. Zwei Säuglinge lagen auf dem Bauch, auf einem Brett. Eines hatte einen dicken Verband auf dem Rücken. Ein anderes hatte eine große, offene, eiternde Wunde. Es war nicht leicht hinzugucken. Ich guckte nicht hin. Ich hatte keine Ahnung, was mit den Säuglingen wohl los war.

Manchmal gingen die Ärzte an einem Kinderbettchen vorbei, ohne stehenzubleiben. Warum nur, fragte ich mich. Sie nahmen Verbände ab und sahen Wunden nach. Sie redeten und redeten und redeten. Ich versuchte mich notdürftig über Wasser zu halten. Ich verstand kein Wort. Keiner war da, der mir etwas erklärte. Ich gab mir Mühe, niemandem im Weg zu stehen, nicht hinzuhören und gleichzeitig ein interessiertes Gesicht zu machen.

Aber ich konnte schon fast überhaupt nicht mehr gucken. Wenn sie die Verbände von Wunden abnahmen, schaute ich zwar in die Richtung, aber ich drehte die Augen so, daß ich in Wirklichkeit nichts sehen konnte. Außerdem taten mir die Füße weh.

Ein kleines Mädchen hatte vier Narben auf dem Kopf – eine in jeder »Ecke«. Jemand sagte, die Eltern hätten die Kleine geschlagen. Wieso vier symmetrische Narben, fragte ich mich. Rührten sie von den Schlägen her oder von einer Operation? Würde ich mit solchen Eltern sprechen müssen?

Der Rundgang der Ärzte wollte kein Ende nehmen. Ich ging hinterher und wartete und schaute halb hin und horchte auf Wörter, deren Sinn ich nicht verstand. Es wurde mir immer heißer. Ich wußte nicht, ob es an mir lag oder an der Heizung.

Es lag an mir. Wir waren in vielen Zimmern gewesen. Dies hier war Bobbys Zimmer. Bobby hatte einen Kopfverband. Die Ärzte wickelten den Verband ab, wickelten und wickelten wie einen Turban. Bobby war richtig niedlich, etwa ein Jahr alt. Er hatte vier Narben auf dem Kopf. Genau wie das andere Baby. Auch bei ihm wurde vermutet, daß Vater oder Mutter ihn so zugerichtet hatten. War das die Art von Operation, die nötig wurde bei mißhandelten Kindern? Vier Narben?

Das Zimmer fing an, sich um mich zu drehen. Ich sah auf einmal große schwarze und gelbe Punkte vor den Augen. Ich wußte, was das hieß: Ohnmacht.

Mir war entsetzlich heiß. Ich drehte mich um und ging leise aus Bobbys Zimmer. Ich arbeitete sozusagen nur noch »mit Radar«, kämpfte wie eine Irre darum, lange genug stehenzubleiben, um den Weg zu den Toiletten zu finden. Das ist das Elend, irgendwo neu zu sein. Wo ist die Damentoilette? Ich hatte nicht mehr genug Durchhaltevermögen, um jemanden zu fragen, ich war schon fast hinüber. Die Halle drehte sich immer schneller um mich.

Da wars: »Damen«. Ich stürzte hinein. Es war ein kleiner, voll eingerichteter Raum. Gottseidank! Ich schloß die Tür ab, klappte den Toilettendeckel runter, setzte mich drauf, ließ den Kopf nach vorne fallen, und so blieb ich. Ich weiß, ich rührte mich ganze fünf Minuten lang nicht mehr.

Aber ich blieb bei Besinnung.

Endlich hob ich den Kopf, und blieb einfach sitzen. Ich dachte nichts. Ich fühlte nichts. Ich atmete nur.

Dann stand ich auf, spritzte mir kaltes Wasser ins Gesicht, öffnete die Tür und ging den langen Weg durch die Halle zurück. Ich war nicht einmal sicher, ob ich überhaupt in die richtige Richtung ging. Aber ich fand Bobbys Zimmer, und die Ärzte waren immer noch dort. (Ich sagte es ja, sie nahmen sich für jeden Patienten sehr viel Zeit). Ich schlüpfte hinein, versuchte, nicht bemerkt zu werden.

Das letzte, woran ich mich erinnern kann an diesem Tag, war der Arzt, der sich im ersten Zimmer zur Begrüßung leicht verbeugt hatte. Er schaute mich über die Ränder seiner Brille an, als wolle er sagen: »Schau einer an, wer zurückgekommen ist. Ich war gespannt, ob Sie es tun würden.« Es war nur ganz kurz. Er sagte kein Wort. Aber es tat mir unendlich gut. Ich glaube, in diesem Moment wußte ich, daß ich bleiben würde.

3. Kapitel

Der weiße Kragen

Terry Greer hatte an diesem ersten Wochenende freiwillig den Bereitschaftsdienst übernommen. Der Rest der Studenten und ich hatten Samstag und Sonntag frei. Nachdem mir inzwischen klargeworden war, daß Gespräche mit Eltern nicht zu umgehen sein würden – auf der Kinderstation, die ich betreuen mußte, schienen wirklich nur Kleinkinder zu sein – und weil ich wohl auch hin und wieder mit Erwachsenen würde Gespräche führen müssen, hatte ich am Samstagmorgen beschlossen, etwas dafür zu tun, daß die Leute mich ernst nehmen würden, etwas, das mich als Pfarrerin auswies, etwas wie... einen kirchlichen Kragen brauchte ich. (Seelsorger in den angelsächsischen Ländern sind auch ohne Talar und Bäffchen als solche zu erkennen; sie tragen einknöpfbare weiße Kragen auch zum Straßenanzug oder zum Kleid, Anmerkung der Übersetzerin).

Ich studierte die gelben Seiten des Telefonbuchs. Ich verstand nicht viel von kirchlicher Tracht. Endlich fand ich einen Laden, der auch samstags geöffnet hatte, aber ich wußte nicht, wie man mit öffentlichen Verkehrsmitteln dorthin käme. Und ich war wild entschlossen, kein Geld mehr für Taxi auszugeben. David, der liebe alte David mit seinem Mercedes! Ich hatte mich während der letzten fünf Jahre hin und wieder mit ihm verabredet. Er war 44, hatte nie geheiratet und würde das auch mit Sicherheit nicht tun, bis er eine Pflegerin brauchte. Er hatte so viele Freundinnen, wie er überhaupt nur kriegen konnte. Aber ich war die einzige, die einen so langen Zeitraum überdauert hatte. Ich war immer noch eine Herausforderung für ihn, die anderen nicht.

Ich hatte David schon vor langer Zeit durchschaut. Er wußte, daß es auch für mich andere Männer gab. Aber er war felsenfest davon überzeugt, daß nicht einer so begehrenswert und anbetungswürdig war wie er.

Jedenfalls hatte David ein blaues Mercedes-Cabrio. Und ich durfte damit fahren. Es war nicht sonderlich neu, aber ich liebte es, ganz besonders die Stereoanlage mit den vier Lautsprechern.

Es regnete, als ich bei dem Paramentenladen in North Hamilton vorfuhr. Er erinnerte mich an den Kaufladen meines Großvaters. Ich konnte mir vorstellen, daß ein Glöckchen klingeln würde, wenn ich die Tür aufmachte. Drinnen standen lange Regale aus Holz und Glas, Regale bis zur Decke vollgestopft mit Büchern und Schachteln, am Ende des Raumes Ständer mit Chorhemden und Talaren.

Zwei grauhaarige Verkäuferinnen unterhielten sich hinter einer altmodischen Registrierkasse. »Kann ich Ihnen helfen?« fragte die kleinere.

»Ja bitte. Ich möchte gern einen Einknöpfkragen.«

»Größe?«

»Weiß ich nicht. Könnten Sie Maß nehmen?«

Schweigen.

»Soll er für Sie sein?«

»Ja.«

»O. Ich fürchte, so kleine Kragen haben wir nicht. Sie werden nur in Herrengrößen hergestellt.« Pause.

»Ich verstehe das auch nicht, jetzt, wo immer mehr Frauen Pfarrer werden. Aber so ist das halt.«

Sie zog das Metermaß von meinem Hals zurück und rollte es auf. »Größe 36. Diese kleine Größe führen wir nicht. Wollen Sie ihn zum Talar tragen? Wenn ja, dann ginge vielleicht auch ein weißer Spitzenkragen, der zu den Chorhemden gehört.«

»Nein, ich brauche ihn zum Kleid.«

»Tja, wie gesagt, diese Größe führen wir nicht. Wir könnten einen bestellen, aber das würde ungefähr vier Wochen dauern. Wir haben einen in Größe 37 da, vielleicht fällt er klein aus.«

»Gut. Kann ich ihn anprobieren?«

»Sieht ganz gut aus. Man merkt es nicht, daß er etwas zu groß ist. Wie fühlt er sich an?«

Die kleine alte Dame konnte keine Ahnung haben, welchen Empfindungen ich in diesem Moment ausgesetzt war. Nie zuvor hatte ich einen solchen Kragen getragen. Er gehörte zu den Dingen, die für mich erst nach der Ordination drankommen würden. Gleichzeitig war dies etwas, worauf ich mich gefreut hatte vom ersten Semester meines Theologiestudiums an.

Ich glaube, in den Augen anderer – vielleicht auch der beiden alten Damen – sah der Kragen einfach komisch aus. Aber für mich paßte er zu mir. Ich war kein Schauspieler in einem Theaterstück. Ich spielte keine Rolle. Ich fand mich überhaupt nicht komisch.

»Er paßt ganz gut. Ein bißchen weit, aber das wird schon gehen. Ich brauche ihn jetzt.«

»Soll ich einen in Größe 36 bestellen?«

»Nein, danke. Ich brauche ihn nur für zwölf Wochen.«

»O, ich verstehe.«

Nichts verstand sie. Plötzlich ging mir das auf. Für die beiden alten Damen mußte ich ein ziemliches Geheimnis sein, aber daran hatte ich wirklich nicht gedacht.

»Wenn Sie mir den Namen der Kirche sagen, wo Sie arbeiten, kann ich Ihnen zehn Prozent Rabatt einräumen. Aber ich brauche den Namen der Kirche ...«

»Nun, in dem Sinne bin ich kein Mitglied einer bestimmten Kirchengemeinde.«

Die beiden alten Damen tauschten vielsagende Blicke.

»Ich mache mein Praktikum als Seelsorger in den Universitätskliniken. Ich habe diese Woche angefangen, im März bin ich damit fertig.«

»O, das muß interessant sein!« Erleichtertes Aufatmen, zum Glück nicht so ein »Jesus-Spinner« ...

»Ich glaube schon. Vorläufig bin ich noch sehr neu.«

»Haben Sie Schwierigkeiten?... Ich meine, weil Sie eine Frau sind?«

»Bis jetzt nicht, aber das ist auch der Grund, warum ich den Kragen brauche: eigene Identität.«

»O ja, das kann ich verstehen. Na, dann viel Glück. Und viel Spaß mit dem Kragen. Wenn Sie doch noch den kleineren wollen, rufen Sie einfach an, wir bestellen ihn dann.«

»Danke schön.« Die Ladenglocke. Zurück zum Mercedes. Zurück zu David.

»Laß Dich anschauen. Mensch, ist das komisch. Zieh den bloß nicht an, wenn wir zusammen ausgehen, Du ruinierst meinen Ruf! Welch ein Schwachsinn! Gibt einen Spitzenjob auf, um mit diesem Ding in der Gegend rumzulaufen und sich um kranke Kinder zu kümmern! Das wird Dir noch leid tun! Warum hast Du nur kein Wochenend-Praktikum gemacht?«

Es war dasselbe Gerede, das ich schon hundertmal zuvor gehört hatte und noch viele hundertmal hören würde. David gehörte zu den Leuten, auf die das Sprichwort von den bellenden Hunden, die nicht beißen, zutraf. Aber ich konnte mich auf ihn verlassen, und nur das zählte. Rippchen vom Grill und Martini. Der Kragen blieb in der Verpackung.

Später, allein zuhause, stellte ich mich vor den Spiegel und probierte den Kragen mit sämtlichen Frisuren und allen Kleidern an, die mir einfielen. Ich bin immerhin eine Frau – trotz allem.

4. Kapitel
»Sie sind doch Pfarrer...«

Am Montagmorgen unterhielten wir uns über das Wochenende. Terry Greer wurde geradezu gesprächig. Er hatte ein Wochenende voller geretteter Seelen hinter sich, und, was der Sache die Krone aufsetzte, nicht einer war gestorben.

Sie schienen mir alle so jung, die anderen Studenten. Ich hatte nicht viel Erfahrung mit Gruppenarbeit. Ich erinnere mich, daß ich zu Anfang an der Universität dachte, eine Therapiegruppe sei eine Zusammenkunft von Leuten, die herumsitzen, Tee trinken und Plätzchen essen. Ich hatte noch nie viel für Gruppenarbeit übrig gehabt. Und nach allem, was ich davon gehört hatte, würde sich das auch nicht ändern.

An den Montagnachmittag kann ich mich kaum erinnern. Vermutlich ging ich rüber auf die Erwachsenenstationen. Ich hatte Bereitschaftsdienst an diesem Abend. Zum ersten Mal trug ich den Kragen. Vielleicht war ich so beschäftigt damit, mich an ihn zu gewöhnen, daß ich alles andere vergessen habe...

Das heißt, nur bis halb elf nachts.

»Wir haben hier ein Baby, das innerhalb der nächsten zwei Stunden sterben wird«, wurde mir gesagt. »Ein Neugeborenes, kam heute mittag von Plainfield hierher, mit der Lunge stimmt was nicht. Der Vater und die Großmutter sitzen im Wartezimmer. Die Kleine heißt Tracy Marks.«

»Sind Sie ganz sicher, daß sie sterben wird? Heute nacht?«

»Ganz sicher.«

Die Schwester war nett. Sie merkte, daß ich neu war.

Alles hatte geklappt bis jetzt. Jetzt stimmte nichts mehr. Ein Säugling würde sterben. Er würde damit nicht warten bis morgen.

(Können Sie sie nicht am Leben erhalten bis morgen, solange, bis Ted Marshall, der für diese Station zuständig ist, herkommt? Ich will gar nicht hören, was Sie mir sagen. Lassen Sie uns so tun, als hätten Sie mir nichts gesagt ...)

Aber das Baby würde nicht bis morgen warten. Es lag jetzt im Sterben. Ich würde mit dem Vater sprechen müssen. Die Schwester beobachtete mich. Sie würde es wissen, wenn ich jetzt weglaufen würde, nach Hause. Ich mußte einfach.

Ich kannte diese Leute doch überhaupt gar nicht.

Mir ist, als wäre ich den längsten Weg gegangen, den es überhaupt gab, um zum Warteraum im sechsten Stock zu gelangen. Vermutlich stimmt das nicht, weil ich diesen längsten Weg damals noch gar nicht kannte. Wahrscheinlich bin ich nur sehr langsam gegangen. Jedenfalls kam ich schließlich dort an.

Sie saßen drüben in der hintersten rechten Ecke. Zusammengekauert. Viel später ist mir aufgegangen, daß Eltern sterbender Kinder immer so zusammengekauert sitzen. Vielleicht halten sie sich an sich selbst fest. Vielleicht ducken sie sich vor dem Schicksalsschlag. Vielleicht ist es auch nur, weil sich ihr Magen so sehr zusammenkrampft, daß sie gar nicht mehr gerade sitzen können.

Als ich ihre Gesichter sah, wurde mir zum erstenmal klar, was für einen negativen Eindruck mein Kragen in einer Situation wie dieser machen kann. Sie dachten, das Kind sei schon tot, und man habe mich geschickt, um es ihnen beizubringen.

»Ich bin der Seelsorger im Bereitschaftsdienst,« erklärte ich, als ich vor ihnen stand. »Ich komme gerade vorbei. Möchten Sie gerne sprechen?«

»O, dann wissen Sie ja gar nichts«, sagte der junge Mann, der auf einem orangefarbenen Plastikstuhl saß.

Ich schüttelte den Kopf.

»Er hat es nicht so böse gemeint, wie es sich angehört hat«, sagte die Frau »Es ist nur... seine kleine Tochter – neugeboren – liegt auf der Intensivstation und es geht ihr nicht besonders gut. Er sah Sie und dachte...«

»Das tut mir leid«, sagte ich. »Ich wollte Sie nicht erschrecken. Ich fürchte, ich habe gar keine Neuigkeiten über Ihre Tochter«, log ich.

»Wollen Sie sich nicht setzen?« fragte die Frau. »Ich heiße Sylvia Liskin und das ist mein Schwiegersohn, Tony Marks.« Der junge Mann stand kurz auf und nickte mir zu, als ich mich hinsetzte und mich vorstellte.

»Sehen Sie«, sagte die Frau, »Tony und seine Frau, Mary, hatten vor zwei Jahren schon einmal ein kleines Mädchen, das bei der Geburt starb, an den gleichen Symptomen. Die Ärzte sagten damals, es wäre nichts Erbliches... Es würde nicht wieder passieren...«

Ich kann mich nicht erinnern, ob sie es war, die zuerst vorschlug zu beten oder ich. Aber ich glaube wohl, daß ich es war. Und das taten wir dann auch. Ich wußte, daß das Baby im Sterben lag. Sie wußten es nicht. Seit Mittag hatten sie gewartet. Sie wollten Worte der Hoffnung hören, Worte von Leben...

Ich hatte niemals zuvor irgendetwas Vergleichbares erlebt. Nie. Da war ich mit Kragen, dem Titel eines Pfarrers, und allem, was sich damit verbindet, und trat ein in das Leben Fremder – völlig Fremder – in einem so persönlichen Augenblick wie dem des Todes. Es ist nicht gerade eine normale Angelegenheit... Zu Anfang.

In jenem Augenblick mußte ich mich entschließen,

wo der Schwerpunkt lag. Ging es um mich, die Gestalt des Seelsorgers, den geistlichen Vermittler? Ging es um die Eltern und Verwandten voller Angst? Oder ging es um das Baby, dieses kleine warme Bündel Mensch, das bald kalt werden würde, und das ich nicht einmal gesehen hatte? Irgendwann einmal würde ich entdecken, daß nichts davon stimmte. Und auch wieder alles.

In jener Nacht entschied ich mich für die Eltern. Denn zu mir selbst, wenn ich eine Rolle hätte spielen wollen, wäre mir nichts eingefallen. Ich fühlte mich machtlos, die Änderung zu erreichen, die diese Leute sich wünschten. Und es kam mir nicht einmal in den Sinn, daß die Ärzte sich geirrt haben könnten, daß ich auch um ein Wunder beten könnte, daß das Kind vielleicht eine Überlebenschance hätte. War ich zu realistisch, schickte ich mich schon darein, weil man mir gesagt hatte, die Antwort hieße »Tod«? War ich »kleingläubig«? Denn für das Kind gab es nichts, was ich hätte tun können, um ihm zu helfen. Und in mir gab es keine Spur von Angst, das kleine Mädchen sterben zu lassen, keine Angst, es würde allein sein, ungeliebt.

Aber andererseits, ich hatte es nicht ausgetragen, ich hatte es nicht geboren.

Ich weiß nicht mehr, was ich sagte. Ich könnte jetzt etwas erfinden. Das will ich nicht. Ich weiß, daß ich die Hoffnung nicht aufgegeben hatte. Ich weiß sicher, daß ich gebetet habe, die kleine Tracy möge leben. Aber ich weiß auch, daß ich darum gebetet habe, man möge die Entscheidung annehmen im Vertrauen auf Gottes größere Weisheit und die Liebe, die das möchte, was für uns am besten ist, ohne Rücksicht auf unseren eigenen Mangel an Verständnis.

Ich weiß auch, daß das Hühnerauge am kleinen Zeh meines linken Fußes das ganze Gebet hindurch höllisch wehgetan hat. Wenn ich heute zurückblicke auf diese

Nacht, dann ist der Schmerz im kleinen Zeh eine der lebhaftesten Erinnerungen. Vielleicht, weil das das einzige war, was mir real erschien, das einzige, was ich zuvor schon erlebt hatte, etwas, woran ich mich klammern konnte...

Die klarste Erinnerung aber ist die an Tony Marks, wie er zusammenbrach, als man ihm sagte, Tracy sei tot.

Er war aufgestanden, um draußen auf und ab zu gehen, um alleine zu sein, um sich selbst daran zu erinnern, daß er noch am Leben war.

Es war schwierig für mich, sicher zu sein, daß die beiden mich noch da haben wollten. Aber sie hatten nicht aufgehört zu sprechen, begannen immer neue Sätze.

Als Tony Marks außer Hörweite war und ich gerade aufstand, um eine Weile hinauszugehen, winkte mich die ältere Frau näher zu sich heran. »Ich weiß, was Tony beschäftigt«, sagte sie. »Er ist in letzter Zeit nicht oft zur Kirche gegangen, und nun denkt er, Gott strafe ihn auf diese Weise.«

Wie können Menschen nur denken, so sei Gott, dachte ich im stillen. Und dann erinnerte ich mich an eine Zeit, in der auch ich geglaubt hatte, Gott sei so.

»Unter den gegebenen Umständen«, sagte ich, »kann ich verstehen, daß er auf solche Gedanken kommt. Aber der Gott, an den ich glaube, der ist nicht so. Wenn Gott umhergehen würde und jeden Menschen seinen Sünden entsprechend bestrafen wollte, dann gäbe es überhaupt kein Glück und keine Liebe mehr auf der Erde.«

»Ich stimme Ihnen zu«, sagte die Frau. »Und ich habe Tony das auch gesagt. Aber möglicherweise wäre es hilfreich, wenn Sie es ihm sagten. Ich meine, Sie sind doch Pfarrer und so...«

Das war das erste Mal, daß mir klar wurde, was ich

sage, wird ernster genommen, weil ich diesen einknöpfbaren Kragen trage und einen Titel erworben habe. Das machte mich erheblich nachdenklicher bei dem, was ich zu Menschen sagte. Und das hat sich bis heute nicht geändert.

Ich habe nie mehr Gelegenheit gehabt, mit Tony Marks über seine Ängste zu sprechen. Während er draußen auf- und abging, hatte der Arzt ihm gesagt, daß Tracy gestorben sei.

Ich erinnere mich an seine Augen, als er wieder hereinkam und auf uns zuging. Mit Worten zu beschreiben sind sie nicht. Dann brach er in Tränen aus... Verzweifelt bemüht, dies nicht zu tun.

»Sie hat es einfach nicht geschafft, sie hatte einfach nicht genug Kraft. Ihre kleinen Lungen waren zu schwach«; er sagte es immer und immer wieder mit erstickter Stimme. Ob ich wohl, bitte, wieder beten würde? Dieses Mal bat er mich darum.

»Vater unser...«

Er schluchzte. Von den ersten Worten des Gebetes an, ohne aufzuhören. Es brach aus ihm heraus, Tränen auf dem braunen Teppich, Tränen auf den orangefarbenen Plastikstühlen. Ich konnte es nicht mit ansehen.

Seit dieser Nacht habe ich vor solchen Momenten übermächtiger Trauer im Angesicht des Todes höchsten Respekt, Ehrfurcht fast – Ehrfurcht vor der Bewußtwerdung des Endgültigen. Denn nie, niemals, sind wir menschlicher.

Das war der Höhepunkt, zumindest für mich. Mehr konnte ich nicht mehr ertragen. Es geschah noch mehr, und ich erinnere mich, daß ich an den Geschehnissen teilgenommen habe, aber nicht als an etwas, was ich miterlebt, sondern nur als an etwas, bei dem ich zugeschaut habe.

Ob ich wohl mit ihnen gehen würde, das Baby anzuschauen, Abschied zu nehmen? fragten sie mich.

»Ja.«

Sie lag in einem Brutkasten. Er war offen. Sie sah aus wie einen schlafende Puppe. Sie schauten sie lange Zeit an. Der Vater küßte sie und streichelte ihre kleine Wange ... und schluchzte. Die Großmutter schluchzte. Ich stand da. Sie schläft, mehr nicht. Ich wußte es besser. Aber sie sah nicht tot aus, sie sah aus, als ob sie schliefe. Ein schlafendes Kind hatte ich schon einmal gesehen. Ein totes Kind hatte ich noch nie gesehen.

Der Arzt bat um die Genehmigung für eine Autopsie, »um Kindern und Eltern in Zukunft helfen zu können.« Sie sagen das immer. Irgendetwas müssen sie ja sagen. Und sie ist schon wichtig, die Autopsie. Aber man kann so etwas nicht schonend beibringen. Ob ich wohl mit ihnen gehen würde zur Aufnahme – wie merkwürdig dieser Name unter solchen Umständen klang –, um die Liste der persönlichen Habe zu unterschreiben, fragte die Schwester.

»Ja.«

Es war nach Mitternacht. Hinter dem kleinen Schreibtisch saß ein junges Mädchen, und das hier war voraussichtlich alles, was sie in dieser Nacht erleben würde. Vielleicht war es auch, daß ihre Träume unterbrochen wurden. Es kann auch sein, daß sie in dieser Situation eben verkrampft war. Was immer es war, ihre Stimme klang nicht gerade sehr freundlich. Sie schoß Fragen ab wie Pfeile: »Vor- und Zuname des Kindes, Namen der Eltern, Geburtstag, Geburtszeit, Namen der Geschwister, Name des Beerdigungsunternehmens, dem der Körper übergeben werden soll ...«

Die letzte Frage gab Tony Marks den Rest. Er wurde aschfahl. Sie besprachen sich, er und die Schwiegermutter, nannten einen Namen.

»Wenn Sie diesbezüglich Ihre Meinung ändern sollten«, sagte das dämliche Frauenzimmer, »rufen Sie an. Das wärs. Danke.«

Sie sagte nicht einmal: »Es tut mir leid«. Kann sein, daß Tony Marks und seine Schwiegermutter es nicht bemerkt, es nicht einmal gehört hätten, wenn sie es gesagt hätte. Aber ich, ich brauchte es.

»Danke«, sagten sie zu mir. »Danke, daß Sie bei uns geblieben sind.«

»Es tut mir so leid«, sagte ich. »Werden Sie es schaffen, nach Hause zu kommen?«

»Ja ...«

»Sie hat zwölf Stunden gelebt,« sagte Tony Marks vor sich hin. »Das sind zwei Stunden mehr als ihre Schwester. Wir haben 22 Stunden lang das Glück gehabt, Kinder zu haben ... Fast einen ganzen Tag ...«

Sie gingen hinaus durch die Doppeltüren der Notaufnahme-Station. Ein Schwall kalter Luft kam herein. Sie drehten sich nicht um.

Ich nehme an, ich ging irgendwo hin und setzte mich. Daran erinnern kann ich mich nicht.

5. Kapitel
Nur da sein

Am Dienstag erzählte ich der Gruppe von Tracy Marks. Ihr Mitgefühl war angemessen. Aber ich konnte es nicht gut erzählen. Ich fühlte mich unbehaglich, ein derart persönliches, derart ungewohntes Erlebnis analysieren zu müssen. Es fällt mir heute noch schwer. Damals war es unmöglich.

Craig Hatfield wollte, daß ich aussprach, was ich fühlte, zu einem Zeitpunkt, als ich mit meinen Gefühlen selbst noch nicht zu Rande gekommen war. Vielleicht ist es so, daß man nicht aussprechen kann, was man fühlt, wenn man unter Schock steht. Und ich glaube, ich stand noch unter Schock, obwohl ich das damals nicht wußte.

Am frühen Dienstagabend entdeckte ich Lindsay Grice. Ich hatte sie für einen Jungen gehalten. Nicht weil sie Lindsay hieß, sondern weil sie einen Bürstenschnitt hatte.

Nord 3 war, das hatte ich herausgefunden, die Neurochirurgie – Hirnchirurgie. Das ist der Grund, warum die meisten Patienten Kopfverbände hatten. Und unter den Verbänden war ... kein Haar.

Schwester Cooke hatte vorgeschlagen, ich solle mit Lindsay spielen. »Sie war schon so oft hier in der Klinik mit ihren vier Jahren – sie braucht so viel Liebe und Schmuserei, wie sie nur irgend kriegen kann.«

Als ich Lindsay zum ersten Mal sah, hatte ich Angst ... ungefähr zwei Minuten lang. Auf der linken Seite des Kopfes, Richtung Hinterkopf, hatte sie einen

Kreuzverband. Auf der rechten Seite war eine schlangenförmige Narbe, die man durch den Meckischnitt hindurch sah. Nie zuvor hatte ich eine solche Narbe gesehen. Sie schien sich immer weiter zu schlängeln. Die Narbe war verheilt, so daß ich annahm, diese Operation müsse länger zurückliegen. Lindsay schielte, und sie war dünn, schrecklich dünn, und sie konnte nicht aufstehen.

Aber sie gewann. Sie vertrieb alles, was gegen sie gesprochen hätte. Vom ersten Augenblick an, als ich mich ihrem Bettchen näherte, ließ sie mich wissen, daß sie sich nichts sehnlicher wünschte, als herausgenommen zu werden, so sehnlich, daß keine Narben, keine Verbände, kein Bürstenschnitt, nichts auf dieser Welt mich davon hätte abhalten können ... auch nicht, wenn Sie dagewesen wären. Lindsay Grice hatte gesiegt. Ich hatte gar keine andere Wahl. So war sie bei jedem.

Es war mir erlaubt worden – von den überarbeiteten Schwestern leichten Herzens –, Kleinkinder im Arm zu halten, ihnen Milch und Haferflocken zu geben, wenn es medizinisch zu vertreten war, und ihnen sogar die Windeln zu wechseln. Lindsay war mein erster »Windelwechsel«. Sie muß sich ganz schön amüsiert haben.

Ich bin niemals so reichlich belohnt worden dafür, ein Kind nur einfach auf den Arm zu nehmen. Ihre Freude und Zuneigung waren geradezu pathetisch. Ihr Bedürfnis nach Wärme war mehr als berechtigt: 50 Operationen in vier Jahren; lange Wochen auf Isolierstationen, flach auf dem Rücken, kaum lebendig genug, um auf den Arm genommen zu werden ... kein Wunder, daß sie Zuneigung brauchte.

Wir schaukelten und schaukelten und schaukelten. Sie spielte mit meinem Haar. Sie untersuchte meine Armbanduhr. Aber meistens lehnte sie sich nur an mich und strahlte.

Wir müssen mindestens eine Stunde schon so zusammengesessen haben. Und ich hatte vor, noch Stunden so zu verbringen. Ich hatte frei. Ich konnte tun, was ich wollte.

»Der diensthabende Pfarrer möge 4123 anrufen.« Die Durchsage kam über Lautsprecher; man konnte sie auf dem ganzen Klinikgelände hören.

Ich hatte keinen Dienst in dieser Nacht; Al O'Connor war dran. Er würde antworten müssen. Es gab diesbezüglich eine strikte Anweisung von Craig Hatfield. »Wenn der Pfarrer ausgerufen wird, sollte nur der diensthabende antworten«, hatte er uns eingeschärft.

»Alles in Ordnung«, sagte ich zu Lindsay. »Ich habe heute keinen Dienst.« Das war ihr sowieso egal, versteht sich, so lange ich mich nicht bewegte. Aber einige Eltern, die zu Besuch im gleichen Raum waren, mögen sich gewundert haben. Ich hatte es ihretwegen gesagt, um mich selbst aus der Klemme zu bringen.

»Der diensthabende Pfarrer möge 4123 anrufen.«

Ich wurde langsam unruhig. Dieses Mal sagte ich überhaupt nichts. Craig war da sehr bestimmt gewesen, hielt ich mir vor Augen. Über den Grund, der hinter der Durchsage stehen mochte, machte ich mir keine Gedanken, weil ich mir nicht eingestehen wollte, daß es irgendetwas geben könnte, das mein Antworten erforderte.

»Der diensthabende Pfarrer möge 4123 anrufen.«

Ich legte Lindsay in ihr Bettchen. Sie schrie wie am Spieß. Sie hatte ja so recht. Am liebsten hätte ich mitgebrüllt.

Ich ging ins Schwesternzimmer. »Kann ich das Telefon benutzen?«

»Aber sicher. Apparat 4123 war es.«

Ich wollte nicht. Ich wollte die Schwester nicht sagen hören, »Bitte kommen Sie umgehend nach Nord 4.« Ich wollte nicht die L-förmige Halle zum Aufzug gehen und ich wollte auch nicht die L-förmige Halle von Nord 4 zurückgehen, genau über Nord 3. (Heute weiß ich, daß es eine Treppe gibt, die mich in einem Achtel der Zeit dorthin gebracht hätte).

Ich wollte nicht mit der Oberschwester sprechen, die dort stand in ihrer gestärkten weißen Tracht mit ihrem gestärkten weißen Gesicht.

Ich wollte das alles nicht. Es war einfach nicht fair. Ich hatte doch gar keinen Dienst.

Ein kleines Mädchen, fünf Jahre alt, mongoloid, das hergebracht worden war wegen einiger Untersuchungen, war tot umgefallen, während die Eltern es ausgezogen hatten, die Ärzte stehen vor einem Rätsel, nicht die leiseste Erklärung... berichtete die Oberschwester. »Die Eltern sind hinter dem Vorhang im Ärztezimmer, völlig fassungslos, sie heißen Stone, Herr und Frau James Stone, das kleine Mädchen hieß Ethel.«

Sie machte den Mund zu. Und wartete. »Los, beweg Dich!« sagten ihre Augen.

Ich drehte mich um und ging. Und wollte nicht.

Es war dunkel in dem Stübchen hinter dem Vorhang. Ein Fenster war da. Eine Straßenlaterne warf blaues Licht über die beiden zusammengekauerten Gestalten. Die Mutter trug einen dunkelroten Hosenanzug aus Wolle. Ihr Haar war schwarz gefärbt. Der Vater, Halbglatze, hatte einen rosaroten Kindermantel aus Fell im linken Arm. Sie saßen auf Plexiglasstühlen. Und das war das einzige Geräusch, das von den Plexiglasstühlen... sie quietschten.

»Ich bin Pfarrer,« sagte ich. »Möchten Sie für Ethel beten?«

»Ja bitte.«

Ich wollte diesen Eltern immer einmal danken für das, was sie mir in diesem Moment gegeben haben. Wenn es eine Rolle spielte, daß ich eine Frau war, wenn es eine Rolle spielte, daß ich jung war, wenn es eine

Rolle spielte, daß ich nicht wie eine Pfarrerin aussah, ihre Gesichter verrieten davon nichts. Hier war kein Raum für Pedanterie, für Vorurteile. In diesem Krisenmoment habe ich entdeckt, wenn irgendein menschliches Wesen dann da ist und Unterstützung anbietet, Glauben anbietet, dann könnte es sogar zwei Köpfe haben. Es würde keine Rolle spielen. Und daran hat sich nie etwas geändert.

»Lieber Gott ... Wir können nicht verstehen, was geschehen ist. Es kam so plötzlich. Wir können es nicht fassen ...

Vater im Himmel, stehe diesen Eltern jetzt bei. Halte sie aufrecht. Gib ihnen Kraft. Laß sie erkennen, daß es ein paar Dinge in unserem Leben gibt, die wir Menschen niemals begreifen können. Daß aber, wenn solche Dinge geschehen, wir uns verlassen müssen auf Deine Weisheit. Denn obwohl uns gesagt worden ist, daß Deine Wege nicht immer unsere Wege sind, vertrauen wir auf Deine immerwährende Liebe zu uns allen.

Eines aber wissen wir sicher inmitten all dem Schmerz in diesem Raum, ... wir wissen, und daran gibt es keinen Zweifel, daß Ethel in diesem Augenblick bei Dir ist, daß Du sie zu Dir genommen hast.

Nimm Dich dieser Eltern an. Erneuere ihren Glauben und laß sie verstehen, daß Deine Liebe niemals endet.«

Ich weiß nicht, ob das nun ein »gutes« Gebet war oder nicht. Was ich weiß, ist, daß ich es nicht gesprochen habe. O, sicher, die Worte kamen aus mir, aber ich bin nie sicher gewesen, woher sie kamen. Obwohl mein Verstand sich Mühe gab, vorauszueilen und Gedanken zu formulieren, kam er nicht immer rechtzeitig an. Aber die Worte kamen dennoch, eines nach dem anderen, in der richtigen Reihenfolge. Und das geschah seitdem mehr als einmal.

Ich war sehr froh, als es vorüber war – das Gebet. Es war alles zu schnell gegangen. In Gedanken war ich beinahe noch bei der überschäumenden Freude, die ich mit Lindsay in den Armen erlebt hatte.

Ich hatte mich zum Beten vor den Stones auf den Boden gekniet. Es schien mir inniger zu sein. Sie hatten meine Hände gehalten. Er hatte mir eine Hand auf die Schulter gelegt.

Aber nach dem Gebet wußte ich nicht, was nun zu tun sei. Ich mußte es auch nicht wissen. Die Mutter klammerte sich an meinen Arm, barg ihren Kopf an meiner rechten Schulter und weinte. (Zwei Stunden später war der Wollkragen meines gelben Pullovers immer noch feucht).

Ich hielt sie im Arm, so gut es eben ging, kniend in dem dunklen Zimmerchen. Der Vater legte den Arm um sie. Er kämpfte gegen die Tränen. Erfolgreich. Aber seine Augenränder waren blutrot.

Sie sagte, Ethel war ihr einziges Kind.

Sie sagte, sie könne es nicht fassen, sie könne es nicht fassen.

Er sagte, die Ärzte hätten ihr nur ein Jahr gegeben. Fünf waren daraus geworden ...

Sie sagte, sie könne es nicht fassen.

»Verzeihen Sie ...«

Ich hatte sie nicht hereinkommen hören. Es war eine Ärztin in einem hellblauen Kittel. Ihr rotes Haar war im Nacken zusammengebunden, und sie trug eine Hornbrille, die ihr dauernd auf die Nasenspitze rutschte.

»Verzeihen Sie. Ich wollte nur fragen, ob Sie wohl mit einer Autopsie einverstanden wären?«

»Ja.«

»Wir wissen noch nicht, wie das geschehen konnte, und bei einer Autopsie könnten wir feststellen, ob es das Herz war oder das Gehirn ...«

»Ja.« – »Danke.«

Wie unangenehm. Was tun? Die Ärztin stand immer noch da. Das Trauern war jäh unterbrochen worden.

Das Leben des Kindes auch.

Der Vater stand auf. Ich stand auf. Die Knie taten mir weh. Meine Beine waren mir eingeschlafen. Die zerlaufene Wimperntusche hatte aus dem Gesicht der Mutter eine Landkarte gemacht. Sie suchte nach einem Papiertaschentuch in einer großen, billigen, braunen Einkaufstasche. Jemand, ich glaube die Ärztin, machte den Vorhang weiter auf. Das Licht tat weh.

»Es tut mir leid«, sagte die Ärztin. Sie machte eine fahrige Handbewegung in die Richtung des Vaters, als ob sie ihm auf die Schulter klopfen wollte.

Zu spät, dachte ich. Du bist hier reingeplatzt. Du hast alles kaputtgemacht. Sie waren noch nicht so weit...

Ich war noch nicht so weit. Ich habe es noch nicht verarbeitet. Alles in mir ist noch durcheinander. Verdammt noch mal. Von Ärzten erwartet man, daß sie perfekt sind.

Eine sehr junge Schwester gab dem Vater eine braune Papiertüte. Sie half ihm, den rosaroten Kindermantel aus Fell in diese Tüte zu stopfen, in der schon ein Kinderkleid, Kinderschuhe und Kindersocken und Kinderwäsche waren. Er nahm sie fest in den Arm, die braune Papiertüte, wie ein Kind. Nur – es war keines.

Ich ging zurück nach Nord 3. Ich brauchte Lindsays Zuneigung. Ich brauchte das, ein lebendiges Kind in die Arme nehmen. Ich brauchte es dringend.

Lindsay überschüttete mich mit Liebe. Ich war zu kaputt, zu ausgelaugt, um es ihr gleichzutun. Lindsay war das egal. Alles, was sie brauchte, war, in die Arme genommen zu werden. Den Rest besorgte sie.

Wir schaukelten, ich weiß nicht mehr wie lange. Sie schlief in meinen Armen ein, ich weiß nicht mehr, wann. Ich rührte mich nicht.

Irgendwie, irgendwann kam ich nach Hause. Ich wollte sofort schlafen gehen. Aber als ich auf dem Bettrand saß, machte es plötzlich in mir »Klick«. Nichts mehr, gar nichts mehr würde ich aufnehmen können, bevor ich nicht irgendetwas losgeworden wäre. Ich hatte keine Zeit gehabt, zu sortieren, zu verdauen ... nicht genug Zeit.

Ich war kaum noch in der Lage, die Telefonnummer zu wählen. Ich wußte, was geschehen würde, und ich brauchte jemanden, der es auffangen könnte. Es gab nur einen einzigen Menschen, dem ich vollständig vertraute, nur einen, dem ich zutraute, mich zu verstehen: Dr. Davies, mein Pfarrer, mein Lehrer, mein Ratgeber und Freund seit vielen Jahren. Als er abnahm, war es, als ob ein Knopf gedrückt worden wäre, einer Explosion vergleichbar. Eine Flut von Wörtern und Tränen brach aus mir heraus.

Ich nehme an, Dr. Davies verstand, was ich sagte. Ich weiß, er verstand, was ich meinte. Er gab mir Zeit zum Atmen und Zeit zum Weinen und machte mir den Wert schweigender Anwesenheit deutlich.

Ich erzählte von Tracy Marks. Ich erzählte von Ethel Stone. Ich erzählte von der braunen Papiertüte. »Warum? Warum nur?«

Er wurde böse! Böse auf Gott.

Auf Gott? Nein, das mußte ich falsch gedeutet haben, ich war viel zu aufgeregt. Das war es nicht, was ich erwartet hatte. Seine Stimme geißelte das Böse schlechthin und – eben Gott.

Gott? Nein.

Heute weiß ich es. Heute, ein Jahr und viele, viele Tode später. Heute beginne ich, es zu wissen.
Aber damals? Es war nicht das, was ich erwartet hatte. Aber er war da. Er hörte zu. Er ging auf mich ein. Er war mein Freund, verläßlich wie immer.

Danach bin ich wohl schlafen gegangen.

6. Kapitel
Dr. Verdi

Am nächsten Nachmittag wartete ich in der Kinderklinik auf den Fahrstuhl. Ein Arzt im grauen Kittel kam vorbei, zusammen mit einem anderen Arzt im grauen Kittel. Der erste war derjenige, der damals beim Händewaschen gewesen war, der diese merkwürdige Verbeugung gemacht hatte, und der mich kurz und schweigend angeschaut hatte, als ich in Bobbys Zimmer zurückgekommen war – damals, das war vor einer Woche! Mir schien es Monate her zu sein.

»Sie sind unser Pfarrer«, es war keine Frage, eher eine Feststellung.

»Ja ... Nord 3 ist mir zugewiesen worden.«

»Ich weiß. Es ist meine eigene Station. Ich bin Dr. Verdi, Chefarzt der Neurochirurgie. Das ist mein Kollege, Dr. Praeder. Sie sollten uns bei den Visiten begleiten. Möchten Sie?«

Pause. O je.

»Ja, eigentlich schon. Aber ich verstehe nicht viel von der medizinischen Fachsprache.«

»Ein Grund mehr, uns zu begleiten. Wir fangen gerade an. Kommen Sie doch gleich mit.«

»Mach ich.« Ich sah das wohl richtig – mir blieb nichts anderes übrig.

Weitere Ärzte kamen zur Visite hinzu. Manche trugen blaue Kittel, manche weiße Jacken, manche graue Kittel. Was die Unterschiede bedeuteten, wußte ich nicht. Ich verstand ohnehin so gut wie nichts. Aber ich fiel auch nicht in Ohnmacht.

Ich kannte einige Eltern, einige Kinder. Gary Larson zum Beispiel. Alle liebten Gary Larson. Er war drei. Zu Anfang hatte ich Schwierigkeiten, ihn anzuschauen. Er hatte einen Wasserkopf. Aber er gab es nicht auf, meine Zuneigung zu erkämpfen.

Natürlich bezeichnen nur Laien diese Krankheit als »Wasserkopf«. Ich hasse diesen Ausdruck, aber darunter kann man sich wenigstens etwas vorstellen. Der Fachausdruck heißt »Hydrocephalus«.

Jeder von uns hat vier Hohlräume – Hohlräume, die man Ventrikel nennt – im Gehirn: zwei seitliche Ventrikel, rechts und links; ein drittes Ventrikel, ein viertes. Wir haben auch alle die klare Cerebrospinal-Flüssigkeit, die durch unser Rückenmark, durch die Kammern und durch das Gehirn zirkuliert.

Wenn sich die Flüssigkeit erheblich vermehrt und wenn die Größe der Ventrikel und der Druck in ihnen zunimmt, dann kann als Folge diese Krankheit, Hydrocephalus, auftreten.

Die Zunahme der Gehirnflüssigkeit und damit des Drucks innerhalb der Ventrikel – um das möglichst laienhaft zu erklären – können viele verschiedene Ursachen haben: das kann ein Geburtsfehler sein, eine Verstopfung der Ventrikel oder eine Verengung, eine Hirnhautentzündung, ein Tumor, eine Zyste . . .

Bei einer unbehandelten Hydrocephalus-Erkrankung kann der Kopf des Kindes immer größer werden. Und es kann daran sterben. Um einen solchen Wasserkopf zu korrigieren – heilen kann man ihn unglücklicherweise nicht –, wird ein Schlauch, der »Weiche« genannt wird, operativ in eine der Kammern im Kopf eingepflanzt. Dann wird dieser Schlauch, der aussieht wie eine durchsichtige, sehr dünne, hohle Spaghetti, unter der Haut von der Gehirnkammer, den Nacken hinunter verlegt, normalerweise bis in den Magen. Und so bleibt es. Ein Schlauch, der die überschüssige Flüssigkeit von der Gehirnkammer in den Magen leitet, wo sie dann auf natürliche Weise ausgeschieden wird.

Das klingt grotesk? Haben Sie jemals einen Menschen mit einem nicht-behandelten Wasserkopf gesehen? Diese »Weichen« sind etwas Wunderbares.

Gary Larson hatte eine solche Weiche. Um genau zu sein, an die zwölf während der Zeit, in der ich da war. Manchmal verstopfen Weichen. Das passiert nicht oft. Aber wenn es passiert, dann müssen sie gereinigt oder ersetzt werden. Das ist dann jedes Mal eine Operation.

Gary hatte den längsten Kopf, den ich je gesehen habe. Er zog sich endlos nach hinten in die Länge, und dieser Eindruck wurde noch verstärkt durch den Umstand, daß er für die Operationen kahlgeschoren worden war. Normalerweise fällt ein Wasserkopf – wenn überhaupt – dadurch auf, daß er von vorne groß wirkt, durch eine breite Stirn. Nicht so bei Gary. Bei ihm sah es aus, als hätte ihn jemand am Hinterkopf gezogen.

Als ich Garys Hinterkopf zum ersten Mal sah, habe ich schnell weggeschaut. Von vorne sah er sehr niedlich aus. Vielleicht habe ich deshalb weggeschaut. Ich wollte den Rest des Kopfes nicht wahrhaben.

»Wie heißt Du?« hatte er mich beim ersten Mal gefragt.

»Nina.«

Er wiederholte: »Wie heißt Du?«

»Nina.« Aber ich spielte nicht mit. Ich sagte nicht: »Und wie heißt Du?« oder »Kannst Du das sagen, Nina?« Ich ging weiter zum nächsten Bett. Gary hatte mir verwundert nachgeschaut.

Ich sah Gary wieder an diesem ersten Abend, als ich mit der Visite unterwegs war. Er saß in seinem Bettchen im blauen Bademantel und mit blauen Hausschuhen. Ich blieb an der Tür stehen und schaute ins Deckenlicht.

»Hallo, Gary!«

»Hallo, Dr. Verdi. Hallo, Dr. Praeder. Hallo, Dr. Mc Mahan. Hallo, Dr. Craig. Hallo, Dr. Suter.«

Ich schaute nicht mehr an die Decke.

»Du hast jemanden vergessen. Wer ist das?«

»Äh ... wie heißt Du denn?«

»Das ist Dr. Mills, Gary.«

»Hallo, Dr. Mills!«

»Wirst Du Dir das merken können?«

»Hallo, Dr. Mills!«

»Wie geht es Dir, Gary?«

»Gut.«

»Hast Du Kopfschmerzen?«

»Nein.«

»Braver Junge! Tschüs, bis morgen. Tschüs.«

»Tschüs! ... Hallo, Dr. Mills!«

»Dieses Kind kann sich jeden Namen merken. Ich weiß nicht, wie es das schafft. Mit all diesen Weichen müssen wir irgendetwas wachgekitzelt haben!«

Gary Larson hatte es mir aber gezeigt! Geschah mir recht ...

Je mehr ich Gary kennenlernte, umso weniger sah ich seinen Kopf. Das passiert oft auf Nord 3.

Donnerstags nachmittags war Mitarbeitertreffen auf der Station: die beiden Oberschwestern, zwei Sozialarbeiter, Krankengymnastin, Bewegungstherapeutin, Beschäftigungstherapeutin, die Lehrschwester für Krankenpflege zuhause, einer der Pfarrer und andere, die zufällig vorbeikommen.

Ich mochte diese Treffen gern. Zu Anfang hatte ich mich gefühlt wie jemand, der zuschaut. Sie brachten mich bald dazu, teilzunehmen. Das war auch besser so, denn was die Zusammenkünfte ausmachte, war dies, und die Tatsache, daß wir Dinge besprachen, die alle angingen. Sinn dieser Treffen war eigentlich, über den derzeitigen Zustand jedes Kindes auf der Station zu sprechen, den körperlichen, den seelischen, den schulischen auch, und über den sozialen Status der jeweiligen Familie. Das war nicht nur so geplant, das geschah auch – umfassende Fürsorge, nicht nur Worte.

Aber auf diesen Treffen geschah noch mehr. Wir wurden daran erinnert, daß wir nicht allein waren, daß jeder von uns hin und wieder von Gefühlen überwältigt wurde, und daß es dann weniger wehtat, wenn wir in der Gruppe einmal wöchentlich darüber sprechen konnten. Ist geteiltes Leid nicht halbes Leid?

Direkt nach einem solchen Treffen an einem Donnerstagnachmittag fragte mich Frau Cooke, ob mir Frau Salvador bekannt sei.

»Ja, Jasons Mutter.«

»Nun, sie nimmt das Kind wieder mit nach Hause. Sie hat eben unterschrieben, daß sie es auf eigene Verantwortung tut. Sie sollte das nicht tun. Der Kleine braucht stationäre Betreuung. Die Ärzte glauben, daß es ein Wasserkopf ist und die Operation einer Weiche notwendig wird ... Obwohl es sehr schwierig war, diese Diagnose zu stellen, soviel ich verstanden habe. Ich glaube, seine Mutter hat Angst. Und jetzt holt sie das Kind hier raus ...«

»Möchten Sie, daß ich mit ihr spreche?«

»Bitte. Aber ich weiß nicht, ob Sie sie noch umstimmen können. Viel Glück.«

»Ich gehe. Was soll ich denn hier noch! Dieser Arzt redet nur wirres Zeug. Ich bin hierher gekommen, um medizinische Antworten zu bekommen auf meine Fragen, und auf einmal soll ich alle Entscheidungen treffen. Ich kann so etwas nicht entscheiden, also gehe ich nach Hause.«

»Was hat der Arzt denn gesagt?«

»Ich glaube es nicht. Ich glaube es immer noch nicht. Aber ich weiß, daß ich mich nicht verhört habe. Er hat gesagt, Jason könnte Hydrocephalus haben – könnte!

Jetzt sagt er, er kann operieren und Jason wird es besser gehen, oder er kann operieren und Jason wird es nicht besser gehen, oder er kann nicht operieren und Jason wird es besser gehen, oder er kann nicht operieren und Jason wird es nicht besser gehen. Und er sagt, mein Mann und ich müssen entscheiden, was nun geschehen soll! Können Sie das fassen? Wir sollen entscheiden! Wir! Er ist doch der Arzt, wir doch nicht!«

»Hat er Ihnen einen Vorschlag gemacht?«

»Nein, nichts. Wenn er das getan hätte, fiele mir die Entscheidung leichter – so oder so. Dieses Krankenhaus ist ja angeblich das beste. Aber nein, er sagte, er könnte uns keinen Rat geben. Die Entscheidung läge bei uns. Nun gut, ich kann das nicht entscheiden und mein Mann auch nicht und deshalb gehen wir nach Hause.«

»Welcher Arzt hat mit Ihnen gesprochen?«

»Dr. Verdi.«

»Der mit dem grauen Haar?«

»Ja, und mit dem grauen Kittel, der wars. Kennen Sie ihn?«

»Ja, ich glaube wohl.«

Er war mir offen und ehrlich erschienen, vorausgesetzt, das war der gleiche Arzt, der mir vorgeschlagen hatte, an den Visiten teilzunehmen – ich hatte immer noch große Mühe, mir die Namen zu merken – und es wunderte mich, daß er mit Eltern so umgehen sollte. Ich hatte noch nie gehört, daß ein Arzt nicht in der Lage sein sollte, eine entsprechende Behandlung zu empfehlen.

»Würden Sie mit ihm sprechen? Vielleicht habe ich doch irgendetwas nicht richtig gehört. Vielleicht verstehen Sie etwas, was ich nicht verstanden habe.«

»Ich wills versuchen. Möchten Sie warten, bis ich herausgefunden habe, ob ich ihn hier irgendwo auftreiben kann?«

»Ja gern.«

Ich ging zurück ins Schwesternzimmer. »Hat dieser grauhaarige Arzt, ich glaube er fängt mit ›V‹ an ...?«

»Dr. Verdi?«

»Ja. Hat der hier ein Büro?«

»Ja. Im Erdgeschoß.«

»Wie komme ich da hin?«

»Mit dem Fahrstuhl zum Erdgeschoß. Dann rechts. Es ist die erste Tür hinter dem Labor. Neurochirurgie – das steht an seiner Tür.«

»Danke.«

»Wollen Sie etwa mit ihm über Frau Salvador sprechen?«

»Ja.« Ich dachte gar nicht daran, den merkwürdigen Ton in ihrer Stimme zur Kenntnis zu nehmen.

Ich stürzte fast in das Büro der Neurochirurgie. Dr. Verdi zog sich gerade den Mantel an.

»Ich muß Sie unbedingt einen Moment sprechen. Es ist wichtig. Haben Sie Zeit?«

»Eigentlich wollte ich gerade gehen« – ein prüfender Blick auf mein Gesicht – »nun ja, ein paar Minuten Zeit habe ich noch. Kommen Sie mit in mein Zimmer.«

Es war klein, aber hübsch eingerichtet: ein großer Schreibtisch, zwei Lederstühle, an zwei Wänden Kontrollschirme für Röntgenaufnahmen, ein Waschbekken in der Ecke, Bücher in Regalen, ein kleiner Tisch mit Aschenbecher, ein altehrwürdiger Lehnstuhl.

»Ich habe meinen Sekretärinnen gesagt, Voraussetzung für den Platz im Lehnstuhl ist, einen Minirock zu tragen.«

Ich grinste, suchte mir aber einen anderen Sitzplatz.

»Ich habe eben mit Frau Salvador gesprochen. Sie ist drauf und dran zu gehen.«

»Frau ...?«

»Frau Salvador, Jasons Mutter.«

»Ach ja. Ich habe vorhin mit ihr gesprochen.«

»Ich weiß. Das ist ja auch der Grund, warum sie gehen will.«

»Oh.«

»Sie sagt, Sie hätten ihr erzählt, Sie könnten Jason operieren und es würde ihm besser gehen, Sie könnten operieren und es würde ihm nicht besser gehen, oder Sie könnten auch nicht operieren und es würde ihm besser gehen, oder Sie könnten ihn nicht operieren und es würde ihm nicht besser gehen; und daß sie und ihr Mann sich entscheiden müßten für oder gegen eine Gehirnoperation. Nun, vielleicht hat sie Sie nicht richtig verstanden...«

»Sie hat mich ganz genau verstanden. Genau das habe ich ihr gesagt.«

Meine Stimme war gelassen. »Wie konnten Sie nur? Wie sollen sie denn eine solche Entscheidung fällen? Der Chirurg sind Sie.« (Bei diesen letzten Worten bekam ich plötzlich Angst. Vielleicht war er gar nicht der Chirurg. Vielleicht vertrat er nur den Chirurgen. Ich wußte immer noch nicht viel über die Hierarchie in einem Krankenhaus, obwohl ich ein paar Nächte lang Rundgänge mitgemacht hatte).

»Jawohl, der Chirurg bin ich. Aber Jason ist deren Kind. Alles, was ich tun kann, ist, die Ergebnisse der Untersuchungen mitzuteilen. Wie lange werden Sie hierbleiben?«

»Bis Ende März.«

Er war ganz ruhig, hatte sich zurückgelehnt und lächelte. Er hatte sich mit dem Stuhl gedreht und schaute mich jetzt voll an.

»Gut. Das ist nicht annähernd lange genug, aber wenn Sie schon mal hier sind, können Sie in dieser Zeit genauso gut etwas lernen. Und da Sie in meiner Abteilung arbeiten, nehme ich an, daß ich so etwas wie Ihr Lehrer bin.

Frau Salvador und Sie wären beide mit Recht wütend auf mich, wenn ich Ihnen etwas verschwiegen hätte, wenn ich nicht alles weitergegeben hätte, was ich weiß. Das wäre nicht fair gewesen, und es wäre mit den ethischen Grundsätzen eines Arztes nicht zu vereinbaren gewesen. Bedauerlicherweise ist Jason ein komplizierter Fall. Bei manchen Kindern weiß ich, daß die Diagnose Hydrocephalus heißt, bevor wir mit den Untersuchungen überhaupt angefangen haben, ich brauche nur den Kopf abzutasten, nur hinzuschauen. So etwas kommt mit zunehmender Erfahrung. Wir testen die Gefäße im Gehirn zur Sicherheit, um den Beweis schwarz auf weiß zu haben und um die Art der Krankheit einordnen zu können. Aber ganz oft weiß ich die Diagnose wirklich schon in dem Augenblick, in dem ich das Kind sehe. Ich kann dann sofort vorschlagen, eine Weiche einzuführen. Wissen Sie, was das ist?«

»Das, was Gary Larson hat?«

»Genau. Und ich weiß in 99 von 100 Fällen wird eine Operation eine schnelle und positive Änderung bewirken.

Bei Jason Salvador ist das anders. Er hat das, was wir unter ›normalem oder Unterdruck-Hydrocephalus‹ verstehen. Ich kann so etwas nicht mit einem Blick diagnostizieren. Deshalb haben wir so viele Untersuchungen gebraucht und sind doch immer noch nicht sicher. Wir sind so weit, daß wir eine Zyste oder einen Tumor oder einen neurologischen Schaden ausschließen können, und das ist es, was bleibt, eben dieser ›Normal- oder Unterdruck-Hydrocephalus‹. Und wir wissen eben nicht, ob sich irgend etwas ändern wird, wenn wir operieren.

Ganz offensichtlich ist dieses Kind nicht gesund. Für sein Alter – er ist fast zehn Monate alt – ist er um Längen in seiner Entwicklung zurück. Er kann sich nicht umdrehen oder den Kopf heben. Aber ich kann doch ernsthaft keine Operation vorschlagen als ›Heilmittel‹ oder als Verringerung des Problems. Weil ich eben wirklich nicht weiß, ob diese Operation heilen oder zumindest verbessern wird. Verstehen Sie das?«

Erst viele Monate später verstand ich medizinische Zusammenhänge so weit, daß ich wußte, was Dr. Verdi jetzt gemeint hatte. Aber das Wichtigste hatte ich verstanden.

»Ich glaube wohl. Und ich sehe auch, wie schwierig das ist. Und trotzdem, haben Sie als Arzt nicht die Pflicht, irgendeine Form von Behandlung vorzuschlagen? Wie sollen Eltern denn entscheiden können?«

»Sie müssen einfach ... in diesem Fall. Jason ist ihr Kind. Ich wollte, ich könnte eine Behandlung empfehlen. Ich wünschte, die Entscheidung wäre vorgezeichnet. Sie ist es nicht. Und ich kann nicht die Rolle der Eltern übernehmen. Habe ich so Unrecht?«

»Haben die Eltern so Unrecht?«

»Sie sind die Eltern. Ihre Entscheidung wird auf Liebe beruhen und auf dem Wissen, daß sie verantwortlich sein werden für dieses Kind, was immer auch geschieht. Sie müssen die letzte Entscheidung treffen, sie, keiner sonst.«

»Ja was glauben Sie denn«, fuhr er fort, »wenn das Gegenteil der Fall wäre, ich würde kämpfen wie ein Berserker. Mit anderen Worten, wenn ich sicher wäre, daß eine Operation nötig sei, daß sie die einzige Möglichkeit wäre, um das Leben des Kindes zu retten, wenn sie nur einigermaßen sinnvoll wäre und die Eltern würden sich weigern – ich würde sie ins Gefängnis werfen lassen, bevor sie auch nur einen einzigen Rosenkranz zu Ende gebetet hätten. Oh, Sie sind offensichtlich nicht katholisch.«

»Presbyterianisch.«

Er winkte ab. »Jedenfalls würde ich unter solchen Umständen meine Entscheidung kennen, meine Diagnose kennen, alle Einwände kennen, ich würde wissen, was zu tun ist. Und diese Operation würde durchgeführt, koste es, was es wolle.« (Genau das habe ich mehrmals erlebt).

»Zugegeben. Aber was wird aus Jason?«

»Sein Vater und seine Mutter werden das zu entscheiden haben.«

»Was würden Sie tun, wenn Jason Ihr Kind wäre?«

»Das ist keine faire Frage. Sie sind ein wackerer Streiter und ganz offensichtlich geht Ihnen die Geschichte nahe – ich würde mich nicht mit Ihnen unterhalten, wenn ich das nicht gemerkt hätte – aber eine faire Frage ist das trotzdem nicht.«

»Vielen Dank. Warum nicht?«

»Weil ich ganz offensichtlich befangen bin. Ich bin Neurochirurg, und deshalb würde ich natürlich zum Skalpell greifen wollen, denn dafür habe ich mein Leben lang gelernt, ich würde versuchen wollen, mein Kind zu retten. In einem solchen Fall würden für mich andere Maßstäbe gelten, ich würde anders urteilen als Jasons Eltern. Ja, ich würde operieren, wenn Jason mein Kind wäre. Aber Jasons Eltern kann ich das nicht sagen, weil es eher eine persönliche Beurteilung wäre als eine ärztliche Meinung. Klar?«

»Ja, aber was wäre denn, wenn Sie den Eltern genau das sagen würden, was Sie jetzt mir gesagt haben; wenn Sie es ihnen auf die gleiche Weise erklären würden?«

»Gut, ich gebe mich geschlagen. Ja, ich glaube, das könnte ich machen. Aber es wird kein ärztlicher Ratschlag sein. Das müßten die Eltern verstehen können. Entscheiden müssen sie danach immer noch.

Wissen Sie, ich mag solche Fälle auch nicht. Zum Glück passieren sie nicht oft. Ich habe es lieber, wenn ich in der Lage bin, klare Aussagen zu machen. Aber wenn es das nicht ist, dann ist es vermutlich irgendetwas anderes.

Eltern von Kindern, die einen Tumor haben, wollen nicht nach, sondern vor der Operation wissen, ob der Tumor bösartig ist, ob wir ihn vollständig entfernen können, ob Schäden zurückbleiben. Wenn erst einmal eine endgültige Diagnose gestellt worden ist, dann möchten sie wissen, wie hoch die Lebensdauer des Kindes sein wird, wie sich der Verfall äußern wird, wie stark die Schmerzen sein werden.

Das alles sind verständliche Fragen; es ist nur so, daß man sie normalerweise nicht beantworten kann. Wir wissen es nicht. Manchmal können wir etwas aus Erfahrung ziemlich genau abschätzen. Aber selbst wenn wir den Eltern das alles erzählen würden – normalerweise können sie das alles gar nicht auf einmal verkraften. Und wenn die Entwicklung dann später anders verläuft, als wir vorausgesagt haben, dann sind sie böse auf uns. Die Menschen können immer nur eine Sache auf einmal ertragen. Und deshalb sage ich ihnen in den meisten Fällen immer nur gerade so viel, wie sie verkraften können.

Ich habe Frau Salvador zu erklären versucht, aus welchen Gründen ich keine Behandlung dieser oder jener Art empfehlen konnte. Ich habe ihr die Schwierigkeiten bei der Diagnose zu erklären versucht, die Schwierigkeiten, die wir bei der Empfehlung der Behandlung haben, wenn ein Fall so kompliziert ist wie dieser. Aber alles, was sie gehört hat, war das, was sie Ihnen erzählt hat, und deshalb war sie so irritiert. Es war einfach zuviel, sie konnte das alles nicht gleichzeitig anhören und verstehen. Das ist eigentlich ganz normal. Ich verstehe das. Es ist furchtbar schwer.«

»Ich mache Ihnen einen Vorschlag«, fuhr er fort, »ich könnte Frau Salvador morgen gegen 11.30 Uhr sprechen – wenn sie noch da ist. Es liegt an ihr. Aber wenn sie noch da ist, werde ich ihr das sagen, worum Sie mich gebeten haben, und ich werde ihr die ganze

Geschichte noch mal erklären. Und Sie werden sehen, auch dann wird sie nicht alles aufgenommen haben. Zufrieden?«

»Ja, vielen Dank. Und vielen Dank auch, daß Sie sich die Zeit genommen haben.«

»Nichts zu danken, ich bin nur ein bißchen spät dran zu einem Vortrag, den ich eigentlich sowieso nicht halten wollte.«

Vielleicht stimmte das sogar.

Frau Salvador war 33 Jahre alt, ihr Mann war 42. Er war ein stiller Mann mit grauen Schläfen und ernstem Gesicht. Er war Kroate und Emigrant. Seine Frau war schlank, ein paar Zentimeter größer als ihr Mann, hatte kurzes, braunes Haar. Jason war ein hübsches Kind mit großen blauen Augen, dunkelbraunem Haar und einem fröhlichen Lächeln auf dem Gesicht. Aber er konnte den Kopf nicht heben, konnte sich nicht umdrehen, konnte einiges nicht, was Kinder mit neun Monaten können. Für sein Alter war er auch sehr klein.

Sie waren im Zimmer 384, einem Privatraum am Ende der Halle, dem Schwesternzimmer gegenüber. Es lag neben einem kleinen Warteraum, wo Eltern – und Pfarrer auch – rauchen durften. (Inzwischen habe ich es aufgegeben). Ich habe dort viele Eltern kennengelernt, in diesem Wartezimmerchen. Dort konnte ich mich hinsetzen, einen Kaffee trinken und eine Zigarette rauchen; das Gespräch kam dann schon von selbst zustande, ungehindert, sogar mit dem »Kirchenkragen«.

Herr und Frau Salvador saßen in dem kleinen Raum, als ich zurückkam.

»Haben Sie ihn gesprochen?«

»Ja. Er läßt Ihnen sagen, wenn Sie morgen vormittag noch hier sind, würde er Sie gerne um 11.30 Uhr in Jasons Zimmer treffen. Aber es bleibt Ihnen überlassen, ob Sie hierbleiben oder nicht.«

»Hatte ich ihn richtig verstanden?«

»Ja, zumindest was die Operation anbelangt. Ja, er hat gesagt, Sie hätten ihn richtig verstanden.«

»Aber wie sollen wir denn solch eine Entscheidung treffen?« fragte Jasons Vater. »Ich bin kein Arzt. Ich verstehe nichts von Medizin. Ich bin Arbeiter in einer Fabrik. Ich bin fleißig, ich verdiene ganz gut. Ich habe viele Jahre gewartet, um die richtige Frau zu finden und ein Kind zu haben. Ich habe mir so sehr einen Sohn gewünscht. Jason ist mein Sohn, mein Erstgeborener. Ich bin sehr stolz auf ihn. Und jetzt dies. Ich kann nicht mehr schlafen. Ich kann nicht mehr essen. Ich kann meine Arbeit nicht ordentlich verrichten. Mein Kind, irgend etwas ist mit meinem Kind. Ich kann einfach keine Entscheidung treffen. Wie könnte ich entscheiden?«

Er war den Tränen nahe.

»Kommen Sie,« er stand auf, »wir gehen ins Zimmer. Verstehen Sie?« fragte er und setzte sich auf den orangefarbenen Plastikstuhl. »Wie kann ich entscheiden?«

»Hat er noch irgendetwas gesagt?« fragte Jasons Mutter. »Etwas, was uns helfen könnte?«

»Ich glaube schon. Aber ich möchte ihm nicht vorgreifen. Er soll Ihnen die Lage selbst erklären, und was er darüber denkt, auch. Ich möchte nicht riskieren, daß ich Ihnen irgend etwas Medizinisches falsch auslege.«

»Aber Sie meinen, wir sollten bleiben?«

»Wenn Sie mich fragen, ich würde zumindest bis morgen bleiben und noch einmal mit ihm sprechen. Ich glaube nicht, daß ein Tag länger viel ausmacht. Aber die Entscheidung liegt bei Ihnen.«

»Sie hat recht«, sagte Herr Salvador zu seiner Frau. »Wir werden noch einen Tag bleiben und genau zuhören. Dieses Mal werde ich ja dabei sein. Es ist sehr wichtig. Es ist unser Sohn.«

Das Baby war eingeschlafen. Herr Salvador stand auf und ging hinüber zu dem Kinderbettchen. »Ich finde, er sieht ganz normal aus. Ich weiß nichts von typischen Merkmalen – nichts von dem, was Jason mit seinen neun Monaten tun sollte. Niemand hat uns etwas davon gesagt. Wir dachten, er hätte die Grippe. Sind mit ihm zum Arzt gegangen. Der Arzt sagte: ›Wir müssen genauer untersuchen‹, sagte, Jason sei zurückgeblieben. Plötzlich ist Jason im Krankenhaus, die vielen Untersuchungen. Ich verstehe das alles nicht. Für mich sieht er so normal aus, so schön. Jason... Jason.«

Er legte die Arme auf das Geländer des Bettchens und vergrub sein Gesicht darin. Ich hatte hier nichts mehr zu suchen. Ich nickte seiner Frau zu und ging zur Tür.

»Wir bleiben hier. Sagen Sie Dr. Verdi, wir wollen morgen mit ihm sprechen, bitte«, sagte sie leise, als ich hinausging.

Ich glaube, er wußte das schon.

Die Operation ging gut. Aber es würde Monate dauern, bis man wüßte, ob sie irgendeine Änderung bewirkt haben würde, ob es die richtige Entscheidung war.

(Letzte Woche habe ich Jason Salvador gesehen. Seit der Operation ist ein Jahr vergangen. Er kann den Kopf heben und sich umdrehen und sich hinsetzen und laufen und reden und soviel Unfug anrichten wie alle normalen Kinder das können, wenn sie 21 Monate alt sind. Er ist genauso weit, wie es seinem Alter entspricht.

Die Entscheidung war »richtig«. Die Operation ist geglückt. Oder würde Jason ganz genauso sein ohne die eingepflanzte »Weiche«? Wir werden es nie wissen. Und seinen Eltern ist das ganz egal).

7. Kapitel

Das Fenster aufmachen..

Aus Krankenblättern wurde ich noch nicht schlau. Ich hatte mir noch nicht einmal klar gemacht, daß ich sie lesen durfte, ohne damit rechnen zu müssen, daß mir jemand auf die Finger klopfte. Aber selbst wenn ich sie angeschaut hätte, hätte ich vermutlich nur wenige Diagnosen verstanden.

Wenn ich heute zurückblicke, kann ich nicht mehr begreifen, daß ich so naiv war. Ich sah Pat Allen da liegen, mit verdrehten Augen, unter Sauerstoff, damit ihr das Atmen nicht so schwer fiel. Sie war bewußtlos. Und ich hatte keine Ahnung, was ihr fehlte. Ich versuchte sogar, mit ihr zu sprechen Sie war sechs.

Eines Tages sah ich eine junge Frau an Pats Bett sitzen. Ich blieb im Türrahmen stehen. »Guten Tag, ich bin Nina Herrmann, ich bin der Pfarrer für Nord 3.«

»Guten Tag, ich bin Caren Allen, Pats Mutter. Kommen Sie doch rein.«

»Gern.«

Pat Allen zu besuchen, war nicht eben einfach. Sie lag auf der Isolierstation. Man mußte einen blauen Kittel anziehen, einen Mundschutz tragen und Gummihandschuhe. (Das gleiche war auch vorgeschrieben für Zimmer 380, ein Acht-Betten-Zimmer für Patienten der Neurochirurgie und der Neurologie, die Dauerwache brauchten. Es lag direkt neben dem Schwesternzimmer. Das schaffte mich bei jeder Visite. Es artete immer in ein Wettrennen gegen die Uhr aus, ob die Ärzte fertig wurden, bevor ich umfallen würde, so eingewickelt in Gesichtsmaske, Schutzkittel und Handschuhe. Wirklich ohnmächtig geworden bin ich nie. Aber nahe daran war ich oft genug).

Ich hatte mich in Pat Allens Zimmer auf einen der üblichen orangefarbenen Plastikstühle gesetzt. Pats Mutter saß auf einer Couch. Sie hatte ein Privatzimmer. Frau Allen streichelte den Arm des kleinen Mädchens. Pat hatte einen Bürstenschnitt – ob das Haar gerade nachwuchs, nachdem es für eine Operation abrasiert worden war? Bei ihrem Namen und dem Haarschnitt war ich nicht sicher, ob sie ein Mädchen war, bis ihre Mutter in einem Satz von ihrer »Tochter« sprach.

Ich sagte ein paar Worte zu Pat. Ihre Mutter auch, vielleicht, um es mir leichter zu machen. »Wir wissen nicht, ob sie uns noch hört oder nicht. Manchmal glaube ich, daß es so ist, dann wieder nicht. Aber ich versuche es immer wieder, für den Fall, daß ...«

Spätestens in diesem Augenblick hätte ich es wissen müssen. Aber ich merkte nichts. Es war nicht so, daß mir der Gedanke gekommen wäre und ich ihn beiseite geschoben hätte, verdrängt hätte. Auf diesen Gedanken kam ich gar nicht. Im Rückblick kann ich das kaum begreifen.

Aber mehr wollte Frau Allen über Pats Zustand auch nicht sagen. »Welcher Kirche gehören Sie an?« fragte sie mich. Wir sprachen darüber, wir sprachen über ihre Familie, und dann erfuhr ich, daß ihr Mann Engländer war. Ein paar Jahre zuvor war ich einmal fünf Tage lang kreuz und quer durch England gefahren. Wir hatten unser Thema, genug Stoff, um ein Gespräch zu führen, das keine Langeweile aufkommen ließ.

Im letzten Sommer war sie mit Mann und Kindern einen Monat lang in Großbritannien gewesen. Aber Pat war zu krank gewesen, um mitzufahren. Ihre Mutter erzählte von der Reise, von Besichtigungen, von der

Schönheit der Landschaften, von den Besuchen bei den Verwandten ihres Mannes, wie sehr die anderen Kinder Pat vermißt hätten, was für Postkarten sie ihr geschrieben hätten, was Pat ihnen geschrieben hätte.

Es war eine schöne Geschichte. Beim Erzählen schien mir Frau Allen glücklich und traurig und sehr allein zu sein. Ich konnte nur zuhören. Sie würdigen oder teilhaben an der Harmonie in dieser Familie, konnte ich nicht. Der Werkstudent, der vor mir da gewesen war, hätte es gekonnt. Er kannte Pat von Anfang an. Er war schon da gewesen, als die Diagnose gestellt wurde, er war da, als sie operiert wurde. Er hatte alles miterlebt.

Und nun war auf dieser Station eine Pfarrerin, die nicht einmal merkte, daß Pat Allen im Sterben lag.

Keine zwei Wochen später war sie tot.

Wie es um sie stand, erfuhr ich schließlich auf einem unserer Mitarbeitertreffen Donnerstag Nachmittag.

Bei früheren Zusammenkünften hatten sie nur gesagt: »Wie gehabt, keine Veränderung, die Eltern sind ganz vernünftig,« wenn Pats Name an der Reihe gewesen war. Und waren zum nächsten Patienten übergegangen. Aber in dieser besagten Woche hatten wir eine Sozialarbeiterin zu Gast, und als Pats Name fiel, erwähnte jemand, Dr. Craig habe am Morgen bei der Visite gesagt: »Wir sollten die Tür schließen und das Fenster aufmachen«, gemeint hatte er Pats Zimmer. Der Besucherin wurde erklärt, daß das Fenster öffnen und die Tür schließen der makabre Wunsch sei, das todkranke Kind möge sich eine Lungenentzündung holen und schneller sterben.

(Das mag herzlos klingen. Aber niemand, der es sagte, war herzlos. Sie konnten nur nichts mehr tun, um Pat Allen zu retten. Und sie da liegen zu sehen, so hilflos, tagaus, tagein, ließ die Überforderung und den Schmerz der Eltern – und des Personals – immer größer werden. Vom offenen Fenster oder der geschlossenen Tür zu sprechen, war eine Form des Sich-Gedanken-Machens, des Sich-Sorgens um die Würde der kleinen Pat angesichts des fortschreitenden Verfalls ihrer Persönlichkeit).

»Todgeweihtes Kind...« Die Worte rissen mich hoch. Ich platzte mit meiner Frage mitten ins Gespräch. »Wollen Sie damit sagen, daß Pat sterben muß?« Die anderen schauten mich erstaunt an. Sie hatten vergessen, was es hieß, so neu zu sein, so gänzlich unerfahren in medizinischen Dingen.

»Ja. Wußten Sie das nicht?« fragte Mary Cooke. Aber sie mußte es schon von meinem Gesicht abgelesen haben, daß ich es nicht wußte. Sie sagte tröstend: »Das tut mir so leid, ich hätte es Ihnen sagen sollen. Aber ich dachte wirklich, Sie wüßten es.« Und dann ging das Gespräch weiter.

Die diensthabende Schwester hatte eine Sozialarbeiterin hinzugeholt, als Pat am darauffolgenden Montagmorgen starb. Ich mache ihr keinen Vorwurf daraus. Ich hätte genauso gehandelt. Die Sozialarbeiterin, Mary Lannen, kannte die Familie vom ersten Tag an, genauso wie der Werkstudent, der mein Vorgänger gewesen war. Mary war noch da, der Student nicht.

Die Sozialarbeiterin durfte dabei sein, als es zu Ende ging bis zum letzten Atemzug. Aber kein Pfarrer; alle drei Monate war da ein anderer, wie eine Tube Zahnpasta, wie ein Wegwerffeuerzeug.

Zum ersten Mal kam es mir zu Bewußtsein, daß mit der seelsorgerlichen Betreuung in der Kinderklinik einiges nicht stimmen könne – zumindest, was eine Station wie Nord 3 anbelangt.

Schließlich richtet sich nicht jeder darauf ein, in der vorgegebenen Zeit von drei Monaten krank zu werden und zu sterben. Bei manchen dauert es länger.

Wer hat Vorrang, ein Hilfsprediger oder ein Patient?

8. Kapitel

Kleine Marilee

Bei Marilee Johnson war ich von Anfang an dabei. Das machte, zumindest für mich, eine ganze Menge aus.

Marilee lag in einem Kinderbett in der äußersten rechten Ecke eines Vier-Bett-Zimmers, 391. Im Erwachsenenbett des gleichen Raumes, vorne links, lag Katharine Hanley. Marilee war drei. Katharine war zwölf. Sie waren Krankenhausfreundinnen. Beide waren sehr hübsch.

Marilee saß in ihrem Bettchen und futterte Kartoffelchips – offensichtlich pausenlos – und bettelte bei jedem, der hereinkam: »Laufen, laufen«.

Sie war das erste schwarze Kind, das ich in meinem Leben in den Armen hatte. Ich war 29. Zu behaupten, es hätte keinen Unterschied für mich gegeben, hieße, nicht die Wahrheit sagen. Die Tatsache, daß ich überhaupt daran dachte, – als ich sie aus dem Bettchen hob, kam es mir zu Bewußtsein – machte schon den Unterschied aus.

Ich hoffe, daß das ein Unterschied ist, den meine Kinder nie zur Kenntnis nehmen werden.

Marilee zog mich an den Haaren, sie spielte mit meiner Uhr, da war der Unterschied weg. Er kam nie wieder.

Ich ging mit Marilee auf dem Arm stundenlang spazieren. Für eine Dreijährige blieb sie ungewöhnlich ruhig und führte damenhafte kleine Gespräche. Sie war die niedlichste Dreijährige, die ich kenne. Jeder,

der von Marilee sprach, gebrauchte dieses Wort, »niedlich«.

Auf dem Flur zwischen Nord 3 und Süd 3, der Orthopädischen Abteilung, hingen Bilder von Tieren auf einem Bauernhof. Jedes Mal, wenn wir spazierengingen, blieben wir vor den Bildern stehen, und sie zeigte auf jedes Tier, den kleinen Finger zierlich gekrümmt und sprach alle Namen perfekt aus.

Was sich auch immer wiederholte, war die Sache mit dem Wasserstrahl. »Trinken, trinken!« (Haben Sie jemals versucht, in einem Arm ein Kind festzuhalten und mit der anderen Hand den Wasserstrahl so zu lenken, daß ein Kind trinken kann? Versuchen Sie es mal!).

Es schien, als ob die Ärzte mit all den Untersuchungen, die notwendig waren, bei Marilee nie zu einem Ende kommen würden. Es war eine Kombination aus »Nur noch eine einzige Untersuchung« und »Wir mußten die Untersuchung auf morgen verschieben.«

Ich hatte damit begonnen, an den Abenden immer länger in der Kinderklinik zu bleiben, auch dann, wenn ich keinen Dienst hatte. Eines Abends beschloß ich, mit Marilee einen Spaziergang zu machen. Als ich in ihr Zimmer kam, stand eine ältere Dame an ihrem Bettchen. Ich hatte meinen Kragen um. Ich begrüßte Marilee und stellte mich der Dame vor.

»Sie kennen Marilee?«

»Ja, wir gehen ab und zu miteinander spazieren. Oder soll ich das nicht?«

»Oh doch. Das ist reizend. Marilee liebt Spaziergänge. Ich bin ihre Großmutter, mein Name ist Harris. Ich freue mich sehr, Sie kennenzulernen.«

»Ganz meinerseits. Ich hatte bisher noch keine Gelegenheit, Marilees Mutter kennenzulernen.«

»Sie wird kommen, sobald sie kann. Sie hat ungünstige Arbeitszeiten. Aber dann kommt sie. Ich wollte, der Arzt würde sich ein bißchen beeilen und endlich entscheiden, was mit Marilee geschehen soll. Diese Warterei macht mich krank. Würden Sie wohl ein Gebet für Marilee sprechen?«

»Ja.«

Sie weinte das ganze Gebet hindurch, die Großmutter. Nicht laut, aber die Tränen liefen ihr über das Gesicht. Mir war das peinlich. Warum, weiß ich nicht. Vielleicht lag es an ihrem überschwenglichen Dank, als ich geendet hatte. Noch in der Erinnerung ist mir das unangenehm.

Am nächsten Abend lernte ich Marilees Mutter kennen. Aber es dauerte noch fast zwei Wochen und eine ganze Reihe von Gesprächen, bis Frau Johnson ihre Abwehrhaltung aufgab und unverkrampft sprach.

Es war leichter gewesen, über Marilee zu sprechen. Die Kleine hatte starke Kopfschmerzen und sie hatte beim Laufen so oft das Gleichgewicht verloren, daß sie nun Angst hatte, es überhaupt zu versuchen. »Spazierengehen«, hieß für Marilee, »auf meinem Arm spazierengehen.« Die Neurochirurgen hatten schon zahllose Untersuchungen angesetzt und fragten nun, ob sie noch eine einzige vornehmen durften. Frau Johnson wußte schon Bescheid.

Das alles wäre nicht so schlimm gewesen, wenn sie sich nicht noch um etwas anderes hätte Sorgen machen müssen – um ihre Ehe. Ihr Mann war ein erfolgreicher Geschäftsmann. Lange Zeit sprach sie von ihm, als wäre alles in Ordnung, er war nur eben »geschäftlich viel unterwegs.« Das war er zweifellos auch. Aber gleichzeitig lief auch die Scheidung.

Das alles erfuhr ich an einem Tag, an dem ich überhaupt nicht damit gerechnet hatte. Wir beide saßen in einem kleinen Aufenthaltsraum. Außer uns war niemand da. Frau Johnson hatte soeben erfahren, daß Marilees Abschlußuntersuchung auf den nächsten Tag verschoben worden war. Und dann hörte ich die ganze Geschichte auf einmal.

»Jetzt bin ich mit den ganzen Sorgen allein, muß alle Entscheidungen alleine treffen. Sie ist doch auch sein Kind. Sein eigen Fleisch und Blut. Man sollte meinen, daß er sich darum kümmert.

Ich bin früher auch alleine zurechtgekommen, ich werde es wieder können. Ich werde mich nicht unterkriegen lassen wie ein verschüchtertes Mauerblümchen, ganz sicher nicht. Wenn er sich einen Dreck darum schert, dann ist das sein Problem. Er muß damit leben.«

Ich brauchte nichts dazu zu sagen. Darum ging es ihr auch nicht. Sie brauchte nur jemanden zum Zuhören. Sie erzählte weiter, mindestens eine viertel Stunde lang.

Am nächsten Nachmittag bat sie mich, vor der Abschlußuntersuchung für Marilee zu beten. Es war das erste Mal.

Die Operation war für den nächsten Morgen angesetzt. Die Untersuchung hatte ergeben, daß Marilee im unteren Teil des Hinterkopfes eine Zyste hatte. Zyste bedeutet, »vermutlich nicht bösartig«, bedeutet auch, daß man sie bei der Operation vollständig würde entfernen können. Aber überprüfen Sie einmal die Statistik, wie viele Zysten später an der gleichen Stelle wieder auftreten!

Ich erinnere mich, daß ich gegen acht Uhr morgens vor Marilees Operation Dr. Verdi in seinem kleinen roten Maserati ankommen sah, als ich von der Kinderklinik zu den Erwachsenenstationen hinüberging. Er hupte und ich winkte ihm zu. »Innerhalb der nächsten Stunde wird er Marilee operieren«, fiel mir ein. »Was jetzt wohl in ihm vorgehen mag?«

Ich war schon oben gewesen im Warteraum der Chirurgie im sechsten Stock, um mit Marilees Mutter und Großmutter vor der Operation noch einmal zu sprechen. Ich hatte versprochen, später wiederzukommen. Es war das erste Mal, daß ich eine so große Operation miterlebte.

Dr. Verdi ging mit den Eltern während einer Operation gut um. Ein oder zwei Mal schickte er jemanden heraus, um über den Verlauf zu berichten. So Dinge wie »die Operation hat begonnen«, »sie haben den Krankheitsherd erreicht« (Zyste, Tumor, Umfeld), »sie machen zu.« Das ist gut. Eltern und Freunde fühlen sich dann ein bißchen weniger im Dunkeln, ein bißchen weniger hilflos.

Eine der Mitteilungen kann zermürbend werden, wenn sie nicht erklärt wird: die vom »zumachen«. Die Eltern denken dann, ihr Kind wäre innerhalb der nächsten paar Minuten schon aus dem Operationssaal draußen. Unter »zumachen« verstehen die Eltern, daß die Kopfhaut vernäht wird; »zumachen« für die Chirurgen bedeutet, manchmal stundenlang, den Weg vom Krankheitsherd wieder zurück gehen, wobei sie genauso sorgfältig sein müssen wie auf dem Weg dorthin. »Zumachen« bedeutet in der Neurochirurgie, »vom Krankheitsherd aus«, nicht »die Kopfhaut zumachen«. Es ist eine Frage von Stunden gegenüber einer Frage von Minuten. Eltern, die das nicht wissen, glauben, etwas Schwerwiegendes sei schiefgegangen, glauben sogar, das Kind wäre gestorben.

Man hatte Frau Johnson etwas vom »zumachen« gesagt um ein Uhr mittags. Es war fast drei, bevor wir einen Chirurgen sahen. Ich war gegen halb zwei gekommen. Ich könnte heute noch ein genaues Bild der Normaluhr im Wartezimmer zeichnen, den Minutenzeiger. Es war die harte Tour, zu lernen, was dieses »zumachen« bei Chirurgen bedeutet. Dies hat mir später sehr geholfen. Ich konnte es den Eltern erklären. Aber Marilees Mutter konnte ich damals nicht helfen, weil ich nicht wußte, was es hieß, und weil ich nicht wußte, was dort drinnen geschah. Ganz tief innen hatte ich auch Angst, Marilee könnte gestorben sein.

Der Chirurg sagte Frau Johnson, Marilee gehe es gut. Es war eine schwierige Operation gewesen und man würde sie genau beobachten müssen. Aber sie hatte es überstanden.

Es ist ganz anders als im Kino, wenn man jemanden in Wirklichkeit zuschaut, der sich entspannt, nachdem ein furchtbarer Druck von ihm genommen ist. Es ist, als ob solche Leute ein zusammengeknülltes Stück Papier wären, das nun glattgestrichen wird, langsam, sorgfältig, vollständig. Es gibt keinen plötzlichen Seufzer der Erleichterung wie auf der Leinwand. Es geschieht leise und zart, man kann es nicht nachvollziehen.

Bei Marilees Mutter habe ich so etwas zum ersten Mal gesehen. Frau Harris hingegen machte es lautstark. »Gelobt sei Gott! Halleluja! Preist Gott, den Allmächtigen, unseren Herren! Jesus sei Dank!« Es war eine andere Welt. Frau Harris zu erleben, war für mich ein Lernprozeß. Aber auf ihre Weise war es genauso echt.

Frau Johnson wollte in die Kapelle gehen. In der Kinderklinik gibt es eine solche kleine Kapelle. Sonntags finden dort Gottesdienste statt. Wir gingen alle drei dorthin. Ich erinnere mich, daß mein Gebet viel zu überschwenglich vor lauter Dankbarkeit war, so ähnlich, wie Frau Harris sich bei mir gebärdet hatte, als ich das erste Mal für Marilee betete. Vielleicht war Gott das auch peinlich, zumal er ja wußte, was kommen würde.

Vielleicht ist nur das der Grund, weshalb ich mich an die Überschwenglichkeit überhaupt erinnern kann. Vielleicht wäre es mir nie wieder eingefallen, wenn Marilee nicht um vier Uhr nachmittags wieder operiert worden wäre.

Ich war unten auf Nord 3, rauchte eine Zigarette und unterhielt mich mit den Schwestern in einem kleinen Raum hinter dem Schwesternzimmer. Erst kürzlich hatte ich genug Mut gefaßt, um dort einzudringen. Niemand warf mich hinaus. Es war ein ganz kleines Zimmerchen, in dem Schwestern und Ärzte verschnaufen konnten, ohne die Etage zu verlassen.

Jemand steckte den Kopf zur Tür rein und fragte, ob ich gehört habe, daß Marilee Johnson wieder in den Operationssaal gebracht worden war.

»Nein! Warum?«

»Irgend etwas schiefgegangen, nehme ich an.«

Ich ging hinauf in den Warteraum im sechsten Stock. Da saßen sie, Marilees Mutter und Großmutter, zusammengekauert auf den orangefarbenen Plastikstühlen. »Irgend etwas ist schiefgegangen. Irgend etwas. Ich wußte, daß es nicht gut gehen würde. Es war einfach zu schön, um wahr zu sein.«

Gebete. Ich glaube, wir taten es nur, weil »man« das in solchen Fällen tut. Wir waren viel zu niedergeschmettert, um zu glauben, was wir sagten.

Ich saß da von viertel nach vier an. Ich konnte nicht gehen. Dabei wußte ich nicht einmal, ob es ihnen recht war, daß ich blieb. Aber ich mußte einfach. Ich war schon mittendrin. Ich hatte ein berechtigtes Interesse. Wie konnte Gott es wagen, mich ein solch überwältigtes Dankgebet sprechen zu lassen und dann so etwas geschehen zu lassen! Das war mehr als befremdlich.

Es war etwa halb sieben. Ich saß immer noch auf meinem Plastikstuhl. Frau Johnson saß mir gegenüber, ihre Mutter rechts von mir. Ihre Mutter schaute zur Tür. Sie stand auf und breitete die Arme aus. Ich sah auf. Ich konnte nicht glauben, was ich sah.

Im Türrahmen stand eine große, stattliche Schwarze in einem langen Abendkleid in weiß und silber mit langen Ärmeln und hohem Kragen. Um den Hals trug sie ein großes Medaillon und ein silbernes Kreuz, im Haar ein Diadem. (Ich ertappte mich dabei, daß ich nach einem Zauberstab mit dem Stern an der Spitze Ausschau hielt).

Frau Harris und die glitzernde Dame umarmten sich. Wir wurden einander vorgestellt. Die glitzernde Dame war Priesterin einer mir unbekannten Sekte. Sie setzte sich zu uns und sprach ein Gebet. Ich kann mich an kein einziges Wort erinnern.

Ich hatte beschlossen, daß es für mich Zeit würde, zu gehen. Die Glitzerdame war offensichtlich die »Familienpriesterin«. Ich weiß nicht genau, ob meine Gefühle verletzt waren oder nicht. Ich nehme an, sie waren noch viel zu durcheinander, um dazu Zeit gefunden zu haben.

Mit großer Geste schob ich meinen Stuhl zurück und gedachte, mir einen glänzenden Abgang zu verschaffen. Aber bevor ich noch aufstehen konnte, legte sich eine Hand auf meine Knie. »Gehen Sie nicht«, flüsterte Frau Johnson. »Bitte! Sie ist sehr nett, aber sie gehört zu meiner Mutter, nicht zu mir. Bitte bleiben Sie.«

Und so blieb ich. Die Dinge regelten sich von selbst. Die Glitzerdame im Priester-Look war wirklich sehr nett und verstand die Situation. Sie tat ihren »Job«, ich den meinen. Und vor allem konnte ich die Augen nicht von ihr abwenden, ich hatte so etwas noch nie gesehen.

Wieder rückte die Uhr in den Mittelpunkt, so, als wäre sie für alles verantwortlich, als ob sie etwas tun könnte, als ob sie absichtlich langsam ginge. Niemand aß etwas. Niemand wollte einen Kaffee. Und bald sprach auch niemand mehr.

Hin und wieder machte Frau Johnson »Ausflüge« in die Halle, und jedesmal bat sie mich, entweder, nicht wegzugehen oder sie zu begleiten. Aber auch dann sprach sie nicht viel, ging nur immer auf und ab.

Gegen acht Uhr abends hatten wir uns alle vier in der

Nähe des Operationssaals versammelt. Es konnte einfach nicht mehr viel länger dauern. Marilees Mutter war zu diesem Zeitpunkt sicher, daß Marilee tot sei. Und ich fürchtete, sie würde recht haben.

Ein Arzt kam raus, winkte Frau Johnson zu sich. Sie sprachen kurz miteinander.

»Sie lebt! Sie lebt!« Sie drehte sich zu uns um. Tränen liefen ihr übers Gesicht. »Sie lebt!« Sie taumelte auf uns zu. Ihre Mutter und die Glitzerdame liefen auf sie zu, umarmten sie.

Aber sie riß sich los. Sie lief auf mich zu und brach an meiner Schulter zusammen und schluchzte.

Ich bin heute noch nicht fertig damit, all die Gedanken und Gefühle zu sortieren, die damals auf mich einstürmten. Aber ich glaube, daß ich in diesem unbeschreiblichen Augenblick nichts anderes wollte, als daß mein Vater sehen könnte, wie wenig die Hautfarbe eine Rolle spielt; ich wollte, daß eine junge Kollegin in meiner Kirche sehen könnte, wie wenig das Geschlecht eine Rolle spielt; ich wollte, daß irgendjemand sehen könnte, wie Überliefertes nicht mehr zählt.

Und ich wollte über alle diese Dinge nicht mehr nachdenken müssen.

Aber ich bestand aus zwei Menschen – der eine nahm teil, der andere schaute zu. Nur zum ersten zu gehören, wäre mir leichter gefallen.

Die Ärzte wußten zu diesem Zeitpunkt, daß Marilee in absehbarer Zeit sterben würde. Ich weiß nicht, ob ihre Mutter es wußte. Ich weiß definitiv, daß ich es nicht wußte. Ich verstand die Anzeichen nicht. Ich verstand die Fachsprache nicht. Ich wußte nicht, was »Sauerstoffgerät« in diesem Zusammenhang bedeuten konnte.

Als ich ein paar Minuten später in die Intensivstation kam, versuchten sie, Marilee am Leben zu erhalten – ohne Sauerstoffgerät. Als Pfarrer war es mir erlaubt, die Intensivstation jederzeit zu betreten. Eltern waren zugelassen in den ersten 15 Minuten einer jeden Stunde. Ärzte und Schwestern standen um Marilees Bett; die Ärzte immer noch in den grünen Gummischürzen, die im OP vorgeschrieben sind, und mit weißen OP-Schuhen. Die Schuhe waren bespritzt mit Blut und rotbraunem Desinfektionsmittel.

Dr. Verdi beugte sich über Marilees Bett und redete mit ihr, als wäre sonst niemand im Raum. »Komm, Marilee, Kleines. Komm, kleine Maus. Du arbeitest nicht mit, Marilee. Aber Du mußt mitarbeiten. Hilf uns doch, Marilee. So geht es nicht. So geht es absolut nicht.« Und er redete und redete.

Er hatte einen ganz anderen Ausdruck im Gesicht. Einen, den ich noch nie gesehen hatte und wohl kaum wieder sehen würde. Ich erinnerte mich an sein Lächeln vor zwölf Stunden. Ich sah nichts mehr davon.

Eine lange Zeit bemerkte er mich gar nicht. Ich drückte mich in eine Ecke und versuchte, niemandem im Wege zu stehen. Ich war wie hypnotisiert.

»Chris (Dr. Verdis Vorname war Christian), Chris, wir müssen sie anschließen«, sagte ein Arzt, den ich nicht kannte. »Ich sehe keine andere Möglichkeit mehr. Aber es kann sein, daß sie uns dabei stirbt.«

»Ich weiß. Ich hasse das. Komm, Marilee, Liebes. Bitte arbeite mit. Bitte, Liebling.«

Die ganze Zeit über arbeiteten die Leute um Marilees Bett. Was sie taten, weiß ich nicht. Aber alle waren beschäftigt, sehr beschäftigt.

Dr. Verdi sah mich plötzlich. Er schüttelte den Kopf. Dann schaute er zu Boden. »Es ist schlimm, Nina«, sagte er. »Ich fürchte, das wird bald Ihre Sache.«

Er drehte sich leise um und legte die Arme auf die Fensterbank. Bewegungslos sah er hinaus, eine lange Zeit. Dann ging er zurück zu Marilees Bett. Sie schlossen sie ans Sauerstoffgerät an.

Es war das Geräusch ihres Atems und die bunte Manschette des Blutdruckmeßgeräts und ihr rasiertes Köpfchen, was mir in Erinnerung geblieben ist.

Ihr Atmen war ein winziges Wimmern, Keuchen, Klagen – ein Geräusch, das ich nie zuvor und nie wieder danach gehört habe. Zuerst dachte ich, sie würde weinen. Nachdem der Sauerstoffapparat installiert worden war, merkte ich, daß es ihr Atem war.

Bei Erwachsenen werden graue Blutdruckmanschetten genommen. Aber auf der Intensivstation für Kinder gab es bunte Manschetten, zur Aufmunterung. Bei Marilee hatten sie so oft gemessen, daß sie sie an diesem Abend einfach an ihrem Arm ließen. Die Manschette erinnerte mich daran, daß sie ein dreijähriges Kind war und Kinder mögen strahlende, bunte Dinge. Außer, daß sie es nicht gesehen hat. Nicht ein einziges Mal.

Man hatte ihr den Kopf geschoren. Die Operation war am Hinterkopf gewesen, aber sie hatten sie vollständig kahl rasiert. Sie sah nicht aus wie das kleine Mädchen, das immer gesagt hatte: »Laufen, laufen ...«

Ich ging nach unten auf Nord 3. Ich bin sicher, daß ich ein Baby in den Armen gewiegt habe, aber ich weiß nicht mehr, welches.

Bevor ich nach Hause ging, wollte ich noch einmal einen Blick auf Marilee werfen. Auf der Intensivstation traf ich Dr. Praeder. »Wir müssen noch mal operieren.«

Bis dahin hatte ich Dr. Praeder nicht sonderlich gut gekannt. Er war derjenige gewesen, in dessen Begleitung Dr. Verdi war an jenem Tag, als er mich zum ersten Mal auf seinen Rundgängen mitnahm. Maximilian Praeder sprach einen Dialekt, manchmal sehr stark, aber noch verständlich. Er war kleiner als Dr. Verdi, ein bißchen jünger, mit schwarzem, lockigem Haar. Er war »behandelnder« Arzt. Genau wie Dr. Verdi, nur war Dr. Verdi auch Chef der Abteilung.

(Nach und nach verstand ich zu unterscheiden. Behandelnde Ärzte trugen graue Kittel. Auf der Neurochirurgie waren das Dr. Verdi, Dr. Praeder und Dr. Len Craig, den ich kaum kannte. Dann gab es Assistenzärzte. Sie trugen blaue Kittel. Von ihnen gab es einige. Zu diesem Zeitpunkt kannte ich keinen näher. Und schließlich gab es noch Medizinstudenten. Sie trugen kurze weiße Jacken, alle paar Wochen wechselten die Gesichter. Richtig kennengelernt habe ich von ihnen keinen).

Dr. Praeder sprach mit leiser Stimme, ein bißchen das Gegenteil von Dr. Verdi, der immer eine selbstsichere, befehlsgewohnte Aura um sich verbreitete.

»Ich dachte, Sie wären schon zuhause.«

»Ich bin schon unterwegs. Noch eine Operation heute nacht?«

»Ich fürchte, ja. Da ist eine Blutung eingetreten.«

»Wird sie es schaffen?«

»Wir wissen es noch nicht. Wir haben keine Ahnung.«

Wir gingen aus der Intensivstation hinaus und setzten uns auf eine Fensterbank. Ich würde noch einige wichtige Gespräche auf verschiedenen Fensterbänken in diesem Krankenhaus führen. Dieses war das erste.

»Was halten Sie davon?«

»Das kann ich nicht voraussagen. Aber Sie dürfen nicht so stark Anteil nehmen. Das ist nicht gut. Sie sollten sich darum kümmern, aber nicht persönlich so sehr beteiligt sein.«

»Es ist mein Job, Anteil zu nehmen, wenn man mich darum bittet.«

»Aber das hat keinen Sinn. Sie können Ihre Rolle nicht perfekt spielen, wenn Sie gefühlsmäßig zu sehr gebunden sind.«

»Aber ich habe keine Rolle zu spielen. Ich muß mich kümmern. Und manchmal heißt kümmern eben auch gefühlsmäßige Bindung. Ich kann nicht auf einen Sprung hereinkommen, wenn ich die Eltern nie zuvor gesehen habe, und ein Gebet sprechen und wieder gehen. Zumindest nicht, wenn ich die Wahl habe. Das wäre dann so wie bei der automatischen Waage: ›Groschen einwerfen, Karte mit dem Gewicht bekommen‹ und ein Gebet dazu. Wir haben verschiedene Berufe.«

»Das glaube ich nicht. Wenn ich mich gefühlsmäßig binde, dann ist das schlecht. Es beeinträchtigt meine Arbeit.«

Langsam fragte ich mich, wen er nun eigentlich mehr überzeugen wollte – mich oder sich selbst. »Aber es passiert doch, nicht wahr?« sagte ich aufs Geradewohl.

»Ja, es passiert. Und das ist eben nicht gut. Und für Sie eben auch nicht. Sie sind blaß und müde und fassungslos. Ich wette, Sie haben den ganzen Tag nichts gegessen.«

»Nein. Sie?«

Pause.

»Nein.«

»Und jetzt stellen Sie sich wieder an den Operationstisch. Richtig?«

»Richtig.«

»Und das ist alles Routine. Keine Gefühle.«

»Ursprünglich war das ein Gespräch, das sich mit Ihnen befassen sollte.«

Später würde ich klarer sehen, was gefühlsmäßiges Engagement bei Ärzten anbelangt. Und ich würde auch meine Ansichten über dessen Wichtigkeit mehrere Male ändern. Aber das war das erste Mal, daß ich überhaupt darüber nachgedacht hatte. Beide, Dr. Praeder und ich, würden wir uns an dieses Gespräch später einmal erinnern – im Mai und Juni. Aber wir würden es nicht erwähnen.

Ich ging nach Hause, nachdem Dr. Praeder mir versprochen hatte, mich nach der Operation anzurufen und mir das Ergebnis zu sagen.

Marilee lebte. Noch drei Tage. Wenn man ein Leben am Sauerstoffgerät noch Leben nennen kann.

Sie starb am Samstagmorgen. Es war nicht wie bei Tracy Marks. Ich wußte, daß Marilee tot war. Sie sah tot aus. Ich war nicht dabei, als sie starb. Ihre Mutter war dabei. Etwa eine halbe Stunde zuvor hatte Frau Johnson noch mit Dr. Verdi gesprochen. Seine Prognose war düster gewesen. Dann ging sie in Marilees Zimmer.

Ich war den hinteren Aufgang von Nord 3 hinaufgekommen. Es war später Vormittag. Samstags lief der ganze Betrieb ruhiger, keine Operationen, aber Aufnahme, und Visite nur vormittags. Ich rannte geradezu in Dr. McMahan hinein. Er war Dr. Verdis »bester Assistenzarzt«. Mir hatte Dr. Verdi das einmal gesagt. Dr. McMahan hatte er es nie gesagt.

Patrick McMahan war Anfang 30, mittelgroß, braunes Haar, Ire, verheiratet, Vater von Fünflingen! Er hatte es verstanden, berufliches Können und menschliches Verständnis in einer Art zu verbinden, wie ich es bei kaum einem anderen Chirurgen je erlebt habe.

Aber das wußte ich damals noch nicht. Ich wußte nur, daß er freundlich war und immer bereit zu einem Gespräch, bereit, mir Dinge zu erklären.

»Hallo, kleine Priesterin. Gehen Sie zu Marilee? Es geht ihr nicht sonderlich gut. Ich glaube nicht, daß sie sich noch viel länger herumquälen muß. Wir werden es nicht zulassen, das ist sicher. Es ist hoffnunglos.«

»Wirklich?« Das war das erste Mal, daß einer der Neurochirurgen es in meiner Anwesenheit ausgesprochen hatte. Dr. McMahan würde es jederzeit tun.

»Was meinen Sie damit, ›wir werden es nicht zulassen‹?«

»Wir werden den Stecker rausziehen.«

»Können Sie das tun?«

»Einer muß es tun. Es ist nicht verboten in diesem Staat. Wir finden keine Gehirnströme mehr. Ihr EEG ist völlig flach, seit drei Tagen schon unverändert. (Damals wußte ich noch nicht einmal, was ein EEG ist). Es stürzt ihre Familie nur immer wieder und immer länger in völlig nutzlose Todesängste. Eigentlich ist sie jetzt schon tot.«

»Aber wer zieht den Stecker raus?

»Ich würde es tun, andere würden es auch tun. Wir müssen uns damit abfinden. Es geschieht hin und wieder. Es wird nur nicht an die große Glocke gehängt. Es ist das einzig Menschliche, was man noch tun kann.«

Es war nicht so, daß ich mich dagegen gewehrt hätte. Aber verstehen konnte ich es auch nicht. Ich war immer noch dabei, die Tatsache – denn jetzt war es Tatsache geworden – zu verdauen, daß Marilee sterben müsse, einfach so. Punkt. Keine Fragen mehr.

Dr. McMahan fuhr mit dem Fahrstuhl hinunter. Ich ging zur Intensivstation. Als ich die Tür erreicht hatte, wurde Dr. McMahan über den Lautsprecher ausgerufen und Frau Johnson trat auf den Flur... Von Schluchzen geschüttelt... aber ohne Tränen. Eine Schwester war bei ihr. Die Schwester sah aus, als wolle sie mich küssen.

»Sie ist tot. Meine Marilee. Tot. Gerade eben. Ich schaute sie an und sie starb.« Sie ging ununterbrochen. Es waren nur ein paar Schritte bis zum Wartezimmer, aber sie ging auf dem Flur immer im Kreis. Es schien ihr unmöglich zu sein, stehen zu bleiben und einfach zu weinen. Und sie lief und lief im Zickzack durch die Halle zur Tür.

»Sie ist tot. Tot.«

Frau Harris und die »Glitzerdame« hatten im Wartezimmer gesessen.

Sie kamen heraus, hörten die Worte und fingen im wahrsten Sinne des Wortes mit dem Wehklagen an.

Aber Frau Johnson weinte immer noch nicht. Sie schien in Trance zu sein. Dr. McMahan kam zurück und nahm sie mit in einen kleinen Konferenzraum, um ihr zu erklären, was medizinisch zu erklären war. (Der Stecker hatte nicht herausgezogen werden müssen).

Er ging hinaus und rief mich hinein. Da saßen wir, im Halbdunkel eines fensterlosen Raumes. Sie erzählte von Marilee, was sie getan hatte, was sie gesagt hatte. Wie sie ausgesehen hatte, als sie geboren wurde.

Ich bin nicht sicher, ob sie überhaupt wußte, daß ich da war.

Es war ohnehin nicht wichtig.

Dann haben wir gebetet. Mittendrin fing sie an zu weinen...

Endlich. Es hatte mich nervös gemacht, dieses Nicht-Weinen.

Eine Schwester kam rein und sagte, sie könne Marilee jetzt noch einmal sehen, wenn sie wolle.

»Kommen Sie bitte mit. Bitte«, und dabei nahm Frau Johnson meine Hand und zog mich mit.

Und dabei wollte ich gar nicht. Aber ich tat es doch.

Alle Geräte waren ausgeschaltet. Ein Leintuch bedeckte das kleine Mädchen bis zum Hals.

Da standen wir neben dem Kinderbett. Die Sonne schien herein.

Das Zimmer war sehr hell.

Tränen liefen in Strömen über Frau Johnsons Gesicht. Aber kein Ton war zu hören. Es war ganz still.

Sie zog das Laken weg und berührte ihre kleine nackte Tochter überall. Sie streichelte die kleinen, dünnen Beine, das Bäuchlein und die Brust, die Arme, die Wangen. Vorsichtig hob sie die Schultern an, um die Wunde am Hinterkopf anzuschauen. Dann deckte sie ihr Kind bis zum Hals wieder zu.

Ob ich beten würde?

Es war ganz kurz. An die Worte kann ich mich nicht erinnern.

Es sah nicht so aus, als ob sie schon weggehen könnte. Ich ebenso wenig. Und auf einmal machte ich den Mund auf und hörte mich sagen: »In diesem Moment sieht sie etwas, wovon wir nur träumen können. Sie sieht Gott.«

Woher die Worte kamen, weiß ich nicht. Ich hatte sie nicht sagen wollen. Ich hatte zuvor nicht einmal den Gedanken daran gehabt, nicht einmal die Vorstellung davon. Aber das ließ den Damm brechen. Ihre Mutter beugte sich über sie und küßte sie auf die Wange.

»Möchten Sie ihr auch einen Kuß geben?«

»Ja.« Ich tat es. Sie war noch ganz warm.

»Es geht ihr jetzt gut«, sagte Marilees Mutter. »Ich weiß, daß es ihr jetzt gut geht. Wir können gehen. Gott kümmert sich um sie. Ihr fehlt nichts mehr. Meinem kleinen Mädchen fehlt nichts mehr.«

Und dann sind wir gegangen.

Das letzte, was ich Frau Johnson tun hörte, bevor ich sie mitnahm, um bei der »Aufnahme« die Papiere zu unterzeichnen, war, ihren Mann anzurufen. Ich glaube, er war in Kalifornien.

Zu erreichen war er nicht. Während der letzten fünf Tage hatte sie immer wieder versucht, ihn zu sprechen, ihm zu sagen, er möge nach Hause kommen, um seine Tochter zu sehen. »Richten Sie ihm bitte aus, daß seine Tochter ... Richten Sie ihm aus, daß Marilee ... daß sie gestorben ist. Sie ist tot. Sagen Sie ihm das. Und sagen Sie ihm, daß er mich anrufen soll, wenn er wissen möchte, wann die Beerdigung ist. Falls ihn das überhaupt interessiert.«

Mir war klar, daß ich noch nicht weggehen konnte, als ich zurückkam nach Nord 3 und Katharine Hanley sah. Irgend jemand mußte der kleinen Zwölfjährigen sagen, was mit ihrer Zimmerkameradin los war ... Mit Marilee, ihrer Freundin. Und irgend jemand würde ihr danach helfen müssen. Das war nicht mehr als fair.

Der Anfang wäre bei ihrer Mutter zu machen.

»Wie geht es Marilee?«, fragte Katharines Mutter, als ich sie auf dem Flur vor Katharines Zimmer abfing. Katharine sah fern.

»Genau darüber wollte ich mit Ihnen sprechen.«

»Tot?«

»Ja.«

»Das habe ich befürchtet, als sie so lange nicht mehr in ihr Zimmer zurückkam ... Aber ich glaube nicht, daß Katharine damit rechnet.«

»Wollen Sie es ihr sagen oder soll ich?«

»Ich werde es ihr sagen. Aber ich kenne Katharine. Sie wird bei mir nicht zusammenbrechen. Sie wird versuchen, tapfer zu sein. Ich glaube, es wäre viel wert, wenn Sie später wiederkämen, vielleicht nach acht, und mit ihr redeten, wenn ich weg bin. Mit Ihnen wird sie das schaffen, was sie mit mir nicht schaffen wird.«

»Gut, ich komme später wieder. Ich denk dran.« Was hätte ich auch sonst sagen sollen? Daß ich um acht verabredet war, daß ich wirklich weg wollte, daß ich an andere Dinge denken und mit anderen Leuten zusammen sein wollte, mit jemandem, der so mit mir umging, daß ich mich daran erinnerte, daß ich noch am Leben war, mit jemandem wie David? Sicher, er würde mich anschnauzen, wenn ich ihn darum bat, mich erst um neun abzuholen. Lieber alter David.

Katharines Mutter behielt recht. Ich fand die Kleine, die Vorhänge um ihr Bett fast zugezogen, die Augen fest auf den Bildschirm gerichtet, mit dicken Tränen, die an den Wimpern hingen ... und ohne einen sicheren Platz, wo Weinen erlaubt war.

»Wollen wir spazierengehen?«

»Ja.« Sie hatte verstanden.

Sie schlüpfte in ihre kuscheligen blauen Hausschuhe und ihren gestreiften Morgenmantel. Wir fanden einen leerstehenden Privatraum, machten die Tür zu und nur das Nachtlicht an, und dann weinte sie – sie hatte es stundenlang zurückgehalten – weinte an meiner Schulter, die Tränen liefen auf mein Kleid und auf die Couch. Sie fiel einfach in sich zusammen und weinte. So sehr, daß ich es mit der Angst zu tun bekam.

Eine lange Zeit sagte sie nichts. Ich auch nicht. Es gibt keine Regel, was man in solchen Augenblicken zu tun hat, es gibt keine Spielregeln für Gespräche, keine Spielregeln, was man tun soll. Man kann nur warten und hoffen, daß man nicht das Falsche sagt im falschen Moment, was immer das sei.

»Hat sie große Schmerzen gehabt? Ich meine, ganz schreckliche Schmerzen?«

»Nein. Überhaupt keine. Sie ist einfach eingeschlafen.«

»Gut. Dann bin ich froh. Froh, daß sie keine Schmerzen hatte.«

Pause.

»Ich habe sie immer umhergetragen, und ich habe ihr Kartoffelchips gegeben, und ich habe sie im Rollstuhl geschoben, und ich habe mit ihr geredet, wenn sie geweint hat. Sie war so süß. Sie war so glücklich. Sie hat immer gesagt: ›Laufen, laufen ...‹, ich habe ihr einen Kuß gegeben, bevor sie operiert wurde. ›Tschüs, tschüs‹, hat sie gesagt. Oh, ich habe sie so lieb gehabt.«

Sie fing wieder an zu weinen, wie vorhin, genauso heftig, genauso lang.

»Ich habe sie so lieb gehabt. Warum? Warum mußte sie sterben? Warum nur?«

Pause. Sie wartete auf eine Antwort.

»Niemand weiß, warum Menschen, die wir lieb haben, sterben müssen. Das weiß nur Gott. Und der liebt uns. Deshalb müssen wir immer das geschehen lassen, was langfristig für uns das Beste ist. Marilee war ein krankes, kleines Mädchen. Vielleicht hat Gott gewußt, daß sie furchtbare Schmerzen haben würde, wenn sie am Leben bliebe, daß sie nie wieder gesund und nie wieder fröhlich würde. Vielleicht hat er sie deshalb sterben lassen und sie zu sich genommen, damit sie nicht leiden müsse, keine unerträglichen Schmerzen hätte. Du und ich hätten es doch nicht gewollt, daß sie ihr Leben lang Schmerzen gehabt hätte, oder?«

»Nein.«

»Vielleicht wäre es das gewesen, was geschehen wäre. Ich weiß es nicht. Aber ich glaube fest daran, daß Gott es am besten weiß und daß er immer nur die Dinge geschehen läßt, die für uns am besten sind, auch wenn wir sie nicht immer verstehen können.«

Sie dachte nach. »Ja. Ich würde nicht gewollt haben, daß sie immerzu Schmerzen hat. Und ich weiß noch, daß sie so oft gesagt hat: ›Kopf tut weh, Kopf tut weh.‹«

Pause.

»Ist sie jetzt im Himmel?«

»Ja.«

»Werde ich sie sehen können, wenn ich da hinkomme?«

»Ja.«

»Ob sie mich wiedererkennt? Vielleicht bin ich dann schon alt.«

»Glaubst Du daran, daß Gott im Himmel alles bestimmen kann?«

»Sicher.«

»Glaubst Du dann nicht, daß er es für zwei Menschen, die sich lieb haben, möglich macht, daß sie sich im Himmel wiedererkennen?«

»Oh sicher! Ich glaube wohl, daß er das kann.«

Pause.

»Ich werde sie nicht vergessen. Ich werde sie niemals vergessen. Ich habe sie wirklich lieb gehabt. Ich wollte, sie hätte nicht sterben müssen. Aber wenn sie im Himmel glücklicher ist und gar keine Schmerzen mehr hat, dann ist es wohl besser so.

Wie geht es ihrer Mammi?«

»Ich glaube, sie schafft es.«

»Hast Du ihr das auch erzählt, das vom Himmel und keinen Schmerzen?«

»So ähnlich. Aber ich glaube, sie hat es verstanden. Mammis verstehen solche Sachen. Sie wollen immer das, was für ihre Kinder am besten ist, genau wie Gott.«

»Ja, meine Mammi hat auch schon mal so etwas gesagt. Ich meine, darüber, was für mich am besten ist. Können wir noch ein bißchen hierbleiben?«

»Natürlich. Möchtest Du für Marilee ein Gebet sprechen?«

»Gerne. Wenn Du dabei bist.« Sie betonte das »Du«. Und ich freute mich.

»Lieber Gott... bitte paß gut auf Marilee auf. Ich habe sie so lieb gehabt. Sie fehlt mir ganz schrecklich. Aber ich bin froh, daß sie nie mehr Schmerzen hat. Ich bin froh, daß sie bei Dir ist, wenn sie hier nie mehr glücklich gewesen wäre.

Aber sie fehlt mir trotzdem. Ich werde sie nie vergessen. Ich hoffe, Du hilfst auch ihrer Mammi. Amen.«

Lange Zeit saß sie ganz still. Dann stand sie auf und schaute aus dem Fenster. An der Straßenlaterne vorbei. »Schau mal, der Stern da oben. Ob das Marilee ist?«

»Vielleicht.«

»Mein Opa ist im Himmel. Jetzt kenne ich schon zwei Leute, die im Himmel sind... und Gott kenne ich auch... und Jesus...«

9. Kapitel

Meine erste Predigt

Am Sonntag nach Marilees Tod mußte ich bei den Erwachsenen und den Kindern den Gottesdienst halten. Für die Erwachsenen hatte ich mir vorgenommen, über die Liebe Gottes zu predigen. Ich hatte vor, ein bißchen von Dr. Davies' Theologie über Gottes »bedingungslose Liebe« zu klauen. Es ist eine sanfte Theologie, ich glaube daran und ich habe sie wohl an jenem Sonntag nötig gehabt.

Es war meine erste Predigt überhaupt.

(Hier muß ich im Rückblick etwas klarstellen. In jenen ersten Wochen als Krankenhausseelsorgerin habe ich mich nie mit tiefschürfenden theologischen Fragen befaßt, vor allem nicht mit jenen, die etwas mit Schmerz und Erleiden und Tod und Sterben zu tun hatten. Ich hatte mich einfach auf meine Überzeugung verlassen. Oft und oft hatte ich nicht gewußt, woher die nächsten Worte, die nächste Portion Kraft kommen würden. Wenn ich nachts nach Hause kam, konnte ich oft nicht schlafen. Und wenn ich dann wach lag, waren es nur die Bilder des vergangenen Tages, die mir durch den Kopf gingen. Die Menschen, die Kinder waren es, die ich immer und immer wieder vor Augen hatte. Alles das, was den Kindern geschehen war, kam mir zu Bewußtsein. Aber das wars dann auch. Mein Kopf war voll von diesen Alltagsbildern. Da war kein Platz mehr für das »Warum?« Einfach kein Platz mehr.)

Aber zurück zu Gottes »bedingungsloser Liebe«, zurück zu meiner ersten Predigt.

Die Gottesdienste im Erwachsenen-Flügel wurden in einem Allzweck-Kapellen-Konferenz-Raum abgehalten. Gebrauchte Pappbecher standen herum und Zigarettenkippen lagen in überquellenden Aschenbechern, die Stühle mußten weggeräumt werden, um Platz zu schaffen für die rund 15 Rollstühle. Ich hatte das Gefühl, als ob ich im Autokino predigen sollte. Den Patienten ging es vermutlich ähnlich.

»Die meisten von Ihnen haben sicher Gott schon einmal als ›Liebe‹ übersetzt bekommen. Man sieht es auf Aufklebern und bunten Knöpfen – und das allein sollte die Richtigkeit schon beweisen! Und es steht auch in der Bibel: ›Wer nicht liebt, der kennt Gott nicht; denn Gott ist Liebe‹ (1. Johannes, 4. Kapitel, Vers 8). Und, wie es in diesem Vers am Anfang steht, können wir Gott kennenlernen, indem wir lieben – seine ganze Persönlichkeit kennenlernen: ›Wer nicht liebt, der kennt Gott nicht‹. Oder umgekehrt: ›Wer liebt, kennt Gott; denn Gott ist Liebe‹.

Wir wollen das jetzt prüfen, wir wollen schauen, welche Vergleiche gezogen werden können zwischen Gott und der Liebe, wie wir sie kennen. Und dabei meine ich nicht die Leute, die das Wort Liebe benutzen, um damit alles zu kriegen, was sie wollen. Ich spreche von der wahrhaftigsten Liebe, die Sie und ich je gefühlt haben. Und nicht einmal sie kommt auch nur annähernd an Gottes Liebe heran.«

»Amen!« sagte eine alte schwarze Frau ganz laut. Sie saß vorne. Ich war ein bißchen überrascht, aber ich lächelte ihr zu und sprach dann weiter. Aber für den Bruchteil einer Sekunde fiel mir der schwarze Kommilitone im Predigerseminar ein. »Ihr Weißen laßt allen Spaß bei den Predigten vermissen«, hatte er gesagt. »Wir bekommen bei unseren Gottesdiensten Hilfe und Unterstützung. Es sind richtige Gemeinschaften!« In diesem Augenblick glaubte ich zu wissen, was er damit gemeint hatte. Und ich wußte auch, daß zumindest einer mir aufmerksam zuhörte, daß eine mitmachte.

»Ich nehme an, daß die meisten von uns in ihrem Leben Liebe erfahren haben: Liebe von den Eltern, Brüdern, Schwestern, Freunden, von Mann oder Frau, von Ehemann oder Ehefrau, von Großeltern, von Enkeln ... Es gibt viele Arten von Liebe.

Aber lassen Sie uns zum Thema Liebe ein paar Fragen stellen.

Können wir Liebe sehen? Können wir sie im Sinne des Wortes anfassen? Können wir sie kaufen? Können wir Liebe verdienen, wenn wir uns furchtbar anstrengen? Können wir Liebe erwarten? Können wir Liebe an- oder abdrehen wie das Licht? Können wir Liebe kontrollieren? Kennt Liebe die Grenzen von Rasse, Weltanschauung, Alter, Geschlecht, Nationalität, Reichtum, sozialer Stellung?«

Die Frau hatte bei jeder Frage den Kopf geschüttelt. Ein oder zwei andere in der Gruppe hatten das auch getan, wenn auch weniger temperamentvoll.

»Auf alle Fragen bisher ›Nein‹?« fragte ich.

»Ganz richtig!« sagte die Frau.

»Können wir Liebe zurückweisen? Ja. Ja, wir können Liebe zurückweisen. Aber wenn wir das tun, bedeutet das denn automatisch, daß der andere nun aufhört, uns zu lieben?

Ist Liebe besser, wenn sie uns geschenkt wird ohne alle Forderungen, ohne alle Beschränkungen? Ist Liebe besser, wenn sie uns begleitet in schlechten wie in guten Tagen? Ist Liebe besser, wenn sie uns unterstützt, wenn sie uns als Persönlichkeiten annimmt und sicher macht, wenn sie uns das Gefühl gibt, gleichzeitig ganz sicher und ganz frei zu sein? Auch jetzt ein ›Ja‹ dazu?«

»Ganz richtig!«

»Und schließlich, ist diese Liebe nicht am allerbesten, wenn sie aus allen diesen Dingen besteht – aus allen diesen ›Ja's‹ – und wenn wir sie erwidern? Wenn wir ganz genauso fühlen? Wenn wir versuchen, den anderen Menschen ganz genauso zu lieben? Auch hierzu ›Ja‹?«

»Amen!«

»Haben Sie meinen Plan schon durchschaut?«

Die Frau nickte heftig und strahlte mich an. Und ich strahlte zurück. Das tat ihr gut. Mir schien, daß nun auch andere mitgingen. Ich fühlte mich richtig wohl.

»Lassen Sie uns überlegen, wie wir Gott sehen – oder wie ich ihn zumindest sehe – und die gleichen Fragen stellen.

Können wir Gott zurückweisen? Ja. Aber wenn wir Gott zurückweisen, hört er dann auf zu existieren? Und hört seine Liebe zu uns auf?«

»Nein, Schwester, nein!«

»Kommt Gott zu uns ohne Fragen, ohne Forderungen? Vielleicht sind wir uns da nicht ganz sicher, auch wenn wir mit ›Ja‹ geantwortet haben. Nun – kommt Gott zu uns ohne Fragen, ohne Forderungen?

Ist er bei uns in schlechten Zeiten ebenso sehr wie in guten?

Hält Gott uns, nimmt er uns an, jeden von uns? Gibt er uns das Gefühl, ganz sicher und gleichzeitig ganz frei sein zu dürfen?

›Ja‹ auch dazu?«

»Ja!«

»Und schließlich, ist Gott nicht am allerbesten – fühlen wir uns ihm nicht am allernächsten –, wenn wir seine Liebe erwidern?

Wenn wir versuchen, ihn auch zu lieben? ›Wer nicht liebt, der kennt Gott nicht; denn Gott ist Liebe‹.«

»Amen!«

»Nun, wenn Sie bei einigen dieser letzten Fragen unsicher sind ... dann steht Ihnen Stolz im Wege. Ihr Stolz ... und mein Stolz!

Was ich damit meine? Nun, haben Sie sich nicht gefragt, ob Gott wirklich keine Forderungen stellt? Ob er wirklich keine Bedingungen knüpft an seine Liebe zu uns? Ob er wirklich dafür sorgt, daß wir uns ganz frei fühlen dürfen?

Ja. Die Antwort ist immer noch ›Ja‹. Gott liebt uns – jeden von uns – unabhängig davon, was wir getan haben, was wir tun, was wir tun werden. Er liebt jeden von uns gleich, und jeden ohne irgendeine Bedingung. Nichts, gar nichts, was Sie oder ich auch tun mögen, wird Gott davon abhalten, uns zu lieben. Nichts.«

»So ist es!«

»Das ist ›bedingungslose Liebe‹. Und das ist es, was Gottes Liebe zu uns vollendet macht und unsere Liebe zueinander und zu Gott so unzulänglich.

Denn wir, Sie und ich, wir können nicht bedingungslos lieben. Wir können versuchen, bedingungslos zu lieben. Aber früher oder später, von Zeit zu Zeit, steht uns unser Stolz im Weg.

Jemand, den wir lieb haben, tut uns weh, und dann sagen wir ›So kannst Du mit mir nicht umgehen!‹. Jemand, den wir lieben, nimmt uns nicht zur Kenntnis, tut irgendetwas, was wir nicht gutheißen können, erfüllt unsere Erwartungen nicht, irgendsoetwas. Und früher oder später sind wir dann zu stolz – aus verletztem Stolz oder aus Arroganz –, weiter zu lieben. Unsere Liebe war an eine Bedingung geknüpft.«

»Ganz richtig!«

»Und mit Gott machen wir es genauso. Alles wunderbar, so lange es uns gutgeht. Aber wehe, wenn wir um etwas gebeten haben, was wir nicht bekommen, wenn wir inständig und für eine lange Zeit darum gebeten haben ... und schließlich, wenn wir nicht kriegen, was wir wollten, ganz gleich, was es war, dann ist unser Stolz verletzt. ›Ich habe meinen Glauben verloren‹, seufzen wir dann.«

»Die Tatsache, daß Sie und ich nicht in der Lage sind, bedingungslos zu lieben, heißt noch lange nicht, daß auch Gott nicht bedingungslos lieben kann. Das ist unser Problem – Ihrs und meins, nicht das von Gott.

Denn Gott ist absolut nicht stolz. Das heißt, er ist völlig anspruchslos. Er wird uns immer lieben, ohne Bedingung. Er wird uns lieben, wenn wir ihn auch lieben, und er wird uns lieben, wenn wir ihn leugnen – und dabei spielt es keine Rolle, ob wir ihn leugnen, weil wir nun meinen, wir hätten zuviel falsch gemacht, oder weil wir keine Zeit dafür haben, oder weil wir fürchten, daß wir nicht mehr an ihn glauben, oder weil wir unsere Überzeugung verloren haben oder weil wir noch nie an ihn geglaubt haben. Es spielt überhaupt keine Rolle. Gott wird uns immer lieben. Punktum.«

»Amen.«

Ich lächelte und hob die Stimme ein kleines bißchen. »Aber wenn wir in unserem Leben einige seltene Augenblicke der Liebe erfahren haben, wenn wir geliebt worden sind von jemandem, der keine Bedingungen daran zu knüpfen schien, von jemandem, der uns auch mit unseren größten Schwächen geliebt hat, in tiefstem Leid zu uns gehalten hat – wie fühlen wir uns dann? Frei? Nicht mehr verängstigt, immer das Richtige zu tun, immer das Richtige zu sagen? Geborgen? Sicher, daß diese Liebe nicht mit dem nächsten Windstoß davonfliegt?«

»So ist es.«

»Und wenn wir uns so fühlen, ganz frei in dieser Liebe und ganz geborgen in dieser Liebe, wie wirkt das auf unser Leben?

Ist es nicht so, daß es uns die Augen öffnet für andere Menschen? Plötzlich sorgen wir uns nicht mehr so sehr um uns selbst: ›Mich liebt niemand, um mich kümmert sich keiner, mir hört keiner zu‹. Auf einmal ist das Ich nicht mehr so wichtig, denn es wird geliebt und umsorgt und ihm wird zugehört, dieses Ich ist geborgen und es ist frei – frei, die Welt um mich her zu sehen, die Welt des anderen und ihre Menschen. Frei, nun selbst zu sorgen, zu lieben und zuzuhören ... einem anderen.«

»So ist es! Amen!«

»Und mit Gottes Liebe ist es genauso. Wenn wir sie erwidern, Gottes Liebe, als etwas, das war, ist und sein wird für alle Zeiten, was immer auch geschieht – wenn wir Gottes Liebe in freier Entscheidung erwidern, dann sind wir auf einmal geborgen und wir sind frei. Wir sind geborgen im Wissen darum, daß Gott uns liebt, daß Gott für uns sorgt und daß Gott uns zuhört – immer und ohne Ende; und dieses Wissen macht uns frei, frei, die Welt zu betrachten und die Menschen zu sehen. Frei, zu sorgen und zu lieben und zuzuhören ... einem anderen.

Einfach, nicht wahr? Zu einfach fast, zu schön, um wahr zu sein. Und deshalb hören wir nicht auf, versuchen wir immer wieder, um Gott eine selbstgerechte Festung zu bauen, ihn als einen hinzustellen, den wir ›finden‹ müssen durch gute Taten und rechtschaffene Lebensweise, anstatt ihn als den anzusehen, der uns schon gefunden hat, dort, wo wir sind, heute, jetzt; jemand, der uns bedingungslos liebt und uns nur darum bittet, seine Liebe anzunehmen und zu erwidern.«

»Gelobt sei Gott und Amen!«

Ich war der Frau im Gottesdienst sehr dankbar. Nicht nur, weil ich durch sie wußte, daß mir zumindest ein Zuhörer beschieden war, ich hatte auch das Gefühl, daß sie die anderen mitriß. Und in jedem Fall sorgte sie dafür, daß keiner einschlief.

Aber ich war auch froh, daß die Predigt vorbei war. Ich glaube an Gottes bedingungslose Liebe. Sie hatte den großen Unterschied in meinem Leben bewirkt. Und sie hatte mich auch befreit. Aber es war das erste Mal, daß ich Dr. Davies' Theologie in eine Predigt übersetzt hatte, mit meinen eigenen Worten. Ich war froh, daß er nicht da war.

Die Leute im Gottesdienst schienen mir danach ganz angetan zu sein. Aber ich glaube, Pfarrer sollten sich da nie ganz sicher sein. Ich meine, die wenigsten Leute kommen wohl zu einem Pfarrer und sagen: »Das war eine lausige Predigt und außerdem war sie viel zu lang und runtergeleiert war sie auch.« Das sagen sie nur zuhause beim Mittagessen.

Ich jedenfalls packte meine Bibel und lief hinüber, einen Block weiter, zum Kindergottesdienst. Der würde wohl leichter sein. Aber was, wenn es einem Kind schlecht würde, wenn Eltern die Fassung verlieren würden? Mir schien es schwierig, die richtige Mischung für eine Ansprache zu finden, die für Kinder und Eltern gleichermaßen zutraf.

Fünfzehn Kinder und zehn Erwachsene saßen im Raum. Mit so vielen hatte ich nicht gerechnet. Meine Knie wurden weich, sehr weich. Ich hatte mir ein paar Notizen gemacht, aber die legte ich zur Seite und beschloß, es darauf ankommen zu lassen.

Gary Larson war da. Wissen Sie noch, Gary, der sich alle Namen merken konnte? Und Lindsay Grice, das kleine Mädchen, das ich in meiner ersten Woche so oft geschaukelt hatte. Gary und Lindsay saßen nebeneinander in ihren Rollstühlen. Und sie waren die einzigen in der ganzen Kapelle, die ich kannte.

Zuerst sangen wir alle ein Lied, und dann stellten sich alle Eltern und Kinder nacheinander vor. Mindestens die Hälfte der Kinder war in Rollstühlen oder auf Krankentragen gekommen und war an Infusionsflaschen angeschlossen. Verbände, wohin man auch sah, um Kopf und Brust, um Arme oder Beine oder auf dem Rücken.

Aber das Lächeln und das Geschnatter und die scheuen Blicke waren dieselben. Es ist wohl so, Kinder sind eben Kinder. Wir unterhielten uns über das Beten, über das Sprechen mit Gott, und darüber, daß es viele Gründe gibt, zu Gott zu sprechen, und daß es nicht zu einer bestimmten Zeit oder an einem bestimmten Ort oder auf eine bestimmte Art und Weise zu sein hat.

»Manchmal sprechen wir zu Gott, wenn wir singen, im Lied. Manchmal unterhalten wir uns mit Gott über schöne Dinge. Manchmal über traurige Dinge. Manchmal bitten wir Gott, uns zu helfen. Manchmal danken wir Gott, daß er uns geholfen hat. Und manchmal denken wir, Gott hört uns überhaupt nicht zu... Stimmts?

Aber hört er uns wirklich nicht zu? Oder weiß er vielleicht manchmal, was das Beste für uns ist, sogar dann, wenn wir gar nicht einverstanden sind?

Zum Beispiel: Glaubt Ihr wirklich, daß Eure Eltern Euch im Krankenhaus haben wollen? Natürlich nicht. Aber ist Euer Aufenthalt hier nicht die beste Möglichkeit, Euch gesund zu machen?

Glaubt Ihr, die Schwestern wollen Euch wirklich wehtun, wenn sie Euch eine Spritze geben?« Gelächter. »Nein, ob Ihr es glaubt oder nicht, das wollen sie nicht. Aber ist die Spritze nicht dazu da, daß Ihr Euch besser fühlt?

Genauso ist es mit Gott. Er will uns auch nicht unglücklich oder verletzt sehen, aber er weiß viel mehr als wir... Viel mehr sogar als unsere Mammies und Pappies und alle Ärzte und alle Schwestern... Und der Pfarrer. Wenn alles gesagt und alles getan ist, dann weiß er, was am besten ist.

Und was das Wichtigste ist – Gott hat uns lieb. Und deshalb wird er immer nur das geschehen lassen, was für uns am besten ist, auch dann, wenn wir oder unsere Mütter und Väter das nicht verstehen können, auch dann, wenn wir oder unsere Mütter und Väter darüber böse werden.

Jeder von uns wird manchmal böse, weil wir nicht verstehen können, was mit uns geschieht oder mit denen, die wir lieb haben. Aber an diesem Punkt setzt der Glaube ein. Gott hat uns gesagt, daß er uns lieb hat, und das müssen wir glauben – oder es lassen. Die Entscheidung liegt bei uns. Das ist genauso, wie wir wissen, daß unsere Eltern uns lieb haben, auch dann, wenn wir nicht immer verstehen, was sie entscheiden, oder warum sie uns manchmal etwas abschlagen.

Aber es geht doch alles viel leichter, wenn wir mit unseren Eltern besprechen können, was in uns vorgeht.

So ist es auch mit Gott. Es ist besser, wenn wir ihm erzählen, was uns beschäftigt – wenn wir glücklich sind, wenn wir traurig sind, wenn wir ärgerlich sind, wenn wir ratlos sind. Denn Gott hört immer zu. Er nimmt immer Anteil. Und er wird es immer für uns zum Besten richten, weil er uns lieb hat.

Es geht uns besser, wenn wir Gott alles erzählen. Danach fühlen wir uns sicherer und stärker und tapferer. Weil er unsere Gefühle mit uns teilt!

Genau das werden wir heute morgen tun. Wir werden zu Gott sprechen. Jeder von uns kann das sagen, was er oder sie gerade fühlt ... Und wir werden wissen, daß Gott uns zuhört.«

Ein kleines Mädchen mit dem Arm im Gips machte den Anfang: »Danke, lieber Gott, daß die Operation gut verlaufen ist und daß mein Arm bald wieder heil wird.«

Die anderen machten es ihr nach, zum Glück, ohne einen Anstoß zu brauchen.

»Lieber Gott, ich danke Dir für meinen kleinen Hund. Er heißt Sam. Ich mag ihn sehr. Er ist ein Beagle.«

»Bitte, lieber Gott, mach, daß ich bald nach Hause darf. Und hilf meiner Mammi, daß sie nicht so viel weinen muß.«

»Ich danke Dir für meinen Opa. Ich wollte, ich könnte ihn wieder sehen. Bitte, mach ihn gesund.«

»Bitte, laß sie erlauben, daß meine Schwester mich besuchen kann. Ich vermisse sie so.«

Dann kam Gary Larson an die Reihe.

»Hallo Nina!«

»Hallo Gary!«

»Hallo Nina!«

»Gary, was möchtest Du Gott heute erzählen?«

»Was möchte ich Gott heute erzählen.« Das war eine Aussage, keine Frage.

»Fällt Dir etwas ein? Gott ist hier bei uns. Möchtest Du ihm nicht irgend etwas erzählen?«

»Was möchte ich Gott heute erzählen.« Keine Frage.

»Kannst Du sagen: ›Danke schön, lieber Gott?‹«

»Jaha.«

Pause.

Und dann holte er tief Luft und brüllte mit aller Kraft: »Danke, Gott!«

»Prima, Gary! Und jetzt kommt Lindsay dran ...«

»Das ist Lindsay Grice,« erklärte Gary.

»Das ist richtig, Gary. Lindsay kannst Du sagen, ›Ich habe Dich lieb, lieber Gott?‹«

»Lindsay ... sag' ›Ich hab' Dich lieb, lieber Gott‹«, Gary schubste sie.

Lindsay bewegte die Lippen. Und strahlte über das ganze Gesicht.

»Gut, Lindsay!«

Und wir machten weiter ... Nun waren Eltern dran.

»Ich fürchte, wir verstehen nicht immer. Bitte, gib uns Mut. Und hilf uns, uns öfter an Dich zu wenden. Wir haben heute Trost gefunden. Danke, Gott.«

»Lieber Gott, hilf uns, es zu tragen ...« Der Rest ging in einem erstickten Schluchzen unter.

»Lieber Gott, wir danken Dir, daß wir Tommy nächste Woche mit nach Hause nehmen dürfen. Gib, daß wir uns daran erinnern, was wir in diesem Krankenhaus gelernt haben. Es war eine unbezahlbare Lektion.«

Und wieder die Kinder.

»Danke, lieber Gott, für meine Schildkröte. Sie heißt Harvey.«

Die ganze Zeit über hatte Gary Larson im Raum umhergeschaut, an die Decke, auf den Boden, zum Altar, die Wände hinauf und hinunter, zur Türe.

»Du, Nina!« Mitten im Gebet.

»Entschuldigung. Ja, Gary?« Er war noch zu klein, um das zu verstehen.

»Du, Nina!«

»Ja, Gary, was gibts?«

»Wo ist Gott denn nun?«

Damit war die steigende Spannung gelöst. Der kleine Junge hatte die ganze Zeit oben und unten in der Kapelle Gott gesucht!

»Das ist eine gute Frage, Gary.« Und eine schwierige noch dazu!

»Gott ist hier, aber er ist in uns drin. Er hilft uns, uns glücklich zu fühlen. Fühlst Du Dich glücklich im Moment, Gary?«

»Ja!«

»Siehst Du, Gott sorgt dafür, daß wir uns wohl fühlen. Klar?«

»Klar. Hallo, Gott!« Er schaute auf seinen Magen.

Puh! Ich atmete tief durch, und dann sah ich auf, als einer der Väter anfing zu lachen und eine Handbewegung machte, als wolle er sich den Schweiß von der Stirn wischen. Nun bekam ich durch Garys Einlage doch tatsächlich noch Sympathien!

Wir beendeten die Gebete. Wir sangen ein Lied.

»Mögen sich die Wege vor Euren Füßen ebnen.
Möget Ihr den Wind im Rücken haben.
Möge die Sonne warm auf Eure Gesichter scheinen,

mögen die Regentropfen sanft auf Eure Felder fallen.
Und, bis wir uns wieder sehen,
möge Gott seine schützende Hand über Euch halten.«

Es war geschafft. Aber der Gottesdienst und dieser gälische Segen – der übrigens später von Eltern erbeten wurde, deren sterbendes Kind ich nie gesehen habe, das nie auf unserer Abteilung lag – hatten diese Eltern so beeindruckt, daß ich noch zwei Briefe und einen Weihnachtsgruß von ihnen bekam, lange, nachdem ich die Klinik verlassen hatte. Ich schreibe einen Teil des einen Briefes auf. Ich glaube, sie hätten nichts dagegen einzuwenden.

»Wir werden uns lange an diesen Gottesdienst erinnern, den Sie in der Krankenhauskapelle gehalten haben an jenem Sonntag, als wir zum ersten Mal die Worte des ›irischen Segens‹ gehört haben. Diese halbe Stunde hat uns tief beeindruckt.

Sie haben sie wunderschön gestaltet und uns hat sie sehr viel Kraft gegeben.

An jedem Wochenende, solange Bill im Krankenhaus war, haben wir an den Gottesdiensten teilgenommen. Im nachhinein hat sich jener Sonntag, an dem Sie Dienst hatten, für uns als der bedeutungsvollste erwiesen. Sie haben uns so viel Mut gemacht. Wir möchten Sie wissen lassen, wie sehr wir Ihre Arbeit in der Kinderklinik geschätzt haben.

Seit Bill nicht mehr lebt, ist in unserem Leben eine große Lücke und tief in uns immer noch der bohrende Schmerz, ihn verloren zu haben. Aber wir haben Frieden gefunden, weil wir wissen, daß er ein Kind Gottes ist und daß er dort sein darf, für immer ohne Schmerzen. Gott segne Sie in Ihrer Arbeit.«

Sie haben recht – das hat mir gut getan ... Und noch einiges mehr.

10. Kapitel

Erste Bekanntschaft mit Riann

Als ich Riann Miles zum ersten Mal sah, saß sie in Zimmer 383 im Bett und las. Es war früher Nachmittag. Sie hatte dichtes, dunkles Haar, überall nicht länger als zwei Zentimeter. Wenn sie nicht so hübsch wäre, hätte sie wohl ausgesehen wie ein rotwangiger, achtjähriger Chorknabe.

»Tag.«

»Tag.«

»Wie heißt Du?«

»Riann Miles – R-i-a-n-n, ich bin ein Mädchen.«

Ich lachte. »Das sehe ich! Ich heiße Nina Herrmann. Ich bin auf dieser Station der Pfarrer. Bist Du gerade erst gekommen?«

»Vor einer Stunde. Meine Mutter ist unten, sie wollte eine Tasse Kaffee trinken. Ich wußte nicht, daß es auch Pfarrerinnen gibt.«

»Es gibt nicht viele. Hast Du was dagegen?«

»Oh nein, im Gegenteil, ich finde das ganz hübsch.«

»In welcher Klasse bist Du denn?«

»Zweite.«

»Und wo wohnst Du?«

»Rock Shores.«

»Das mag ich. Hübsche, kleine Stadt.«

»Vielen Dank, ich mag sie auch.«

Sie war sehr höflich und sehr süß und sehr hübsch. »Warst Du schon einmal hier?«

»Ja, dreimal: letztes Jahr im August, dann im Oktober und dann Weihnachten.«

»Oh Weihnachten, das ist übel.«

»Nein, nein, ich hatte Glück. Einen Tag vorher durfte ich nach Hause.«

»Dann ist es ja gut. Ich muß jetzt zu einer Besprechung. Darf ich nachher noch einmal kommen?«

»Das wäre schön. Dann kann ich Dir auch meine Mammi zeigen.«

»Au ja, die möchte ich gerne kennenlernen.«

Ich traf Rianns Mutter und ihren Vater bei der Abendvisite. Dr. Verdi machte uns miteinander bekannt, nicht ohne zu erwähnen, daß sie, wie er selbst, katholisch seien ... Er konnte es nicht lassen, das so zu sagen, als ob es mit Sicherheit mehr sei als presbyterianisch. Dr. Verdi mochte die Miles ganz offensichtlich, und Riann auch. Es schien eher ein Gespräch unter Freunden als eines mit dem Arzt, wenigstens hörte es sich so an.

Dr. Verdi drückte ein paar Mal auf Rianns Magen. An einer Stelle tat es weh. Kopfschmerzen?

»Nur ein bißchen, nicht schlimm.«

»Kopfweh zu bestimmten Zeiten?«

»Ja.«

»Wann?«

»Meistens morgens.«

Dr. Verdi sagte zu Rianns Eltern, er hoffe, es sei die »Weiche« statt etwas anderes. Er wollte keine größeren Dinge mehr an ihr vornehmen, bevor sie nicht die Pubertät hinter sich habe ... Sie nickten in Übereinstimmung.

Ich fragte mich, ob mit ihrem Magen etwas nicht in Ordnung sei.

... Aber eine »Weiche«? Sie sah nicht so aus wie ein Wasserkopf-Kind.

Eine Stunde später traf ich Dr. McMahan im Aufenthaltsraum hinter dem Schwesternzimmer. »Kennen Sie Riann Miles?«

»Ja, niedlicher Fratz. Haben Sie sie kennengelernt?«

»Ja, heute nachmittag und dann noch mal bei der Abendvisite.«

»Ich habe heute keine Visite gemacht. Was hat Verdi dazu gesagt?«

»Er hat ihr auf den Magen gedrückt und sie nach den Kopfschmerzen gefragt, und er hat gesagt, er hoffe, es sei die ›Weiche‹.«

»Das hoffe ich auch. Ich hätte Angst, da noch mal dranzugehen, Angst davor, was ich wohl finden würde.«

»Krankheitsbild Wasserkopf?«

»Ach so, wegen der ›Weiche‹. Ja, so etwas ähnliches. Sie hat zwei ›Weichen‹.«

»Zwei? Warum?«

»Weil sie einen großen, ekligen, häßlichen Tumor im Kopf hat.«

Pause.

Dann sprach er weiter. »Ja, sie ist ein wunderschönes kleines Mädchen mit einem sehr häßlichen Tumor.« In diesem Moment sah er mein Gesicht. »Das tut mir leid. Sie wußten das nicht?«

»Nein. Was heißt das?«

Mir war schlecht.

»Das wissen wir nicht genau.«

»Ist er bösartig?«

»Nein, eigentlich nicht. Aber er benimmt sich bösartig, weil wir nicht drankommen, weil wir ihn nicht vollständig entfernen können und weil er vielleicht wächst. Manchmal wachsen Tumore, wie Riann einen hat, langsam, sehr langsam. Das ist es, worauf wir hoffen. Verdi meint, sie könnte es fünfzehn oder zwanzig Jahre damit machen. Aber ich bin nie so optimistisch wie er.«

»Was meinen Sie dann?«

»Nichts Genaues. Aber ich glaube eben nicht daran – an fünfzehn oder zwanzig Jahre ...«

»Warum hat sie zwei ›Weichen‹, wenn sie doch einen Tumor hat?«

»Weil der Tumor auf das Durchblutungssystem drückt und die Gehirnflüssigkeit blockieren kann. Wenn wir ›Weichen‹ einführen, können wir diesen Druck verringern. Die ›Weichen‹ sorgen dafür, daß der Patient keine Kopfschmerzen kriegt. Deshalb glauben wir auch, daß eine der ›Weichen‹ sich entweder gelokkert hat oder verstopft ist, weil sie ja Kopfschmerzen hat.«

»Verstopft durch den Tumor?«

»Nein, das wohl nicht. Eher durch Fremdeinwirkung am Ende, möglicherweise irgendwo im Magen. Deshalb hat Verdi auf den Magen gedrückt.«

»Und wenn es nicht die ›Weichen‹ sind ... Wenn sie nicht gelockert oder verstopft sind?«

»Es kann der Tumor sein ... Weil er wächst. Deshalb will Verdi auch unbedingt, daß es die ›Weichen‹ sind. Keine schöne Geschichte, was?«

»Nein.«

»Machen Sie sich mal keine allzu großen Sorgen. Ich bin fast sicher, daß es diesmal an den Schläuchen liegt. Am Montag werden wir es genauer wissen, dann liegen schon Untersuchungsergebnisse vor. Wir wollen sie das Wochenende über einfach beobachten.«

Pause. »Hatte Pat Allen auch einen Tumor?«

»Ja, aber der war anders geartet. Und bei ihr konnten wir nicht einmal operieren ... Er wuchs viel zu schnell.«

»Aber es war ein Tumor?«

»Ja, es war ein Tumor.«

Samstags dauern Visiten nicht lange, sie finden mittags statt. Paul wollte mich gegen ein Uhr abholen, wir wollten Essen gehen und Einkäufe machen. Paul war genau das Gegenteil von David – sympathisch, leicht zu beeindrucken, fassungslos im Angesicht von Leid und Krankheit. Bei einem Besuch auf Nord 3 würde David im Kopf die Summe überschlagen haben, die das Verbandszeug gekostet haben würde. Paul hingegen würde versucht haben, sich all das Leid vorzustellen, das diese Wunden verursacht hatten, die nun mit Verbänden verdeckt waren. Aber es kann sein, daß ich David gegenüber ungerecht bin.

Weil ich Paul kannte, hatte ich ihm gesagt, er solle mich von der Anmeldung aus auf Nord 3 anrufen, ich wollte ihn in der Halle treffen. Paul war kein Typ für Nord 3.

Aber alles, was Paul herausbekam, war »Nord 3«, und dann hatte man ihm gesagt, er solle »einfach hinaufgehen«, und man hatte ihm genau beschrieben, wie er die Station finden könne. (Paul war ein Kommunalpolitiker, dessen Gesicht alle kannten.)

Ich machte Visite mit den Neurochirurgen, am hintersten Ende des L-förmigen Flügels von Nord 3. Um dort hinzukommen, mußte Paul etwa ein Drittel der Orthopädischen Station durchwandern, vorbei an allen Privatzimmern auf Nord 3, vorbei an der Intensivstation auf Nord 3 und vorbei an allen Vier-Bett-Zimmern. Er mußte vorbei an Kindern mit Kopfverbänden und Schläuchen, an Kindern, die kahlgeschoren waren, die Narben hatten, geschient und gegipst waren, deren Rücken offen war – hindurch durch alle diese schrecklichen Bilder, die ich an meinem ersten Tag auf Nord 3 gesehen hatte. Durch all das mußte er hindurch. Und er durfte nicht vergessen, verbindlich zu lächeln . . .

Ich stand im Türrahmen von 388, dem letzten Zimmer an der Halle. Ich fühlte ein Zupfen am Ärmel. Ich schaute hinunter, weil ich meinte, ein Kind habe mich gezupft. Ich schaute auf ein Paar hochglanzpolierte

Schuhe und auf maßgeschneiderte Hosen: Paul. Dann schaute ich auf. Sein Gesicht war so weiß, daß es schon fast durchsichtig aussah. Der Arme. Er sah so dramatisch aus, daß ich fast gelacht hätte.

»Oh, grüß Dich. Wir sind gleich fertig mit der Visite. Willst Du mitkommen?«

Die Kopfbewegung hieß ›nein‹.

»Möchtest Du hier auf dem Stuhl warten? Es dauert nur noch ein paar Minuten. Ich habe einem kleinen Mädchen versprochen, noch auf einen Sprung zu ihr zu kommen, bevor ich gehe.«

Die Kopfbewegung hieß ›nein‹.

»Möchtest Du unten in der Halle warten?«

Die Kopfbewegung hieß ›ja‹.

»Findest Du den Weg zurück zum Aufzug?«

Die Kopfbewegung hieß ›nein‹.

»Ist gut. Ich zeigs Dir.«

Ich ging mit ihm zurück zum Aufzug. Er sagte kein Wort. Aber er hatte die ganze Zeit über dieses alberne, festgefrorene Politikerlächeln auf dem Gesicht. Dahinter stand die nackte Angst. Als wir am Aufzug ankamen, gab er mir einen Kuß, ging hinein und fuhr hinunter in die Halle ... jedenfalls dachte ich das.

Aber als ich später nachkam, war von Paul nichts zu sehen. Ich suchte ihn auf den Fluren, in den Aufenthaltsräumen, bei der Anmeldung, sogar in der Kapelle. Nirgends. Ich beschloß zu warten. Auf der Herrentoilette konnte ich schließlich nicht nachschauen.

Fünf Minuten später kam er zur Eingangstür herein.

»Entschuldige. Hast Du lange gewartet?«

»Nein. Wo warst Du?«

»Komm, ich zeigs Dir.«

Wir gingen zu seinem grünen Continental. Auf dem Beifahrersitz lagen Unmengen von Papierschnitzeln herum. Das Handschuhfach stand offen, alles darin war in kleine, ordentliche Stapel geschichtet.

»Ich war so fertig von all dem, was ich da oben gesehen habe – ich konnte einfach nicht stillsitzen und warten. Ich habe mein ganzes Handschuhfach aufgeräumt, habe Sachen gefunden, von denen ich nicht einmal wußte, daß sie mir gehörten. Ich habe versucht, die Bilder zu vergessen. Es ging nicht.«

Er konnte es auch nicht während des Mittagessens vergessen.

Er hat es immer noch nicht vergessen.

Ich habe ihn nie wieder gesehen.

Ich wußte, ich würde ihn nie wiedersehen.

Am Montag Nachmittag wurde Riann Miles operiert. Es war die linke »Weiche«, sie war blockiert, und zwar am oberen Ende – im Gehirn. Dr. Verdi gab sich zuversichtlich. Nur die »Weiche«, hatte er den Eltern gesagt. In zehn Tagen darf sie nach Hause.

Dr. Praeder aber hatte operiert. »Ich glaube, der Tumor wächst.

Mit Bestimmtheit kann ich es nicht sagen. Aber ich meine, er sei größer geworden seit dem letzten Mal. Wir müssen ihn sehr sorgfältig beobachten.« Er sagte das während der Visite am Montag abend zu Dr. McMahan. Ich hörte es zufällig.

Pat Allen fiel mir ein.

Eines Abends spielten Riann und ich das Kartenspiel »Krieg«. Ich sah ihr an, daß sie müde wurde. Heimlich war ich froh darüber.

Ich hasse »Krieg« spielen.

»Wollen wir einfach quatschen?«

»Ja, ich glaube wohl. Danke.«

Das war auch so etwas Ungewöhnliches bei Riann, neben ihrer gleichbleibenden Höflichkeit. Gewinnen spielte keine Rolle. Ein Spiel unbedingt zu Ende spielen auch nicht. Kennen Sie ein achtjähriges Kind, das mitten im Spiel – müde oder nicht – aufhören würde, ohne zu sagen: »Aber ich hab' gewonnen« oder zumindest: »Jetzt müssen wir losen, wer Gewinner ist«? Ich kennen keines – außer Riann.

»Zuhause beten wir immer in meinem Zimmer.«

»Die ganze Familie?«

»Ja. Oder jedenfalls Eric, Kevin und Allison und Mammi und ich, wenn Daddy noch nicht zuhause ist. Wir haben Reliquien, Kruzifixe und solche Sachen von meiner Omi. Beim Beten haben wir die immer dabei.«

Sie fing an zu kichern. »Weißt Du, was mein Bruder Kevin gemacht hat? Der ist vielleicht ulkig! Als ich das letzte Mal hier war, habe ich ihn gebeten, mir ein paar Reliquien mitzubringen, damit Mammi und ich hier auch Gebete sprechen können. Und er brachte sie – Du wirst es nicht für möglich halten – in einer Seagrams-Tüte!«

»In einer – was?«

»Seagrams-Tüte. Du weißt doch, wo sie den Schnaps reintun. Es war wirklich sehr komisch.«

»Oh«, ich lachte jetzt mit ihr, »das ist wirklich komisch.« Ich war immer noch nicht ganz sicher, was sie meinte, aber vermutlich hatte ihr Bruder die Kruzifixe in einer nachtblauen Tüte einer Whisky-Firma transportiert. Und so war es auch.

»Wann, sagtest Du, warst Du schon einmal hier?«

»Dreimal. Zuerst im August – das war, als sie an meinem Tumor operiert haben ...«

Himmel, sie hatte wirklich dieses Wort gesagt! Im ersten Moment machte ich mir nicht klar, daß es für sie nicht mehr als ein Wort war.

»... das zweite Mal dann im Oktober wegen der ›Weichen‹. Und dann Weihnachten, als die eine verstopft war, wie jetzt. Jedesmal ist es die linke gewesen. Weißt Du, wie meine Brüder mich nennen?«

»Wie denn?«

»Mondkabel. Mond, weil mir für die Operation der Kopf kahl geschoren wurde – zum Glück wachsen die

Haare langsam wieder nach. Und Kabel, weil ich die beiden Plastikschläuche im Kopf habe. Ist das nicht komisch? Mondkabel!«

Wir lachten. Es war gespenstisch. Sie hatte keine Ahnung. Absolut keine Ahung.

»Riann, wenn Du vor dem Schlafengehen hier im Krankenhaus gern beten möchtest und Deine Mutter früher weggehen muß – ich würde schrecklich gern mit Dir beten.«

»Wirklich? Das ist schön. Mammi muß nämlich oft früher gehen, wegen Allison und Kevin und Eric. Dann bete ich immer allein. Aber ich würde es viel lieber mit Dir zusammen tun. Ich werde Mammi bitten, die Whisky-Tüte wieder mitzubringen.«

»Das mach mal.«

»Sie ist heute schon gegangen. Und ich glaube, ich will jetzt schlafen. Betest Du mit mir?«

»Sicher.«

»Du zuerst.«

Sie faltete die Hände und senkte den Kopf. Ich sprach mein Gebet.

Als sie an der Reihe war, bedankte sie sich bei Gott für einen guten Tag und dafür, daß es ihr besser ging. Und dann betete sie für eine lange Liste von Leuten, die gut schlafen sollten.

»Magst Du das Vaterunser noch sagen?« fragte sie.

Zum Glück fiel mir ein, daß die Katholiken das Vaterunser nach »Erlöse uns von dem Übel« beenden, und daß sie »Sünde« sagen statt »Schuld«.

(Seither habe ich Riann das Vaterunser an die fünfzig Mal sagen hören. Aber von diesem allerersten Mal an habe ich es nicht mehr beten können – nicht ein einziges Mal – ohne an sie zu denken, ohne ihre Stimme zu hören. Ich frage mich, wie lange das wohl noch dauern wird. Es ist wie das ferne Läuten einer kristallenen Glocke.)

Ich gab ihr einen Gute-Nacht-Kuß und machte das Licht aus.

»Läßt Du bitte die Türe offen?«

»Ja.«

»Nina?«

»Ja?«

»Danke.«

Riann und ich beteten noch öfter miteinander, wir machten zusammen Spaziergänge, führten lange Gespräche über ihre Brüder, ihre Schwester, über die Schule. Sie stellte nie Fragen. Welches achtjährige Kind stellt denn niemals Fragen?! Aber ihre Sätze begannen immer mit: »Ich weiß noch, einmal ...« oder »Weißt Du, was Kevin einmal gemacht hat?« Gekicher. Oder: »Ich würde gerne ...«

Fragen hat sie nie gestellt. Nicht ein einziges Mal.

Eine Woche nach ihrer Operation wurde sie entlassen.

Drei Tage nachdem sie nach Hause gegangen war, war sie wieder da.

11. Kapitel

Das Gedicht für Marks Mutter

Vor Dr. Jenssen hatte ich Angst. Dr. Ingrid Jenssen. Sie war Chefin der Kinderneurologie. Ich hatte herausgefunden, daß auf Nord 3 Patienten der Neurologie sowie der Neurochirurgie untergebracht waren.

Neurologie ist »der Zweig der Medizin, der sich mit dem Nervensystem und dessen Erkrankungen befaßt«, so jedenfalls steht es im Webster.

Frau Dr. Jenssen war in den Dreißigern, blond, attraktiv, verheiratet, zwei Kinder. Sie schaute mich immer mißbilligend an. Vielleicht war ihr mein Rock zu kurz oder mein Haar zu lang, vielleicht nahm sie mich auch einfach nicht ernst.

Von den Schwestern hatte ich nur Gutes über sie gehört: »Nett, sympathisch, gründliche Ärztin, liebenswürdig, freundlich ...«

Das beunruhigte mich erst recht. Wenn ich sie traf, lächelte ich ihr zu, aber das Beste, was ich als Antwort je erfahren hatte, war ein knappes Lächeln nur um die Mundwinkel.

Die Neurologen machten natürlich auch Visite. Ich wollte schrecklich gerne daran teilnehmen. Über Neurochirurgie hatte ich viel gelernt, hatte gelernt, Krankenblätter zu lesen, und war einigermaßen vorbereitet auf die Zukunft meiner Patienten, wenn ich die Diagnose las. Ich hatte auch die Fachausdrücke gelernt. (Ich war der Spitzenreiter auf jeder Party, nur weil ich eine ›Weiche‹ erklären konnte!) Und nun wollte ich auch über Neurologie Bescheid wissen. Aber es war nicht daran zu denken, genug Mut aufzubringen, um Frau Dr. Jenssen zu bitten, bei der Visite dabei sein zu dürfen.

Dann geschah etwas, was ihre Haltung änderte – oder vielleicht auch nur meine Einschätzung von ihr. Ich hatte einen Vorstoß unternommen, ihr ein Kompliment zu machen, eines, das sie wirklich verdient hatte...

Mark Heller war ein niedlicher, kleiner Junge, etwa drei Jahre alt, mit schwarzem Haar und blauen Augen. Seine Mutter war hübsch, jung, schwarzhaarig und hatte braunschwarze Augen. Mark lag in einem Privatzimmer gegenüber dem kleinen Warteraum.

Marks Mutter verbrachte viele Nächte im Krankenhaus, sie schlief auf der Couch in Marks Zimmer. Abends brachte sie Mark mit ins Wartezimmer, hielt ihn auf dem Schoß und unterhielt sich mit mir.

Wir sprachen über alles mögliche, Marks Mutter und ich. Mark war Frau Dr. Jenssens Patient, deshalb hatte ich keine Ahnung, was ihm fehlte. Während der Visiten bekam ich ihn nie zu sehen und ich hörte auch nie die Ärzte diskutieren, was für Ergebnisse die Untersuchungen erbracht hatten oder welche Symptome seine Krankheit hatte.

Seine Mutter sagte einmal, er bekäme Anfälle. Die Ärzte wußten nicht, woher sie kämen oder wie man sie auf Dauer unter Kontrolle halten könne.

Aber ich hatte Mark nie während eines Anfalls gesehen, und eigentlich wußte ich auch nicht so recht, was so ein Anfall wohl sei...

Darüber hinaus sprach Marks Mutter nicht viel über Marks Zustand, sie hielt ihn im Arm, schmuste mit ihm und liebte ihn. Ich hatte ihn einmal eine Zeitlang gehalten, als seine Mutter ans Telefon gerufen wurde. Er schien mir irgendwie steif. Und er hatte auch kaum reagiert. Aber er war ein entzückender kleiner Junge.

Jeden Tag wurden mit Mark Tests gemacht. Eines Tages erzählte seine Mutter, die Ergebnisse der Tests hätten irgendwohin in den Westen geschickt werden müssen. Dort würden Ärzte sich die Unterlagen anschauen und möglicherweise hätten sie ein ganz neues Medikament, das Mark helfen könne. In ein paar Tagen würde man ihr Bescheid sagen.

Ich saß im kleinen Aufenthaltsraum und war im Gespräch mit ein paar Müttern und Vätern, als ich Frau Dr. Jenssen und Mark Hellers Mutter vorbeigehen sah. Sie gingen die Halle hinunter auf den Seitenflügel zu, dann blieben sie stehen, setzten sich auf eine Fensterbank und sprachen miteinander. Sie sprachen eine lange Zeit.

Aus den Augenwinkeln beobachtete ich die beiden. Marks Mutter sah traurig aus. Frau Dr. Jenssen legte die Hand auf die Schulter der jungen Frau, schüttelte den Kopf und ging fort. Marks Mutter blieb noch ein paar Minuten auf der Fensterbank sitzen, dann ging sie zurück zu ihrem Zimmer. Im Vorbeigehen schaute sie kurz in meine Richtung, aber sie blieb nicht stehen. Die Türe zu ihrem Zimmer ließ sie offen. Ich war nicht sicher, ob ich hineingehen sollte oder nicht. Ich tat es. Die offene Tür ...

»Alles in Ordnung?«

Sie schüttelte den Kopf.

»Möchten Sie lieber alleine sein?«

Wieder Kopfschütteln. »Würden Sie bitte die Tür zumachen?« Es klang erstickt. Ich machte die Tür zu.

Sie war wie ein kleines Mädchen, mit dem dringenden Bedürfnis zu weinen, aber mit dem noch dringenderen Bedürfnis nach einem Menschen, bei dem sie sich ausweinen konnte.

Ich setzte mich neben sie auf die Couch und sie vergrub den Kopf in meinen Armen und weinte los ... Und versuchte gleichzeitig zu sprechen.

»Sie können es nicht tun... es würde nichts helfen... keinen Sinn... sie sagten, es würde nichts nützen... würde nichts helfen. Ich habe es mir so gewünscht... versuchen... wenigstens versuchen... es war die letzte Hoffnung... letzte Hoffnung. Jetzt ist nichts mehr... sie haben alles versucht... nichts mehr... sie können gar nichts mehr tun...

Wie soll ich es Barry nur sagen... meinem Mann... wie soll ich es ihm nur klarmachen?«

Sie hob den Kopf, putzte sich die Nase, trocknete die Augen.

Das Schlimmste war vorüber. Und begann doch gerade erst.

»War es das, was Frau Dr. Jenssen Ihnen gerade erzählt hat?«

»Ja. Sie hat versucht, nett zu sein. Aber sie sagte, die Ärzte im Westen glaubten nicht, daß das neue Medikament Mark helfen könnte... er ist unheilbar.«

Es ging beinahe über ihre Kraft, das Wort »unheilbar« über die Lippen zu bringen.

»Alles, was wir jetzt noch tun können, ist, ihn nach Hause mitnehmen.«

Ich schaute auf Mark. Er war in seinem Bettchen eingeschlafen, die Augen geschlossen, das Haar zerzaust, kleine Schweißperlen standen ihm auf der Stirn, an den Füßen kleine blaue Slipper mit Cowboys drauf. Kein Wunder, daß es wehtat. Er sah so normal aus, so gesund, so niedlich, wenn er schlief.

»Er war nicht so von Anfang an. Er war ganz normal... ein ganzes Jahr. Alles in Ordnung...«

Dann die ganze Geschichte – die Geschichte, die sie bisher nicht hatte erzählen wollen. Sie hatte wohl gefürchtet, wenn sie darüber sprach, würde sie die letzte Hoffnung zunichte machen. Nun brach sie aus ihr heraus, nun, als es keine letzte Hoffnung mehr gab, die den Aberglauben gerechtfertigt hätte.

»Eines Tages hatte er einen Anfall – einfach so, aus heiterem Himmel. Es ängstigte mich, aber der Arzt sagte nur, ich solle ihn beobachten. Der nächste Anfall kam sechs Wochen später, und dann der nächste zwei Wochen später. Dieser dauerte sechs Stunden. Sechs Stunden. Ich fühlte mich so hilflos. Mein eigener kleiner Sohn. Und ich konnte nichts tun. Überhaupt nichts.

Seitdem haben die Anfälle eigentlich nie mehr aufgehört. Er bekommt zurzeit eine Unmenge Medikamente, aber auch die werden über kurz oder lang in der Wirkung nachlassen.

Ich glaube, er kennt uns gar nicht mehr. Ich nehme ihn in die Arme und spreche zu ihm und küsse ihn und habe ihn lieb ... Und er weiß nicht einmal, daß ich seine Mammi bin. Er wird es auch nicht wissen. Nie.«

Sie stand auf und warf sich mit der Stirn auf das Geländer des Gitterbettchens... so als ob sie ihren Kopf in tiefster Verzweiflung irgendwo gegen schlagen wollte. Ich sah zu, wie eine ihrer Tränen von der Wange auf das Geländer fiel und langsam an den metallenen Gitterstäben des Kinderbettchens hinunterlief.

Ich hatte gehört, wie sich Mark Hellers Mutter fühlte. Ich sah, wie sich Mark Hellers Mutter fühlte. Aber nie, niemals, konnte ich in solchen Momenten wirklich wissen, wie sich Mark Hellers Mutter fühlte.

Aber es zu sehen und zu hören, war genug.

»Was glauben Sie, wie wird Ihr Mann das aufnehmen?«

»Er wird versuchen, um meinetwillen tapfer zu sein. Er ist immer so. Ich liebe ihn dafür. Aber ich weiß, wie sehr es ihn innerlich schmerzt.

Aber da ist noch mehr. Noch etwas, wovor ich viel mehr Angst habe, es ihm zu sagen.«

Sie sprach jetzt, als wollte sie die Worte im Takt mit einem Metronom hervorbringen. »Frau Dr. Jenssen hat gesagt, nachdem sie und die anderen Ärzte nicht klären können, was Marks Anfälle auslöst, können sie auch nicht sicher sein, daß der Grund nicht vielleicht genetisch ist. Was heißt, wir können nicht sicher sein, daß sich ein weiteres Kind nicht genauso entwickelt.

Deshalb hat sie geraten, wir sollten keine Kinder mehr bekommen...

Und Barry und ich wollten fünf Kinder.« Die Tränen kamen wieder. »Wir wollten beide fünf Kinder. Wir haben das beschlossen an dem Tag, an dem wir uns verlobten. Wir haben unser Leben darauf eingerichtet. Wir sind sogar in einen Vorort gezogen, in dem wir eigentlich nicht so gerne leben wollten, nur weil wir dort mit unserem Geld ein größeres Haus kaufen konnten... mit mehr Zimmern...

Und Barrys Vater. Er kann nicht einmal zugeben, daß irgendetwas mit Mark nicht stimmt. Er spricht mit ihm und spielt mit ihm und bringt ihm Spielsachen mit... obwohl er nie eine Antwort bekommt. Er sagt, das sei eine ›Phase‹, durch die er hindurch müsse. Er ist 62 Jahre alt. Er sollte es besser wissen. Aber er will und wird es nicht zugeben. Es ist sein erstes Enkelkind.

Und die Nachbarn. Sie schauen Mark komisch an, wenn ich mit ihm spazierengehe. Wie ich das hasse. Dabei glaube ich, man kann es ihnen nicht einmal übelnehmen. Wir leben noch nicht lange dort. Sie kennen uns nicht. Aber sie sind so aufdringlich. Alles, was ich möchte, ist, ihn mit nach draußen nehmen, einen Spaziergang machen, frische Luft schnappen. Sie sollen uns doch einfach in Ruhe lassen.

Nun wird sich nie mehr etwas ändern. Früher oder später werde ich es ihnen sagen müssen. Sie kriegen es ohnehin raus. Wie ich das hasse. Wenn sie doch nur einfach nicht hinschauten, uns in Frieden ließen. ›Kann er noch nicht laufen? Kann er noch nicht sprechen? Was – wie alt ist er?‹ ›Nun, einige Kinder entwickeln sich eben langsamer als andere.‹

Wenn sie uns nur in Frieden ließen!

Meine Mutter sagt, wir werden ihn in ein Heim geben müssen, wenn es keine Medikamente zur Heilung gibt. Ich mag nicht einmal daran denken. Vor einer Stunde noch habe ich Hoffnung gehabt.

Ich kann ihn nicht weggeben. Nicht daran denken – nur weil eine Stunde vorbei ist. Ich will ihn zuhause haben. Ich kümmere mich nicht um die Leute. Barry hat Verständnis. Er sagt, ich muß ihn nirgends hingeben, wenn ich nicht will. Glauben Sie, ich sollte ihn in ein Heim geben?«

Lange Pause.

»Ich denke, das ist etwas, was Sie irgendwann später einmal überlegen sollten. Aber ich glaube nicht, daß jetzt der richtige Zeitpunkt wäre.«

»Aber Sie glauben, eines Tages werden wir ihn irgendwo einweisen müssen?«

»Ich bin kein Arzt, ich kann das nicht beurteilen. Aber ich kann sehen, daß Sie Mark sehr liebhaben, was ja heißt, daß Sie das Beste für ihn wollen, daß Sie ihn so glücklich und so geborgen sehen wollen, wie es unter diesen Umständen nur eben möglich ist. Solange das mit Ihnen und Ihrem Mann in Ihrem Zuhause so ist, ist bei Ihnen für Mark der beste Platz, den es gibt. Wenn aber ein Zeitpunkt kommen sollte, zu dem Sie aus irgendwelchen Gründen nicht mehr hundertprozentig für ihn sorgen können, dann können Sie die Frage einer Unterbringung immer noch erwägen. Ich glaube nicht, daß es eilt. Schauen Sie sich irgendwann einmal solche Heime an. Reden Sie mit dem Personal. Beobachten Sie die Kinder. Schauen Sie, ob sie glücklich aussehen und umsorgt und geliebt. Lassen Sie sich Zeit.«

»Wenn ich ganz sicher wäre, daß Mark nicht weiß, wer wir sind, absolut sicher, dann wäre es nicht ganz so schlimm ... eines Tages. Aber ich will nicht, daß er denkt, wir hätten ihn abgeschoben.«

»Das kann ich verstehen. Aber manchmal sind Kinder auch glücklich, wenn sie mit anderen Kindern an einem Ort leben können, der ihren Bedürfnissen entsprechend eingerichtet ist. Ich will Ihnen eine Geschichte erzählen, die ich von Eltern hier gehört habe.

In der Familie gab es einen Vetter, der zurückgeblieben war. Die Eltern dieses Vetters hatten den Jungen zuhause behalten, bis er 16 war. Dann kamen sie nicht mehr mit ihm zurecht.

Schließlich gaben sie ihn in ein Heim – unter großen Ängsten. Tag und Nacht zerbrachen sie sich den Kopf, ob sie wohl nicht das Falsche getan hätten.

Dann kam das Kind zu den Weihnachtsferien nach Hause. Eines Tages sahen ihn die Eltern unglücklich neben dem Christbaum sitzen. Sie fragten ihn, was ihm fehle. ›Mammi, Pappi, ich habe euch wirklich lieb, aber wann darf ich wieder heim? Ich möchte zu Billy und Freddy ...‹

Der Junge fühlte sich dort im Heim so wohl, daß er es sein Zuhause nannte. Und anstatt verletzt zu sein, waren die Eltern glücklich, weil sie nun die Gewißheit hatten, daß sie für das Kind, das sie liebten, die richtige Entscheidung getroffen hatten.

Es ist so schwer, immer zu wissen, was richtig ist. Aber Sie haben Mark lieb. Sie werden wissen, wann der Zeitpunkt da ist, ihn woanders unterzubringen. Da mache ich mir gar keine Sorgen.«

»Vermutlich haben Sie recht. Ich muß mir nur immer wieder sagen, daß es das ist. Wir gehen heim. Das ist es. Ich glaube, wirklich begriffen habe ich es immer noch nicht. Ich glaube, ich warte noch immer darauf, daß Frau Dr. Jenssen zur Tür hereinkommt und sagt ›Ich habe mich geirrt. Wir können Mark doch behandeln.‹ Aber ich glaube auch, ich weiß, daß sie nicht kommen wird. Ich denke, ich habe es die ganze Zeit gewußt. Ich glaube, jetzt möchte ich beten.«

Und das taten wir.
Am nächsten Tag ging Mark Heller nach Hause.
An jenem Abend schrieb ich etwas für seine Mutter ... ja, ich glaube, für seine Mutter ...

»Mein Name ist Mark.
Wenn Ihr mich anschaut,
Dann meßt Ihr mich
– an meiner Aufgeschlossenheit,
– an meinen Antworten,
– an meinem Alter,
– an meiner Entwicklung.
Und Ihr werdet den Kopf schütteln
Und werdet Mängel finden.
Aber wenn Ihr mich fragt, dann meßt Ihr
Mit dem falschen Maß.
Denn ich besitze etwas,
Was größer ist und wichtiger ist
Als alles andere.
Ich habe die Liebe meiner Eltern.
Dieses Maß, das sie mir geben, enthält auch ihre
– Panik und Hilflosigkeit,
– Warten und Hoffen,
– Tränen und Schmerz,
– Einsamkeit und Angst.
Aber am Schluß geht all das unter
In der Tiefe ihrer Liebe zu mir,
Die jetzt schon, in jedem einzelnen Augenblick,
Beides tut: mich frei sein läßt
Und mich niemals allein läßt.
Also meßt mich, wenn Ihr müßt ...
Aber meßt mich auch mit meinem Maß
Und dann findet Ihr mich
Vollkommen.«

Ich traf Frau Dr. Jenssen ein paar Tage später in der Halle. Ich nahm meinen ganzen Mut zusammen. »Frau Dr. Jenssen, ich wollte Ihnen nur sagen, wie sehr es

Mark Hellers Mutter geholfen hat, daß Sie so mit ihr gesprochen haben, die Art und Weise, wie Sie sich Zeit genommen haben, um ihr die Dinge zu erklären. Es hat mir meine Aufgabe so viel leichter gemacht. Ganz offensichtlich hat sie verstanden, was Sie ihr erzählt haben – mit allen seinen Folgen.«

Was ich eigentlich hatte sagen wollen, kam nicht so klar heraus. Aber ich hatte ja immer noch Angst.

»Ja. Sie sagte mir am Telefon, Sie hätten etwas für sie geschrieben. Sie mochte es sehr. Was war es?«

»Nur etwas, wovon ich glaube, daß Mark es eines Tages zu ihr gesagt hätte, wenn er könnte. Ich kann Ihnen eine Kopie davon zeigen, wenn Sie mögen.«

»Ja. Das würde ich gern.«

»Seine Mutter hat sich Gedanken gemacht, ob sie ihn wohl in ein Heim geben müsse,« sagte ich aufs Geradewohl.

»Ich weiß. Das ist eine schwere Entscheidung.« Und sie verschwand im Fahrstuhl.

»Das war sehr gut. Was Sie für Mark Hellers Mutter geschrieben haben.«

Es war zwei Tage später. Ich hatte eine Kopie des Gedichts für Frau Dr. Jenssen im Schwesternzimmer hinterlassen. Sie gab es mir zurück, als wir uns in der Halle trafen. Und das war es wohl, was den Ausschlag gab. Das nächste, woran ich mich erinnere, war, daß Frau Dr. Jenssen mir Fotos von ihren Kindern zeigte und daß ich sie fragte, ob ich bei den Visiten der Neurologen mitkommen dürfe.

»Ja natürlich. Ich dachte nur, Sie würden ausschließlich auf der Neurochirurgie die Visiten begleiten ...«

Wie komisch! Sie hatte offensichtlich gedacht, ich wolle auf der Neurologie nicht dabeisein. Und ich hatte gedacht, sie wolle mich nicht dabeihaben ...

Mark Heller starb im Herbst. Zuhause. Lungenentzündung.

12. Kapitel
Warum?

Eines der ersten Dinge, die ich zu ahnen begann, war, daß die Frage nach dem »Warum« nicht beantwortet werden kann, und daß die meisten Menschen dieses tief innen auch wissen. Das religiöse »Warum« meine ich.

Gesagt werden kann, was nicht ist: Mary Smith hat ganz sicher nicht darum einen Tumor, weil sich die Sünden der ersten Generation auf die dritte Generation vererben. Zumindest nicht solche »Sünden«, die unmoralische oder bösartige Handlungsweisen bedeuten, wie sie es nach Ansicht der meisten Menschen sind. Wenn das der Fall wäre, dann wäre Mary Smith kaum mehr als eine Marionette in den Händen eines schrecklichen Gottes.

Mary Smith hat ihren Tumor nicht darum, weil ihre Mutter sonntags nicht zur Kirche ging oder weil ihr Vater ehebrecherische Beziehungen unterhielt. Nicht Auge um Auge, Zahn um Zahn. Manche Leute mögen das glauben. Ich glaube es nicht. Ich glaube nicht an einen Marionetten-Gott, der die Fäden zieht.

Die meisten theologischen Gespräche – die unvorhergesehenen jener Art, die in dem kleinen Wartezimmer mit verschiedenen Eltern geführt wurden – begannen damit: »Das erste, was ich mich gefragt habe, war ›Warum? Warum mußte das meinem Kind passieren? Was habe ich falsch gemacht?‹ Ab und zu denke ich noch darüber nach, aber ich weiß, eine Antwort gibt es nicht. Und vom Verstand her weiß ich auch, daß das nicht Gottes Art ist. Trotzdem kommt der Gedanke immer wieder: ›Lag es an mir?‹«

Ich betone, daß das eine normale Reaktion ist. Und ich versichere immer wieder: »Nein, der Gott, an den ich glaube, ist kein solcher Gott.« Und ich versichere auch immer wieder: »Nein, es ist nicht die Strafe für Ihre Sünden.«

Das hilft natürlich. Und es tröstet. Immerhin, ich trage ja nun mal diesen Kragen, nicht wahr?

Aber das alles beantwortet die Frage nach dem »Warum« nicht. Im übrigen würde ich auch nicht zugeben, daß ich die Frage stelle... vor mir selbst zugeben. Ich würde ja auch nicht zugeben, daß es wirkliche Wunder gibt.

Ich kann mich nicht erinnern, wann ich Joey Collins zum ersten Mal sah oder wann ich zum ersten Mal mit seiner Mutter sprach. Aber ich weiß, daß ich beide sehr oft sah.

Sie waren neun Mal im Krankenhaus zwischen Januar und Mai. Ich sage »sie«, denn obwohl Joey kein Privatpatient war, kam seine Mutter jeden Morgen gegen zehn und blieb bis halb neun abends. Joeys Vater konnte Krankenhäuser nicht ausstehen, deshalb kam er nur selten. Aber er liebte sein Kind. Joey und seine Mutter hatten Glück mit einem solchen Vater und Ehemann. Viele Väter tun es nicht... ich meine, ihr Kind, das so ist wie Joey, liebhaben.

Joey hatte Meningocele* und einen Wasserkopf. Meningocele ist ein Geburtsfehler, Ursache unbekannt. Es ist die schlimmste Form einer Rückenmarks-

* Meningocele (Hirnhautbruch). Vorwölbung (Vorfall) der Hirn- bzw. Rückenmarkshäute mit Flüssigkeitsansammlung. Defekt des knöchernen Schädels bzw. der (meist in der Kreuzbeingegend gelegenen) Wirbelbögen. Angeborene Mißbildung oder durch Verletzung entstanden. Im Text in der Folge als »m-m« bezeichnet.

erkrankung (Spinabifida**). Aber »Rückenmarkserkrankung« hört man in der Universitäts-Kinderklinik so gut wie nie. Es ist »Meningocele« – und das haben die meisten Kinder auf der Station. Einem solchen Kind zu helfen erfordert komplizierteste neurochirurgische Eingriffe.

Wenn ein Kind mit dieser Krankheit (die wir von nun an als »m-m« bezeichnen wollen, wie das in der Klinik auch getan wird) geboren wird, dann bedeutet das eine schwere Mißbildung des Nervenzentrums; es bedeutet auch, daß ein Teil der Wirbelsäule offen liegt und herausragt, normalerweise nur bedeckt mit einem dünnen Häutchen, das leicht reißen kann und damit die Gefahr von Infektionskrankheiten heraufbeschwört. (Und das, natürlich, erfordert sofortige Operation.) Je weiter unten am Rückgrat diese Öffnung ist, desto besser ist es noch. Jahrelang war die Sterblichkeitsrate bei m-m-Kindern sehr hoch. Die Ärzte wußten einfach nicht, wie sie sie behandeln sollten. Aber schließlich wurde doch eine chirurgische Behandlung entdeckt und weiterentwickelt.

Die Operation, die als erste an einem Kind mit m-m vorgenommen wird, ist die, bei der die Öffnung auf dem Rücken des Kindes geschlossen wird. Nervenstränge, Muskelstränge und Rückenmarksgewebe sind davon betroffen, folglich ist es eine sehr schwierige, knifflige Operation. Jeder Nerv, der gerettet werden

** Spinabifida = Spaltwirbel. Angeborene Hemmungsmißbildung der Wirbelkörper; kommt als leichtere Form mit zweigespaltenem Wirbelbogen meist im Bereich der unteren Lenden-/ bzw. der oberen Steißbeinwirbelsäule ohne äußere Mißbildung vor (Spinabifida okkulata); bei schwereren Formen bestehen gleichzeitig Fehlbildungen des Rückenmarks und/oder seiner Häute mit sichtbaren Vorwölbungen nach außen (Spinabifida aperta), unter Umständen verbunden mit Mißbildungen der Beine (z. B. Klumpfuß), örtlich vermehrte Haarbildung und örtliche Geschwulstbildung.
Quelle: Meyers Lexikon

kann, ist wichtig, weil jeder einzelne mit darüber entscheidet, ob das Kind laufen können wird oder nicht; ob an Krücken, im Stützgestell oder aus eigener Kraft. Nur sehr wenige m-m-Kinder können ohne Hilfe laufen. Und nicht viel mehr können überhaupt laufen. Aber es ist eine Hoffnung, an die sich die Eltern klammern.

Sobald die m-m-Wunde geschlossen ist, wird das Kind bäuchlings auf ein Holzbrett gelegt, das man »Pfefferkuchenbrett« nennt – vermutlich, weil es aussieht wie ein Pfefferkuchenmann ohne Kopf. Das Kind wird auf diesem Brett solange versorgt, bis die Rückenwunde geheilt ist.

(Befremdet sie das Wort »Wunde«? Mir ging es so eine lange Zeit. Aber es ist die übliche Krankenhausbezeichnung für jede Art von Öffnung in der Haut, gleichgültig ob durch die Natur hervorgerufen, ob durch einen Schuß oder ein Skalpell).

Wenn die m-m-Wunde verheilt ist – sind dann alle Probleme gelöst außer dem des Laufen-Könnens? Nein.

Normalerweise haben m-m-Kinder keine Kontrolle über Stuhlgang und Urin. Bei einem Kind wird das zuhause erst einmal keine große Rolle spielen. Das ist schließlich normal. Aber eines Tages. …

M-m-Kinder haben auch oft Schwierigkeiten mit den Hüftknochen, die aus den Gelenken springen. Die Folge sind viele Monate in Gips.

Manchmal werden m-m-Kinder auch mit einem Klumpfuß geboren – längere Zeiten in Gips, häufigere Operationen.

Und schließlich haben 80 Prozent aller m-m-Kinder auch noch einen Wasserkopf.

Erinnern Sie sich noch an den Exkurs über Gehirnflüssigkeit? Ich hatte erwähnt, daß das eine Flüssigkeit ist, die innerhalb des Ventrikel-Systems (die vier Kammern) und auf der Gehirnoberfläche zirkuliert. Ich hatte auch erwähnt, daß ein Wasserkopf ausgelöst wird durch vermehrte Hirnflüssigkeit, durch Überdruck in den Kammern und durch Vergrößerung der Kammern. Nun, wenn m-m operiert worden ist und sich die Haut darüber schließt, dann hat das sehr oft eine Verstärkung des Drucks, eine Vermehrung der Flüssigkeit und eine Vergrößerung der Kammern zur Folge – all das führt zum Wasserkopf.

Manchmal aber ist der Wasserkopf auch schon da, bevor die Wunde geschlossen wird, manchmal schon vor der Geburt. Ursache wiederum unbekannt.

Aus diesem Grund wird für das m-m-Kind eine weitere Operation notwendig, um dieses Plastikkabel, das man »Weiche« nennt, einzusetzen, damit überflüssige Hirnflüssigkeit abgezogen wird und der Kopf nicht weiter anschwillt.

Das alles bedeutet, daß m-m-Kinder möglicherweise nach der ersten keine weitere Operation am Rückgrat mehr vornehmen lassen müssen, aber statt dessen müssen sie wochen- und monatelang in der Klinik bleiben wegen orthopädischer Eingriffe, urologischer Eingriffe, wegen Nachoperationen an den »Weichen« ... Jahr um Jahr um Jahr ...

Joey Collins war drei, als ich ihn kennenlernte. Die meisten seiner Krankenhausaufenthalte während der Zeit, die ich auf der Kinderstation verbrachte, waren notwendig wegen der Einstellung der »Weichen«. Den Chirurgen schien es nicht zu gelingen, eine »Weiche« einsetzen zu können, mit der er leben konnte. Schließlich pflanzten sie ihm eine ein, die von der Gehirnkammer zum Herzen führte. Normalerweise werden solche eingepflanzt, die vom Gehirn zum Magen führen. Aber die seltenere funktionierte bei Joey.

Eines Tages, als wir über Priester und Pfarrer sprachen, erzählte mir Frau Collins, wie es war, als Joey zur

Welt kam. »Wer denkt denn an so etwas! Ich meine, man plant und legt Hemdchen und Windeln zurecht und kauft einen Wickeltisch und was sonst dazugehört. Das erste Kind; man erwartet keine Probleme. Man erwartet, daß man ein Baby bekommt und es nach Hause bringt.

Oh, ich will nicht sagen, ich hätte überhaupt keine Angst gehabt. Das ist wohl normal für eine Schwangerschaft. Aber ausgerechnet diese Krankheit! Ich hatte nie zuvor davon gehört, wie sollte ich mir dann Sorgen darum machen. Verstehen Sie? Aber sie haben mich wirklich erfolgreich ruhiggestellt. Tagelang hatte ich keine Ahnung. Als sie es mir dann erzählten, habe ich fast den Verstand verloren. Ich schrie und tobte. Ich habe Joey gesehen. Viele Mütter tun das nicht. Er sah schrecklich aus. Viele m-m-Kinder sehen nicht so furchtbar aus. Aber Joey war schlimm. Er hatte seinen Wasserkopf schon, bevor er geboren wurde. Sie wußten nicht, ob er am Leben bleiben würde.

Jedenfalls hatten alle Angst vor mir. Ich fing einfach an zu schreien. Und so gaben sie mir Medikamente und immer mehr Medikamente, um mich ruhigzustellen. Ich war wirklich völlig ausgeschaltet.

Und als ich es dann begriffen hatte, wollte ich niemanden mehr sehen, nicht einmal Joe, meinen Mann. Ich meine, niemand konnte irgendetwas tun. Niemand konnte irgendetwas ändern. Ich hätte mit jedem gesprochen, wenn Joey damit geholfen worden wäre. Aber ich wollte nicht mit Leuten zusammenkommen, die das Haupt schütteln und vor sich hinmurmeln, wie leid ihnen das alles tue. Es hätte ihm ja nichts genützt.

Einmal habe ich einen Priester derart erschreckt, daß er fast aus seiner Soutane gefahren wäre. Himmel, wenn ich daran denke! Ich hatte es nicht einmal so gemeint, aber ich wollte nun mal niemanden sehen.

Er klopfte an meine Tür... ganz in schwarz mit

seiner schwarzen Bibel und seinem steifen weißen Kragen. Und er fragte mich, ob er irgendetwas für mich tun könne. Er fragte schon ganz ängstlich.

Ich sagte zu ihm, jawohl, es gebe etwas, was er tun könne. Er könnte abhauen und mich in Frieden lassen und nur ja nie zurückkommen.

Und wie er das tat! Er rannte wie ein Karnickel. Und er kam auch nie wieder.

So hatte ich das eigentlich nicht gewollt. Wenn er zurückgekommen wäre, hätte ich mich entschuldigt. Aber ich war wirklich völlig daneben. Und er hätte ja auch wirklich nichts tun können.

Bisher war es hier immer so. Sie sind der erste Pfarrer, mit dem ich mich je unterhalten habe. Und das liegt daran, daß Sie nicht einfach mit der Tür ins Haus fallen. Bevor Sie kamen, war es so, daß wir jedes Mal, wenn wir einen Geistlichen nur sahen, – wir, die wir mit unseren Kindern praktisch hier leben – in unsere Zimmer rannten und die Türen zumachten. Keiner von denen ist je geblieben. Alles, was sie wollten, war, hereinkommen und ein Gebet sprechen und wieder gehen. Nach ihrem Terminkalender, nach ihrer Laune. Uns war einfach nicht nach Beten, wenn ihnen danach war, das war alles.

Aber Sie lassen sich Zeit, Sie bleiben da, Sie scheinen zu wissen, wann jemand einfach nur rumfrotzeln will oder dumme Späße machen will und wann jemand ernsthaft reden will. Vielleicht liegt es daran, daß Sie eine Frau sind. Ich weiß es nicht.«

Vielleicht ist das der Grund, warum ich Mary Collins gern hatte. Sie machte immer, daß ich mich gut fühlte! Ab und zu ist ein Lob, über das man sich freuen kann, eine Unterstützung – dann geht es wieder eine Zeitlang.

Ein Ende von Joey Collins Geschichte ist nicht abzusehen. Sie wird weiter und weitergehen. Er wird wiederkommen, um die »Weichen« nachstellen zu lassen. Er wird wiederkommen auf die Orthopädische Station. Er wird wiederkommen auf die Urologie.

Er hat gelernt, mit seinem Rollstuhl umzugehen. Möglicherweise wird er lernen, mit Beinschienen zu gehen. Das ist es, was seine Mutter und sein Vater hoffen...

Er ist ein niedlicher Fratz. Ich mag ihn sehr.

Er ist gerade vier geworden.

Warum nur diese Hölle, mein Gott? Warum diese vier Jahre Hölle?

Warum noch weitere zehn oder zwanzig oder dreißig Jahre Hölle?

Warum?

13. Kapitel

Alle waren wir hilflos

Auch wenn ich keinen Bereitschaftsdienst hatte, hatte ich mir angewöhnt, zumindest einen Tag am Wochenende auf der Kinderstation zu verbringen. Ich redete mir selbst ein, das wäre wichtig, weil an Wochenenden oft Neuaufnahmen kamen und ich nicht mehr nachkäme, wenn ich die Gelegenheit nicht ergriffe, einige Patienten und deren Familien zu treffen. Das stimmte. Aber in Wirklichkeit wollte ich einfach dasein. Das stimmte eher.

Ärzte und Schwestern waren an Wochenenden entspannter. Man hatte Zeit zum Reden und zum Sich-besser-kennenlernen. Ich lernte eine Menge über Neurochirurgie, und nun auch über Neurologie. Und je mehr ich wußte, desto besser war ich in der Lage, zumindest einen Schritt vorauszusein, wenn es darum ging, zur rechten Zeit am rechten Ort aufzutauchen, was meine Arbeit mit den Eltern betraf. Es machte wirklich einen großen Unterschied, zu wissen, welche mögliche medizinische Veränderung zu erwarten war.

Aber an jenem Sonnabend im Februar hatte ich nicht erwartet, Riann Miles zu sehen.

Rianns »Weiche« hatte aufgehört zu arbeiten. Die gleiche, die auch zuvor versagt hatte. Dr. Verdi war auf Reisen. Dr. Praeder hatte Rianns Operation übernommen. Und es war Dr. Praeder, der gesagt hatte, seiner Meinung nach wäre der Tumor gewachsen, seitdem sie das letzte Mal hier gewesen war.

Ich ging zum Warteraum der Chirurgie. Rianns Eltern waren da. Zum ersten Mal hatte ich Gelegenheit, mit dem Vater zu sprechen. Er redete vom Beruf, über Maklerfirmen und die Effektenbörse.

Etwa nach einer Stunde kam Dr. Praeder aus dem OP, noch in seiner grünen Schürze. Riann ging es gut, sie lag im Beobachtungsraum. Aber er glaubte nach wie vor, daß der Tumor größer wurde. Er sagte es laut, an die Eltern gewandt, freundlich. Aber das war nur sein Verdacht. Er wollte mit Dr. Verdi sprechen nach dessen Rückkehr am Montag. Im Augenblick war mit Riann alles in Ordnung.

Das war es, was ihr Vater hörte: »Alles in Ordnung.« Es war, als ob Dr. Praeder nichts anderes gesagt hätte; als ob er Worte wie »Tumor« oder »größer werden« nie erwähnt hätte. Er hörte es nicht. Er hörte einfach nicht hin. Er wollte es nicht hören.

Es war spät. Rianns Vater wollte nach Hause. Mit Riann war ja alles in Ordnung, wiederholte er. Und für den Rest des Abends, stellte er nüchtern fest, würde sie in der Narkose bleiben. Er wollte heim.

Frau Miles wollte das nicht. Aber sie sagte nichts. Sie verstand. Nein, verstand nicht – akzeptierte. Und auch in Monaten würde sie es nicht verstehen.

Sie gingen nach Hause.

Ich aber konnte nicht nach Hause gehen. Sicher, Riann brauchte mich nicht. Aber ich brauchte es – ich wollte sie sehen, wollte sie wieder in ihrem Zimmer sehen, ich brauchte einen Abschluß dieses Tages, wollte die Geschehnisse für mich ordnen.

Ich ging in den Beobachtungsraum – an Samstagen gleichzeitig Intensivstation – und setzte mich auf einen kleinen Stuhl ans Kopfende. Derzeit lag sie noch auf einer OP-Trage; in etwa einer Stunde, wenn man sicher sein konnte, daß keine Komplikationen aufträten, würde man sie in ihr Zimmer auf der Neurochirurgie zurückbringen.

Ich erinnere mich, daß ich dasaß und sie anschaute. Die Intensivstation an jenem Abend war ein großer Raum mit neun Betten und zwei Isolierbereichen. Es war die ganze Zeit über sehr, sehr hell. Ich habe die Intensivstation niemals in gedämpftem Licht gesehen. Zusammen mit den weißen Laken ist das Licht nahezu blendend, vor allem nachts.

Man hatte Riann wieder kahlgeschoren. Am Arm trug sie die bunte Manschette des Blutdruckmeßgeräts, wie Marilee Johnson.

Sie war nackt, lose zugedeckt mit einem Laken. Die Ärzte hatten einen Urinkatheter angelegt mit einem Plastikbeutel an der Seite des Bettes. Von der Operation waren noch immer rotbraune Flecken des Desinfektionsmittels an ihrem Hals. Und auch Blutflecken an der einen oder anderen Stelle.

Sie war unruhig, strampelte immer wieder das Laken weg und lag nackt da. Es ist etwas Unmenschliches und Unwürdiges – ein kleines Mädchen, das nackt daliegt mit rasiertem Kopf und Verbänden, mit einem Urinkatheder und einer Blutdruckmanschette um dem Arm, der Nadel der Infusion im Arm. Ich wollte alle Schläuche herausreißen, wollte sie in das Laken wickeln und ihr Haar ganz lang wachsen lassen und die Verbände wegschmeißen und sie in die Arme nehmen und zu ihr sagen: »Es wird alles wieder gut.«

Aber ich saß nur da und schaute sie an.

Eine Schwester kam herein und maß Temperatur und Blutdruck.

Sie sprach zu ihr, versuchte, sie zu wecken. Da war eine winzige Reaktion. »Noch nicht«, sagte die Schwester, »aber bald.«

Etwa 20 Minuten später war die Schwester zufrieden. Riann beantwortete die Fragen verständlich. Aber sie war immer noch sehr benommen. Das ist normal. Es war alles in Ordnung.

»Möchtest Du, daß Deine Mammi kommt«, fragte die Schwester.

»Ja.« Riann sagte es und schlief sofort wieder ein.

»Ihre Eltern sind weg«, flüsterte ich der Schwester zu. Kein weiteres Wort wurde gesprochen. Riann erinnerte sich nicht daran.

Ich half, sie auf dem OP-Wagen zurückzubringen nach Nord 3. Ich packte sie ins Bett und deckte sie zu. Ich hatte die Geschehnisse geordnet. Und ging nach Hause.

Aber ich hatte gehört, was Dr. Praeder gesagt hatte.

Rianns Mutter auch.

Am Donnerstag darauf war eine weitere Operation für Riann angesetzt – diesmal mußte die Schädeldecke geöffnet werden.

Die Untersuchungen ergaben, daß der Tumor größer geworden war. Dr. Praeders Verdacht hatte sich bestätigt. Dr. Verdi wollte versuchen, so viel wie möglich davon herauszuoperieren. Möglicherweise würde er den Tumor komplett entfernen können.

In der Kinderklinik gab es »Spieltanten«. Jane war die Spieltante für Nord 3. Sie war Mitte Zwanzig, hübsch, begeistert dabei. Spieltanten trugen bunte Schürzen und kamen jeden Nachmittag, um mit den Kindern zu spielen, mit all den Kindern, denen es gut genug ging, um aufzustehen und zu einer kleinen Spielecke am Ende der Halle laufen zu können. Auf Nord 3 war die Spielecke am anderen Ende des L-förmigen Flügels, gegenüber dem Bereich, wo Eltern warten und rauchen durften.

Jane hing auch an Riann. Am Nachmittag, bevor Riann operiert wurde, veranstaltete Jane eine Eis-Party für die Kinder auf Nord 3. Sie brachte ein elektrisches Gefriergerät mit und alle Zutaten. Die Kinder halfen, das Eis zuzubereiten und Jane legte Schallplatten auf, während das Eis gefror. Die Kinder waren begeistert. »Eigentlich habe ich es nur für Riann getan«, sagte Jane. Ich wußte es.

Was Riann mehr als andere auf der Welt haßte, waren Nadeln. Die meisten Kinder sind so. Man kann sie festbinden und untersuchen und mit Kobalt bestrahlen und verbinden, aber Nadeln sind ein »Nein, Nein.«

Bei Riann war die Angst übermächtig. Sie fing schon an zu schreien, bevor die Spritze überhaupt aufgezogen wurde. Wenn sie eine Spritze nur sah, drehte sie schon durch. Und es war genauso, wenn ihr Blut abgenommen werden sollte.

Ich war bei ihr am Tag vor der Operation, als eine Blutabnahme fällig war. Sie klammerte sich an meine Arme und Hände und schrie. Ich erinnere mich, daß ich versuchte, sie davon abzulenken, indem ich ihr Fragen über ganz andere Dinge stellte. Es half nichts. Sie schrie und schluchzte und zitterte, daß das Bett wackelte.

Nadelstiche für Blutuntersuchungen tun eigentlich nicht sehr weh. Aber wenn jemand Angst vor Nadeln hat, dann tut das Wort schon weh. Vor allem, wenn man während der letzten acht Monate seines Lebens ein lebendiges Nadelkissen war.

Eine Praktikantin mit einer Menge 14-Karat-Gold-Armreifen und Diamantringen brachte nach der Eis-Party ein Kasperletheater in Rianns Zimmer. Die Puppen spielten, was vor einer Operation passiert. Es war eine gute Idee, denn die Kinder würden so nicht völlig unwissend oder unvorbereitet auf das, was am nächsten Tag mit ihnen geschieht, zugehen.

Andere Kinder drängten sich um Rianns Bett, um zuzuschauen. Riann kannte das alles schon, sie hatte es vor ihrer ersten Operation im letzten August gesehen. Aber höflich, wie sie war, unterbrach sie nicht. Mitten im Spiel kam ihre Mutter. Auch sie schaute höflich zu. Aber sie war schrecklich nervös, so, als ob sie am liebsten alle davongejagt hätte, um mit Riann allein zu sein.

Aber sie bekamen den ganzen Nachmittag über keine Möglichkeit, allein zu sein. Leute gingen ein und aus: Besucher, Schwestern und Ärzte, Handwerker, ein Priester, der die Kommunion austeilte. Erst nach dem Abendessen konnten Riann und ihre Mutter zusammen alleine sein.

Miteinander alleine sein, das war wichtig... weil Frau Miles nämlich die Nacht nicht bei Riann verbringen konnte. Nicht weil das Kind kein Privatzimmer gehabt hätte, sie hatte eines. Sondern weil Herr Miles wollte, daß seine Frau in dieser Nacht zuhause wäre.

Ob sie die Nacht mit Riann verbringen sollte oder nicht, trotz der Wünsche ihres Mannes – das war meine erste richtige Diskussion mit Frau Miles. Tagelang schon hatte sie sich damit gequält. Sie wollte bleiben. Ich weiß, ich hätte auch bleiben wollen, wenn Riann meine Tochter gewesen wäre. Es gibt keine Garantie in der Gehirnchirurgie. Sie konnte sterben.

Was ich wohl tun würde an ihrer Stelle, fragte Frau Miles.

Ich saß in der Klemme. Ich wußte ganz genau, was ich tun würde: bleiben. Aber das konnte ich ihr nicht sagen. »Ich kenne Ihren Mann oder seine Gründe, Sie zuhause haben zu wollen, nicht, ich kann das nicht beantworten«, war meine einzige Stellungnahme.

Ich meine wohl, daß ich seine Gründe kannte ... ich erinnerte mich, wie er von der Effektenbörse gesprochen hatte... wie er anscheinend Dr. Praeders Verdacht nicht gehört hatte. Er konnte sich wohl nicht von dem lösen, was die Norm ist. Und die Norm ist, daß eine Ehefrau nachts zuhause zu sein hat. Er leugnete immer noch. Als ob vom Leugnen die Gefährlichkeit von Rianns Tumor weniger würde.

Frau Miles kannte diese Gründe auch. »Sie werden

Riann heute abend ohnehin etwas geben, damit sie früh schläft«, dachte sie laut. »Und wir werden in aller Frühe wieder dasein. Es wird ihr schon gutgehen.«

Aber es machte ihr zu schaffen, nagte an ihr.

An mir auch.

Frau Miles Schwester blieb in der Nacht vor der Operation bei Riann. Sie war von Kalifornien hergeflogen. (Ich habe mich nicht selber angeboten. Die Beziehung zwischen uns war damals noch nicht so eng. Das Vertrauensverhältnis wurde immer stärker, aber für ein solches Angebot war es noch nicht stark genug. Wenn ich angeboten hätte zu bleiben, hätte das ein weiteres Problem heraufbeschworen, keine Lösung. Es war noch zu früh, für beide Seiten.)

Frau Miles und ihre Schwester standen sich sehr nahe. Als Brooke Flynn Rianns Zimmer betrat, war es so, als ob jemand ein Druckventil geöffnet hätte, das kurz vor dem Explodieren war.

Frau Miles brach in den Armen ihrer Schwester förmlich zusammen.

Frau Miles Schwester und Riann und ich beteten miteinander an jenem Abend. Wir hatten die Reliquien aus der Whisky-Tüte dabei, und eine zusätzliche, die Rianns Großmutter aus Florida geschickt hatte. Riann war sehr, sehr müde. Es war ein langer Tag gewesen.

Jane, die Spieltante, kam ganz früh am nächsten Morgen... um sieben Uhr. Ich auch. Wir wußten beide, warum. Keine von uns wurde gebraucht, keine konnte irgendetwas tun. Aber zuhause bleiben konnten wir auch nicht.

Ich ging mit Frau Miles Schwester hinunter, um Rianns Eltern Kaffee in ihr Zimmer zu bringen. Ich steckte den Kopf gerade so lange zur Tür hinein, wie es braucht, um Kaffee zu übergeben und »Guten Morgen« zu sagen. Nur das kleine Nachtlicht über Rianns

Bett war an. Ihre Mutter und ihr Vater standen dicht neben ihr und sprachen mit ihr. Das Zimmer war unheimlich. Vielleicht war der Raum aber auch absolut nicht unheimlich. Vielleicht war nur das, was geschehen würde, unheimlich.

Riann zeigte mir ein paar kleine Stofftierchen, die ihr Freunde geschickt hatten. Ich sagte, sie seien niedlich, aber ich blieb nicht. Es war schließlich keine Party.

Ich ging hinaus, setzte mich in den kleinen Warteraum und rauchte.

Ich wollte ein ehrwürdiger katholischer Priester sein. Die Miles waren katholisch, und ich hatte das Gefühl, wenn ich katholischer Priester gewesen wäre, hätte ich mehr tun können, wäre ich hilfreicher gewesen. So aber fühlte ich mich wie eine Ente auf dem Eis. Riann verdiente Besseres als eine Hilfspredigerin.

Wütend wie ich war, besah ich mir die Kehrseite der Medaille. Nun gut, ich stand draußen und hatte keine Möglichkeit, irgendeine Änderung zu bewirken. Auf lange Sicht aber, wenn die Würfel gefallen sind, dann bleibt ein Tumor ein Tumor ... und welchen Nutzen hat dann ein Pfarrer? Irgendein Pfarrer?

Eine blonde Schwester mit einem Krankenblatt in der Hand kam vorbei. Es war soweit. Ich hörte Riann ein bißchen weinen. Dann fiel mir ein, daß sie ja eine Vorbereitungsspritze bekam. Die Schwester kam noch einmal aus dem Zimmer und blieb ein paar Minuten fort; gab ihnen noch ein bißchen Zeit.

Dann ging sie wieder hinein.

Das Laken wurde um Rianns Hals gelegt, als die Schwester sie auf den OP-Wagen legte. Sie sah ganz winzig und ängstlich aus. Aber ihr rechter Arm stahl sich unter dem Laken hervor und sie winkte und lächelte, als eine Träne aufs Kopfkissen fiel. »Tschüß Nina.«

Ich sah ihnen nach, wie sie die Halle hinuntergingen.

Ihre Mutter und ihr Vater liefen neben dem Wagen her.

Ich schaute ihnen entgegen, als sie alleine zurückkamen. Er nahm seinen Hut und seinen Mantel und meldete sich ab, um spazierenzugehen. Frau Miles und ihre Schwester und ich saßen zusammen und rauchten. Frau Miles und ihre Schwester rührten normalerweise keine Zigarette an. Aber sie brauchten etwas, um ihre Hände zu beschäftigen, brauchten die mechanische Bewegung, an der sie sich festhalten konnten. Nichts war mehr so wie sonst. Gesprochen wurde kaum.

Etwas später ging ich mit Jane, der Spieltante, frühstücken.

Sie war bei Riann geblieben, bevor sich die Türen zum Operationssaal geöffnet hatten und Riann hindurchgehen mußte ... alleine.

Wie sehr wir uns alle bemühten, gegen die Hilflosigkeit zu kämpfen.

Wie hilflos wir alle waren.

Hilflose Geschöpfe – keine Schöpfer.

Riann war um halb drei nachmittags aus dem Operationssaal gekommen. Es ging ihr gut, sie lag im Beobachtungsraum. Aber Dr. Verdi hatte ihre Eltern zu einem Gespräch zu sich gebeten.

Früher hatte Dr. Praeder mir erzählt, daß Dr. Verdi den ganzen Tumor nicht hatte entfernen können, bei weitem nicht... nur ein winziges Stück. Er war zu schnell zu weit gewuchert. Sie hatten das schon längst befürchtet. Sicherlich, es war ihnen beim ersten Versuch nicht gelungen, sagte er, warum hätte es dieses Mal anders sein sollen?

»Aber er war riesig,« sagte Dr. Praeder. »Viel größer, als wir dachten.«

Niemand hatte mir etwas über ihre Gesichter gesagt, die Gesichter der Patienten nach einer Schädeloperation; das, was mit ihnen geschieht. Deshalb war ich nicht vorbereitet.

Ich sah Riann an diesem Abend auf der Intensivstation der Neurochirurgie. Sie war gerade aus der Narkose erwacht und konnte sprechen, als die Schwester sie vom Beobachtungsraum zurückrollte. Ich konnte es kaum fassen. Sie setzte sich eine Weile auf und schaute die Blumen an und die Karten, die man ihr geschickt hatte.

»Es geht ihr gut«, sagte ihr Vater. Er blieb diesmal länger bei ihr als sonst. Sie sah wirklich prächtig aus.

Aber am nächsten Morgen erkannte ich sie nicht wieder. Ihr Gesicht sah aus wie ein Basketball mit schwarzen Augen. »Oh, das ist normal,« sagte Mary Cooke. »Die Gesichter schwellen nach einer Schädeloperation immer so an. Ich schätze, niemand hat Sie gewarnt. Beim ersten Mal ist es immer ein Schock. Wissen Sie, die Haut wird dabei ganz straff über die Stirn gezogen und ...«

»Schon gut, Mary. Über das ›Warum‹ möchte ich im Moment lieber nichts hören. Solange das alles normal ist.«

Sie lachte. »Ja, das ist normal. In ein paar Tagen geht die Schwellung zurück. Keine Sorge.«

Riann war in den nächsten zwei oder drei Tagen schon wieder ganz gut hergestellt. Nur die Schwellung war unglaublich. Ihre Augen waren fast völlig zugeschwollen, und durch die Schwellung auf den Wangen und über den Lidern konnte sie kaum noch sehen.

Von Zeit zu Zeit vergaß sie, wo sie war. Einmal meinte sie, sie sei in der Schule, ein anderes Mal beim Ballettunterricht.

Aber meistens schlief sie. Und es gelang ihr auch jedes Mal zu schreien, wenn die Krankenschwestern ihr eine Spritze geben mußten. Und wie sehr die Schwestern es haßten, das zu tun!

Für Jennifer Bradford war es am schlimmsten. Jennifer war die diensthabende Schwester für die Nachmittage, von halb vier bis halb zwölf ... oder halb eins ... oder eins. Ich war immer öfter abends da, so lernte ich sie besser kennen. Sie war eine Krankenschwester wie aus dem Bilderbuch: groß, schlank, mit einem frischen Gesicht, gepflegten Händen, sehr sauber und sehr tüchtig. Aber es sah aus, als würde sie jeden Moment sterben, wenn sie Riann eine Spritze geben mußte.

Eines Abends waren zwei Spritzen gleichzeitig angesetzt. »Ich will das wirklich nicht tun. Sie hat ohnehin schon so große Schmerzen. Ich will nicht, daß sie nun wieder weinen muß. Warum habe ich bloß heute abend Dienst?« Jennifer Bradford machte eigentlich nicht viel her in solchen Fällen, sie litt sehr ruhig. Sie blieb geschäftig. Gab anderen Kindern andere Medikamente. Aber die beiden Spritzen wollten nicht verschwinden. Sie starrten sie an vom Medizinwagen aus, auf dem nun keine anderen Medikamente mehr lagen, die sie hätte verteilen können.

Ich sah sie hinübergehen zu dem kleinen Raum hinter dem Schwesternzimmer, ich sah sie dort sitzen, die Hände auf den Magen gepreßt, sie versuchte, so wenig wie möglich aufzufallen. Aber schließlich tat sie es doch. Was hätte sie sonst auch tun sollen? Und Riann schrie und schrie.

Für den Rest des Abends sprach Jennifer kaum noch ein Wort.

Zu diesem Zeitpunkt bemerkte ich den Unterschied zwischen unseren Berufen. Jennifer – die Schwestern überhaupt – trugen die schwerste Last. Ich konnte mich um die Kinder kümmern und mit ihnen sprechen und versuchen, sie zu trösten, und versuchen, ihnen zu helfen. Die Schwestern konnten sich um die Kinder kümmern und mit ihnen sprechen und versuchen, ihnen zu helfen, und versuchen, sie zu trösten, – aber sie mußten ihnen auch wehtun. Sie mußten ihnen Spritzen und bittere Medizin geben und Blut abnehmen und schmerzhaft Verbände wechseln. Sie konnten nicht nur nett sein. Und das war schlimmer. Ich konnte jederzeit nett sein.

Kein Wunder, daß Jennifer eines Abends so wütend wurde, als ein Arzt zu einem jammernden Kind sagte: »Keine Angst, ich werde Dir nicht wehtun. Ich gebe Dir nie Spritzen oder Medizin. Die Schwestern tun das. Sie tun Dir weh, nicht ich. Reg Dich also nicht über mich auf.«

Nein, Pfarrer zu sein, ist sicher leichter. Mit Ausnahme einer einzigen Frage: »Warum?«

Es war soweit. Ich fing an, solche Fragen zu stellen. Das bohrende »Warum Schmerzen, warum Elend?« wurde immer stärker. »Gott wird sie nicht mehr leiden lassen, als sie ertragen kann... Vielleicht hat er ein Leben andauernder Todesangst und Pein vorausgesehen... Und vielleicht hat er sie so sehr geliebt, daß...«

Diese Antworten genügten meinem Verstand nicht, meinem Gefühl nicht – jedenfalls nicht mehr.

Glücklicherweise – und das war bisher noch nie geschehen – zog ich mich nicht von Gott zurück. Ich haderte nicht mit ihm. Aber ich begann zu fragen, begann eine Theologie zu brauchen, die mir durch diese Fragen, durch meine Zweifel, hindurchhelfen würde.

Vielleicht würde das eine Theologie sein, die zu tief und zu persönlich wäre, um sie in Krisengesprächen mit Eltern anwenden zu können; aber ich brauchte eine Theologie, die mir dann helfen würde, wenn ich nachts um drei wach im Bett lag und mich mit diesem elenden »Warum« herumschlug, das nun immer häufiger zwischen den Bildern des Tages, die mir durch den Kopf gingen, auftauchte.

Diese Theologie wurde fast lebensnotwendig, als ich Riann Miles und Alex Felini besser kennenlernte.

14. Kapitel

Es muß Alex einfach besser gehen!

Alex Felini bekam an seinem siebten Geburtstag eine Gehirnzyste. Eine Zyste, wie sie Marilee Johnson gehabt hatte. Oh, er hatte die Zyste natürlich schon vor seinem Geburtstag, an diesem Tag aber wurde sie diagnostiziert.

Ich hatte Alex Felini nicht viel Aufmerksamkeit geschenkt, als er das erste Mal kam. Die »Weiche«, die den Druck auf der Zyste mindern sollte, war bei ihm schon eingesetzt worden, bevor ich ihn zum ersten Mal sah.

Lindsay Grice war angekündigt für den Tag, als Riann operiert wurde. Ich war richtig froh. Ich brauchte sie. Können Sie sich das vorstellen? An jenem Abend schaukelte ich sie und hielt sie vier Stunden lang in den Armen. Sie war gekommen, um die Schläuche nachstellen zu lassen.

Aber zwischen Riann und Lindsay und den anderen wußte ich schon, daß ich mich nicht mehr um noch einen Patienten so intensiv kümmern könnte. Ich wußte, daß Alex da war, und hatte entsetzliche Schuldgefühle. Aber ich fand immer neue Entschuldigungen vor mir selbst, um noch nicht einbezogen zu werden. Möglich, daß ich im Unterbewußtsein schon ahnte, daß er eine ganze Weile dableiben würde. Er blieb über fünf Monate lang, mit Ausnahme einer einzigen Woche.

»Eine Zyste ist normalerweise gutartig, nicht wahr?«, fragte ich Mary Cooke eines Tages, nachdem ich endlich mit Alex Felini und seinen Eltern zusammengetroffen war. Zu diesem Zeitpunkt war Alex gerade im Operationssaal.

»Ja, aber verlassen Sie sich nicht darauf, daß dies irgendetwas heißt. Ich will ja nicht zynisch sein, aber ich bin schon lange genug hier. Mir scheint, wir haben viel größere Probleme mit den Kindern, die gutartige Zysten haben, als mit denen, die mit einem Hirntumor hier liegen. Ich hoffe sehr, daß mit Alex alles gutgeht, aber eine Wette würde ich darauf nicht eingehen.«

Wie kann man nur so pessimistisch sein, dachte ich.

Mary Cooke hatte recht. Alex Felini brachte sämtliche Komplikationen mit, die bisher bekannt sind, und einige, die bisher noch nicht bekannt waren.

Alex' Mutter und Vater, Carrie und Tony, wohnten dort, wo sie auch beide aufgewachsen waren. Sie hatten noch zwei Kinder, Chrissy, vier, und Sandi, fünf Jahre alt, und sie hatten eine Unmenge von Verwandten. Ich lernte sie alle kennen.

Aber es war erst einige Tage nach Alex' erster Operation – an der Zyste –, daß wir länger miteinander sprachen. Bis dahin hatte ich mich davor gedrückt.

Carrie Felinis Vater war Monteur, Monteur für schwere Werkzeugmaschinen. Er saß drüben in dem kleinen Warteraum, oft, und starrte mich an. »Sie sind wirklich Pfarrer?«

»Ich bin Hilfsprediger, ich werde erst noch richtiger Pfarrer.«

»Nicht Priester?«

»Nein. Die katholische Kirche ordiniert keine Frauen.«

»Das habe ich mir schon gedacht. Wieso wollten Sie ausgerechnet das werden?«

»Ich weiß nicht genau.«

»Merkwürdig, ich meine für ein Mädchen. Können Sie nicht heiraten, Kinder haben?«

»Natürlich, beides.«

»Wollen Sie nicht?«

»Doch, sicher.«

»Was machen Sie denn dann hier? Ich meine, das ist ja ganz nett, und so, aber wie sieht's denn aus mit 'ner eigenen Familie?«

»Irgendwann mache ich das. Bisher hat es sich nicht ergeben.«

»Sie stellen wahrscheinlich zu hohe Ansprüche. Kein Mann kann solche Ansprüche erfüllen, wie sie heutzutage von manchen Frauen gestellt werden.«

»Da haben Sie wahrscheinlich recht. Meine Ansprüche sind vermutlich wirklich zu hoch.« Obwohl ich ganz sicher war, daß ich nicht das meinte, was Alex' Großvater meinte.

»Lassen Sie sich's geraten sein. Sie sind ein hübsches Mädchen, das muß man schon sagen. Schauen Sie, daß Sie einen Kerl kriegen, solange Sie es auch bleiben. Das ändert sich nämlich. Älter werden wir alle. Sichern Sie sich einen, bevor es zu spät ist!«

Ich konnte förmlich spüren, daß ich schrumpelig wurde, Falten bekam und unter Arthritis litt, während ich noch dasaß.

»Wissen Sie was, ich werde eine Kerze besorgen für Alex.« Es war eine von Tony Felinis Schwestern, die das sagte. Sie setzte sich zu uns.

»Wir haben auch geweihte Kerzen in der Kapelle, glaube ich. Ich habe kürzlich zwar nur den gläsernen Halter im Vorbeigehen gesehen, aber ich bin sicher, ich könnte Ihnen eine Kerze besorgen.«

»Sie sind der Pfarrer hier, nicht wahr? Carrie hat mir erzählt, daß hier eine Frau Dienst tut.«

»Ja.« Wir machten uns miteinander bekannt.

»Das wäre wirklich schön, wenn Sie sie auftreiben könnten und in der Kapelle aufstellten.«

»Aber sicher.«

»Wissen Sie, Alex geht es nicht besonders gut. Sie sagen, vielleicht müßten sie ihn noch einmal operieren. An der Stelle, wo sie heute morgen operiert haben, ist sein Hals geschwollen und aufgedunsen.«

»Meinen die Ärzte etwa heute noch?«

»Kann sein. Der Arzt – Dr. Praeder – ist jetzt bei ihm drin.«

Um halb sieben an diesem Abend wurde Alex wieder in den Operationssaal gebracht. Die Wunde hatte sich entzündet. Sie platzte vor Eiter. Um zehn Uhr des gleichen Abends war die nächste Operation fällig. Sie öffneten den Magen und versuchten dort, die Ursache zu finden. Ich glaube, das Fieber war immer noch hoch. Gefunden haben sie nichts.

Zwischen den Operationen hatte ich in der Kapelle die Kerze angezündet. Ich traf Carries Schwester in der Halle und sagte es ihr. »Oh danke. Können wir nicht hingehen und für Alex beten?« Das taten wir.

Wir hatten die Gebete gerade beendet und saßen auf den kleinen Stühlen in der Kapelle und schauten ins Kerzenlicht, als Alex' Eltern und sein Großvater kamen und sich setzten. Sie beteten leise, danach unterhielten wir uns ein paar Minuten.

»Hören Sie,« sagte Alex' Großvater, »sagten Sie nicht, Sie seien hier der Pfarrer?«

»Doch.«

»Dann lassen Sie uns doch für Alex beten. Dafür sind wir schließlich hier.«

Tony Felinis Schwester versuchte, mich in Schutz zu nehmen ... zu sagen, genau das hätte ich eben getan. Aber ich kam ihr zuvor und stimmte dem Großvater zu.

Nach dem Gebet schaute Carrie Felini zu mir auf. »Ich danke Ihnen sehr. Sie haben das genausogut gemacht wie jeder Priester, den ich bisher gehört habe. Ich meine, ... nicht, daß Sie weniger ›gut‹ wären als ein Priester ... es ist nur so, daß wir als Katholiken ...«

Ich wußte, was sie meinte. Es war das schönste Kompliment, das ich bekommen hatte, seit ich in der Kinderklinik war.

Es stellte sich heraus, daß Alex Felini ein ulkiges Kind war. Selbst wenn es ihm nicht besonders gutging, konnte er umwerfend komisch sein.

Eines Nachts machte sich Dr. Praeder besonders große Sorgen um Alex. Der kleine Junge war seit der Operation körperlich nicht mehr richtig zu Kräften gekommen: Entzündungen, Fieber, Schüttelfrost, Kopfschmerzen. Er erholte sich einfach nicht so, wie er sollte.

Dr. Praeder: »Alex, ich hab Dich so lieb. Alex, es muß Dir einfach besser gehen. Alex, ich hab Dich so lieb. Alex, Du bist so ein niedlicher Fratz. Du mußt Dich einfach bald besser fühlen, Alex. Ich hab Dich so lieb!«

Alex: »Och, Du bist auch nicht verkehrt, Maximilian.«

Die Schwester, die gerade bei Alex im Zimmer war, ließ fast die Infusionsflasche fallen vor Lachen. Von Stund an hörte Dr. Praeder vom Personal nichts anderes mehr als dieses: »Du bist auch nicht verkehrt, Maximilian.«

An einem anderen Abend ging ich auf das Schwesternzimmer zu, als ich aus Alex' Zimmer Gelächter hörte. Ein paar Schwestern und Dr. McMahan standen um Alex' Bett herum. Der kleine Junge hatte die ganze Zeit schon Schwierigkeiten gehabt, ohne Hilfe Wasser zu lassen, und das war eine der Voraussetzungen, um von der Intensivstation weg in sein eigenes Zimmer verlegt zu werden. Es war nach der vierten oder fünften Operation, die wegen immer wieder auftretender Komplikationen erforderlich geworden war.

Schließlich kam ein winzig kleines bißchen Urin. Alex war völlig erschöpft. »Aber das ist noch lange nicht alles, Doktor. Ich muß noch viel mehr. Helfen Sie mir doch noch mehr, Schwester.«

»Alex ich glaube, wir müssen jetzt wirklich einen Katheter anlegen. So geht es nicht weiter,« sagte Dr. McMahan.

»Nur zu, Doktor. Machen Sie, was Sie wollen, aber machen Sie was – ich muß doch so nötig!«

Dr. McMahan befestigte einen Katheter an einem Urinbeutel und legte ihn an. Und das klappte.

»Ah,« sagte ein erleichterter Alex. »Also wirklich, Doktor, das ist der wahre Jakob! Das ist wirklich der wahre Jakob!«

Wir lachen heute noch darüber. Darüber und über das »Du bist auch nicht verkehrt, Maximilian« und über so vieles, vieles andere ...

15. Kapitel

Kampf ums Leben

Auf einmal wollte ich nicht mehr nach Europa. Wenn mir jemand im letzten November gesagt hätte, daß das geschehen würde – ich hätte ihn ausgelacht. Ich liebe Europa. Ich glaube, ein Teil von mir will immer die Alpen sehen, so, wie sie sich vom Grand Hotel »Victoria Jungfrau« in Interlaken aus zeigen, weit hinter grünen Wiesen. Der gleiche Teil von mir will vielleicht auch an einem winzigen See im Wallis leben.

Aber als es März wurde, als ich genug Geld und genug Zeit hatte, um Europa zu genießen wie ein ausgedehntes, wohlschmeckendes, luxuriöses Mahl... da wollte ich nicht mehr hin. Ich wollte auf Nord 3 der Universitäts-Kinderklinik bleiben, und zwar für ganz..., ohne so tun zu müssen, als ob ich auch noch Spaß daran hätte, auf der mir zugewiesenen Erwachsenenstation zu arbeiten.

Unter normalen Umständen wäre es unmöglich gewesen, auf der Kinderstation zu bleiben. Normalerweise hätte eine neue Gruppe Hilfsprediger anfangen müssen. Aber in diesem März war das nicht der Fall. Es gab kein Frühjahrssemester. Vor Juni würden keine neuen Absolventen kommen.

Und so fragte ich Craig Hatfield einfach, ob ich bleiben dürfe. Nachdem ich vor Angst vor der Antwort schon Blut und Wasser geschwitzt hatte, sagte er ja.

Dieses Ja von Craig Hatfield und diese zweieinhalb Monate danach machten den Unterschied aus. Sie bestärkten mich darin, daß ich Krankenhauspfarrerin werden und bleiben wollte. Meine theologische Probezeit erhielt Tiefe und eine andere Dimension. Und sie machte mir endgültig klar, wie dringend Pfarrer mit Anteilnahme, Engagement und Ausbildung (und vor allem Zeit) gebraucht wurden, um langfristig mit sehr kranken und todkranken Kindern und deren Angehörigen zu arbeiten.

Ich hätte diese zweieinhalb Monate nicht für hundert Europareisen eingetauscht.

Jene erste Kerze, die wir für Alex Felini angezündet hatten, war der Urvater von Generationen täglicher Kerzen. Eines Tages kam Alex' Tante an und erzählte, sie habe in einem Geschäft Kerzen gefunden, die eine Woche lang brannten. Sie brachte die ersten mit. Und so begann die zweite Kerzen-Serie ... allwöchentlich kamen neue.

Wenn Menschen immer das bekommen würden, was sie wollen, wenn sie ernsthaft beten, dann hätte Alex Felini nach der ersten Operation nach Hause gehen und spielen können, ohne jemals zurückzukommen. In diesen Wochen zwischen Ende Februar, als Alex eingeliefert wurde, und dem 6. Juni, dem Tag, an dem ich die Kinderklinik verließ, bin ich so gut wie nie in die Kapelle gegangen, ohne wenigstens ein Mitglied des Felini-Clans im Gebet anzutreffen.

Am schlimmsten war es wohl für Tony, Alex' Vater. Am Anfang kam er nicht oft zur Kapelle. Aber im Laufe der Zeit fing er an, Alex förmlich gesundzubeten. Es schien eine Art Test zu werden, welche Fähigkeit er wohl hätte, Gott von seiner Ernsthaftigkeit durch Gebete zu überzeugen. Manchmal wurde das Beten so häufig, daß ich dachte, wenn Gott das nun nicht kapierte und Alex nicht bald gesund werden ließ, dann würde Tony Felini IHM eines Tages die Zähne einschlagen.

Aber es änderte sich nichts. Es war wie ein Karussell.

In der einen Woche war Alex auf und spielte, die Revolvermänner würden ihm die Knöpfe vom Pyjama abschießen. In der Woche darauf war er schon wieder auf dem Weg in den OP: die Wunde trockenlegen, einen Bauchschnitt für notwendige Untersuchungen, ein Plastikschlauch, zwei Plastikschläuche, ein Schlauch fixiert, dann wieder kein Schlauch, Löcher, die in die Schädeldecke gebohrt wurden, um den Druck zu mildern, und das und das und das.

Und jedes Mal wurde es schwieriger, Alex zu sagen, daß er nun wieder hinauf müsse in den fünften Stock, wo der Operationssaal war. »Sich nicht zu sehr persönlich engagieren« – genau das war es, was Maximilian Praeder tat. Er war Alex' Chirurg. Und er fing an, die Sache als eine Art Privatkrieg anzusehen. Schließlich hatte Alex doch eine gutartige Zyste im Hinterkopf. Alle diese Komplikationen hätten nicht sein dürfen. Aber die Felinis verloren niemals das Vertrauen zu Dr. Praeder.

Nach jeder Operation bekam Alex einen Rückfall. Nach der ersten war es ein langes, zähes Ringen gewesen. Aber von da an kamen die Rückfälle prompt. Es war wie ein Schiff auf den Wellen, das hinabtauchte und wieder hoch kam und wieder eintauchte. Mit einer einzigen Ausnahme mußte Alex immer wieder bäuchlings auf das Brett. Und logischerweise wirkte sich das auf seine Gemütsverfassung aus.

Nach der achten Operation sah es so aus, als hätte es nun geklappt. Alex schien gesundzuwerden. Aber die Gefäßuntersuchung ergab immer noch Druck. Also mußte wieder ein Schlauch gelegt werden. Nur noch eine einzige Operation. Lieber jetzt gleich anstatt Alex nach Hause zu schicken und ihn in einer Woche wiederkommenzulassen. So jedenfalls hatte man es besprochen. Aber Dr. Praeder starb tausend Tode bei der Vorstellung, es Alex sagen zu müssen.

»Wie kann ich ihm das denn nun wieder klarmachen? Ich habe Angst, er schafft es nicht. Zum neunten Mal! Er ist alt genug, um zu wissen, was vor sich geht. Und ich mag ihn doch so gern. Es tut mir wirklich in der Seele weh.«

Das war an einem Donnerstag. Am Freitag sollte er operiert werden. Am Samstag ging Alex mit seiner Familie zu einem Baseballspiel. Dr. Praeder hatte es einfach nicht über sich gebracht. Er wollte Alex dieses Wochenende gönnen. Selbst wenn es wirklich die letzte Operation vor der endgültigen Entlassung war, so würden ein paar Tage mehr keinen großen Unterschied machen. Alex bekam für acht Stunden seinen Entlassungsschein für Samstag. Die Operation war für Montag angesetzt.

Ich erinnere mich an den Sonntagabend, als Dr. Praeder Alex auf die neunte Operation vorbereiten wollte. Ich saß draußen im Wartebereich in der Nähe von Alex' Tür. Und ich dachte, die Wände dazwischen würden bersten.

Dr. Praeder stürzte schließlich aus dem Zimmer, aschgrau im Gesicht, und rannte den Korridor hinunter. Mein erster Impuls war, hinter ihm herzulaufen. Aber er würde nicht wollen, daß ich sähe, was bei seiner Einstellung seinen Patienten gegenüber herauskam – jener Einstellung, die er sich damals verboten hatte. Ich blieb, wo ich war.

Etwa eine Stunde später kam er zu mir ins Schwesternzimmer und fragte mich, ob er mich nach Hause bringen solle. Als wir am kleinen Wartezimmer vorbeigingen, saßen Alex und seine Eltern dort. Alex hatte seinen Flanell-Schlafanzug an mit den Cowboys drauf und trug seine schweren schwarzen Cowboystiefel. Er trug diese Stiefel immer. Sein Haar war nachgewachsen, er hatte nun einen hellbraunen Meckischnitt. Seine Augen waren traurig, sie sahen aus wie große

Schokoladentaler kurz vor dem Schmelzen. Seine Stimme klang zögernd, leise.

»Dr. Maximilian...«

»Ja, Alex?«

»Dr. Praeder, Alex möchte Ihnen etwas sagen«, sagte seine Mutter.

»Dr. Maximilian, es tut mir leid, daß ich vorhin so verrückt gespielt habe. Meine Mutter und mein Vater haben mir erklärt, daß Sie wirklich nicht diese vielen Operationen machen wollten, daß sie aber sein müssen, wenn ich wieder ganz gesund werden will. Aber Sie können hoffentlich auch verstehen«, fügte er hinzu und schaute zu Boden, »daß es mich trotzdem verrückt macht.«

Er sagte es wie ein Mann, alle Sätze. Aber seine Hände zitterten dabei.

»Natürlich verstehe ich das, Alex. Vielen Dank. Ich weiß, das hat eine ganze Menge Überwindung gekostet. Du bist ein sehr tapferer junger Mann.«

Aber Alex bekam kein Wort mehr heraus. Er versuchte verzweifelt, nicht zu weinen, aber mit seiner Fassung war es vorbei. Mit den Absätzen schlurfte er über den Boden.

Dr. Praeder verstand ihn nur zu gut. »Danke«, sagte er noch einmal, diesmal zu allen dreien, dann drehte er sich um und ging die Halle entlang.

Ich sagte kein Wort. Er war den Tränen nahe. »Ich begreife das nicht«, sagte er wieder und wieder und schüttelte den Kopf. »Ich kann es einfach nicht begreifen. Oh, Gott, warum nur?« Ich schaute über die Schulter zurück. Alex und seine Mutter und sein Vater saßen immer noch in dem schwacherleuchteten Warteraum.

Zuviel ist geschehen, um sich an alles zu erinnern, an jenem Montag von Alex' Operation. Ich weiß nicht mehr, wie er anfing, weil so viele andere Tage genauso angefangen hatten: ein neues Eintauchen, ein neues Untergehen, ein neues Auftauchen.

Diesmal nicht.

Die Operation glückte. Zufällig saß ich gerade mit den Felinis zusammen, als Dr. Praeder aus dem OP kam. »Aber wir müssen ihn sorgfältig beobachten. Der Druck war enorm hoch.«

Bei der Abendvisite reagierte Alex, wenn er angesprochen wurde. Aber den ganzen Abend über wachte er nicht richtig auf. Ich ging um elf.

Als ich am Dienstagmorgen kam, lag Alex im sechsten Stock auf der Intensivstation. Die Hirnfunktionen hatten ausgesetzt. Das heißt in erster Linie, er wurde steif. Sie können sich nicht vorstellen, wie entsetzlich steif jemand werden kann.

Sie hatten Löcher gebohrt – das sind vier Einschnitte in die Kopfhaut –, um den Druck auf dem Gehirn zu lindern. Ganz früh an jenem Dienstagmorgen schon hatten sie es getan: die zehnte Operation.

Als ich Alex dort auf der Intensivstation liegen sah, wurde mir eiskalt. An etwas anderes erinnere ich mich nicht.

Die Felinis waren in der Kapelle. Eine »ihrer« Kerzen brannte. Wir beteten. Wir standen alle unter Schock. Wie konnte ER es wagen, die Routine zu unterbrechen! Wie konnte Gott es wagen, Alex nicht wieder »auftauchen« zu lassen!

»Aber Dr. Praeder hat gesagt, so etwas geschähe manchmal«, sagte Tony Felini. »Es ist eine Art Anschwellen des Gehirns. Jemand, der das hat, kann für eine lange Zeit das Bewußtsein verlieren ... aber das heißt nicht, daß er stirbt ... wenn die Schwellung zurückgeht, geht es ihm wieder gut.«

Dr. Praeder wiederholte das mir gegenüber ein paar Stunden später. Es gab noch Hoffnung. Es sah nicht gut aus, aber es gab noch Hoffnung.

Im Laufe des Tages, immer noch Dienstag, ging es Alex schlechter. Zurück in den OP, um einen zweiten Schlauch einzupflanzen: die elfte Operation. Es ging ihm immer schlechter.

»Wir werden Aufnahmen vom Gehirn machen«, sagte Dr. Praeder.

»Vielleicht arbeiten die Schläuche nicht. Vielleicht finden wir etwas ganz anderes.« Sie brachten Alex zur Röntgenabteilung. Es war halb vier nachmittags.

»Gehen Sie mit?« fragte mich Alex' Vater. »Wenn Sie wollen«, sagte Alex' Mutter. Ihre Stimme war verändert. Ich spürte, irgendetwas war geschehen. Aber es war keine Zeit, um zu reden...

Ich ging hinüber in den großen Raum mit dem riesigen Apparat, der eine schnelle, fortlaufende Serie von Aufnahmen der Hirngefäße machen konnte. Es dauerte nur wenige Sekunden. Den Vorbereitungen nach aber würde es nun Stunden dauern.

Hohlnadeln mußten in zwei Arterien im Hals eingeführt werden. Wenn beide Arterien getroffen waren, wurden die Hohlnadeln schnell verschlossen. Allein das Finden der zwei Arterien konnte mühsam und zeitraubend sein. Wenn alles fertig war, wurden die Nadeln geöffnet und Kontrastmittel eingespritzt. Es floß dann durch die Arterien im Kopf. Während das Kontrastmittel durch das Arteriengeflecht lief, wurden Röntgenaufnahmen in schneller Folge gemacht. Der Patient wurde für solche Gefäßaufnahmen unter starke Beruhigungsmittel gesetzt, eine reguläre Narkose aber wurde Kindern nicht verabreicht.

Mitten in den Aufnahmen, als Alex die Nadeln schon im Hals hatte, schrie Dr. McMahan auf einmal auf: »Es gerinnt! Wir müssen abbrechen. Rufen Sie im OP an!«

Sie rasten mit Alex zum Operationssaal.

»Suchen Sie seine Eltern und sagen Sie ihnen, daß ich

im Wartezimmer des sechsten Stocks mit ihnen sprechen möchte,« rief mir Dr. Praeder im Laufen zu.

Das tat ich. Und er auch. »Wir müssen alle Schläuche sofort entfernen und statt dessen ein Kabel außen verlegen,« erklärte Dr. Praeder, »dann können wir sehen, ob und wie es arbeitet, und eine Infektion ausschließen.«

Diese Prozedur nennt man eine »EVD anschließen« – Externe Ventrikel-Drainage. Anstelle der überflüssigen Hirnflüssigkeit, die in den Magen läuft und dort absorbiert wird, wurde die Flüssigkeit nun durch einen Schlauch abgezogen, der außen an Alex' Kopf verlief und in einem durchsichtigen Glasbehälter mündete. Auf diese Weise konnten die Ärzte die Menge der Flüssigkeit messen und entsprechend den Druck regulieren. Ebenso konnten sie anhand der Durchsichtigkeit oder der Trübung der Flüssigkeit ablesen, ob sie infiziert war oder nicht.

»Schon gut, schon gut«, sagte Frau Felini. »Was immer Sie wollen.«

»Werden Sie Alex begleiten?« fragte Herr Felini.

Ich nickte. Frau Felini sagte nichts.

Ich konnte es nicht fassen. Als die Einschnitte über den Bohrlöchern geöffnet wurden, lag die Hirnmasse darunter – sie quoll beinahe hervor und war von einem weißlichen Grau. Ich konnte sie sehen.

Um ein solches Bohrloch zu machen, wird die Kopfhaut geöffnet und ein rundes Loch in die Schädeldecke gebohrt. Auf diese Weise kann sich die Hirnmasse ausdehnen und der Druck wird vermindert.

Aber als ich anfing, mir klarzumachen, daß das Alex' aufgeschwollene Hirnmasse war – da mußte ich gehen.

(Und das ist der ganze Unterschied. Das ist es, wie ich viel später herausfand, warum ein Neurochirurg sich davor schützen muß, mit seinem Patienten zu sehr vertraut zu werden, solange er, der Neurochirurg, noch operiert. Im OP muß es einem Chirurgen um »ein« Gehirn gehen, nicht um Alex' oder Rianns Gehirn.)

Ich warf meine grüne Chirurgie-Kleidung – Kittel, Gesichtsmaske, Kappe und Schuhe – in die Wäschetonne und ging in die Kapelle. Es war die dritte Operation, bei der ich zugeschaut hatte. Aber es war die erste an einem Kind, das ich gut kannte. Mir war schlecht: ich war erschöpft, unfähig, etwas zu tun, machtlos ... mir war hundeelend. Ich wollte nur noch allein sein.

Ich war gerade fünf Minuten in der Kapelle, als die Felinis kamen. Ich flüsterte ihnen zu, daß die Operation fast vorbei sei. Aber wir beteten jeder für sich.

»Wollen Sie nicht für Alex beten?« Tony Felini sagte das.

»Jawohl! Wenn Sie wirklich für ihn beten wollen, dann beten Sie, daß er stirbt!« Es war Carrie Felini. Sie war mit den Nerven am Ende.

Ich war nicht vorbereitet. Ich hatte nicht damit gerechnet. Ihre Worte trafen mich wie ein Hammer. Zuerst sagte ich gar nichts. Hatte sie recht? Ich nahm es ihr nicht übel. Es schien so endlos, so sinnlos in die Länge gezogen – alles gegen Alex. Aber sterben? Darum beten? Daß Alex sterben möge? Jetzt?

»Es tut mir leid, aber das kann ich nicht«, sagte ich. »Noch nicht. Ich kann noch nicht Gott spielen ...« Es war nicht der richtige Zeitpunkt, um zu diskutieren. Aber ganz sicher mußte ich mich jetzt zu Gott bekennen, zu dem Gott, an den ich glaubte.

»Oh nein!« Die Stimme schlug zurück, kippte über, war wütend, kalt, sarkastisch. »Wir können nicht Gott spielen. Wir müssen Hoffnung haben! Hoffnung!«

Tony Felini fing an zu weinen.

»Der Zeitpunkt mag kommen, daß ich darum bete, er möge sterben. Aber jetzt nicht. Nicht während er da oben liegt und um sein Leben kämpft. Nicht während Dr. Praeder sagt, es gebe noch Hoffnung, daß die

Schwellung zurückgeht.« (Aber während ich dies sagte, schoß mir das Bild von Alex' geschwollenem Gehirn durch den Kopf.) »Sei mir nicht böse, Carrie, aber ich kann nicht. Nicht jetzt. Noch nicht.«

Sie gab keine Antwort.

Ich fing an zu beten. »Lieber Gott, es ist fast nicht mehr zu ertragen. Diese Todesangst. Wir möchten die Arme hochreißen und schreien. Dich anschreien, in die Welt hinaus schreien, wie unfair das alles ist. Warum – fragen wir. Wäre es besser, wenn Alex stürbe? Oh, Gott, wir wissen es nicht. Nur Du weißt es. Aber in unserer unendlichen Verzweiflung und unserer tiefen Hilflosigkeit mußt Du uns die Kraft geben, Dir zu vertrauen.

Gib diese Kraft auch den Ärzten. Hilf ihnen, alles einzusetzen, was sie können, während sie daran arbeiten, Alex' Leben zu retten.

Und bitte, vor allem anderen, bleibe bei Alex. Laß ihn wissen, daß DU ihn liebst und daß DU ihn nicht im Stich läßt. Laß ihn wissen, daß seine Eltern ihn liebhaben, daß sie fast daran zugrundegehen, ihn so leiden sehen zu müssen. Gib Alex Kraft und Liebe. O Gott, bitte, bitte steh uns bei ... uns allen ... jetzt.«

Zwei Sätze zuvor war der Damm für Carrie Felini gebrochen. Es fiel alles auf die bestickten Knie-Kissen, auf denen blaue Schmetterlinge und Sonnen und Monde und Blumen im Wind zu sehen waren.

Und der Damm brach auch für mich. Ich war mir nie klar darüber, ob das für einen Pfarrer »richtig« oder »falsch« sei. Aber ich bin ganz sicher, daß es unvermeidlich war. Ich schluchzte auch. Ich konnte einfach nicht mehr. Dieser Tag war über alles menschliche Verstehen, über alles menschliche Fassungsvermögen hinausgegangen – zumindest über mein Verstehen, mein Fassungsvermögen hinaus.

Ganz unerwartet kam Carrie, immer noch weinend,

zu mir, setzte sich neben mich und legte die Arme um mich. Tony folgte ihr. Und so saßen wir da. Aus drei hilflosen Einzelmenschen war eine hilflose Gruppe geworden.

Was machte es für einen Unterschied?

16. Kapitel

Das Wunder

Wenn es mir jemals in den Sinn gekommen wäre, was es nicht tat, ob ich als Pfarrerin bei kranken Kindern oder als Reporterin glücklicher war, dann wäre Manuelito Cerci mein idealer Testfall gewesen.

Manuelito und seine Eltern kamen aus Italien. Dr. Verdi hatte Manuelito während einer seiner letzten Europareisen gesehen und seinen Eltern gesagt, er könne ihn mit Erfolg operieren oder es zumindest versuchen, wenn sie ihm das Kind nach Chicago brächten.

Manuelito hatte eine Pulsadergeschwulst. Vereinfacht ist das ein totales Durcheinander der Venen und Arterien, die zum Gehirn führen. Um sie zu ordnen, bedarf es einer sehr schwierigen und nicht ungefährlichen Operation. Dabei ist die Schwierigkeit nicht nur, den Blutkreislauf während des Eingriffs keine Sekunde zu unterbrechen; gleichzeitig besteht die Gefahr, daß der Chirurg, während er Venen und Arterien richtig zuordnet, eine der mißgebildeten oder aufgeblähten Adern verletzt. Eine Pulsadergeschwulst zu korrigieren, erfordert meist zwei Operationen. Und normalerweise verspricht das nur bei Erwachsenen oder größeren Kindern Erfolg. Manuelito war noch nicht einmal zwei. Noch nie hatte jemand in so jungen Jahren diese Operation überlebt.

Als ich Manuelito und seine Eltern kennenlernte, hatte der Junge bereits die eine Hälfte der Operation überlebt und stellte einen Präzedenzfall dar. Falls er und Dr. Verdi es diesmal schafften, würde der Prozeß abgeschlossen sein und Manuelito würde als das kleinste Kind, das eine Pulsadergeschwulst-Operation überlebt hatte, in die Medizingeschichte eingehen. Und Dr. Verdi wäre ein medizinischer Held.

Manuelitos Eltern sprachen kein Englisch. Sein Vater, der in Italien Universtiätsprofessor war, lernte es gerade. Als seine Mutter (die bei der ersten Operation noch nicht in den USA gewesen war) ankam, sprach sie nur ein oder zwei Worte. Aber sie war entschlossen, es zu lernen.

Während der ersten paar Tage lächelte ihr jeder einfach zu. Ich wollte mit ihr sprechen – und ich bin sicher, alle anderen wollten das auch –, aber ich konnte kein Wort italienisch und war nicht sicher, ob sie eine Unterhaltung überhaupt versuchen wollte.

Aber eines Tages löste sie das Problem. Ich hatte meinen »Kirchenkragen« um und saß mit Frau Cerci und einigen anderen Müttern in dem kleinen Warteraum. Während einer kurzen Gesprächspause schlug Frau Cerci ein Wort in ihrem Wörterbuch nach, zeigte auf meinen Kragen und fragte: »Kirche?«

Ich nickte.

»Katholisch?« – mit ungläubigem Unterton.

»Nein«, antworte ich. »Presbyterianisch.«

Ein verwirrter Blick.

Ich nahm ihr Wörterbuch, aber das Wort »Presbyterianisch« stand nicht drin. Also schlug ich unter »Protestantisch« nach.

»Protestantisch«, antwortete ich.

»Ach ja! Protestantisch.«

Ich stellte enorme Mängel bei meiner Aussprache fest.

Sie schaute ein anderes Wort nach.

»Pfarrer?«

»Si«, antwortete ich und war sehr stolz darauf, daß

ich so schnell das italienische Wort für »Ja« gelernt hatte.

Und wieder schlug sie ein Wort nach, oder zwei ... »Protestantisch ... Pfarrer ... weiblich?«

»Si.«

»Nein!« Überraschung.

»Si.«

»Nicht katholisch?«

»Nein.«

»Ja?« Sie zeigte auf meinen Ringfinger.

»Nein.«

»Oh?«

Da merkte ich, daß sie meine Verneinung vielleicht falsch interpretieren könnte, daß sie vielleicht dachte, ich dürfe nicht heiraten, weil ich Theologin war. Aber wie – um alles in der Welt – sagte man auf italienisch: »Ich kann heiraten, wenn ich will, aber ich habe es bisher nicht getan?« In der Zwischenzeit hatte sie schon nachgeschlagen.

»Kirche ... Verbot?«

»Nein.«

Sie schlug ein weiteres Wort nach. »Liebe?«

»Si.«

Und noch ein Wort. »Freund?« Und sie zeigte auf mich.

»Si«, lachte ich und hielt drei Finger in die Höhe.

»Bravo!« Sie schien schon glücklicher zu sein.

Das war der Anfang. Ich kaufte mir auch ein Wörterbuch und fing an, italienisch zu lernen. Aber sie war viel besser als ich. Es machte Spaß. Aber gleichzeitig stieg die Spannung. Der Tag, an dem Manuelito operiert werden sollte, kam näher. Und Frau Cerci – Lana – und ihr Mann waren täglich angespannter. Stundenlang lief er auf den Fluren auf und ab. Sie suchte mich, um mit mir zu sprechen, und sei es nur, um die Spannung erträglicher zu machen.

Am Tag vor der Operation fragte ich sie, ob sie mitkommen wolle in die Kapelle. Sie sagte zu; aber sie wollte warten, bis zum nächsten Tag, um dann zu gehen, wenn Manuelito im OP war.

An jenem Donnerstag wurde es in der Kapelle schwierig; jedenfalls empfand ich es so. Es gab so viel, was ich sagen wollte, aber nicht ausdrücken konnte. Ich glaube, das war ganz schön egoistisch. Aber bald wußte ich es zu würdigen, daß es »unser Vater« heißt und nicht »mein Vater«.

Allen Sprachschwierigkeiten zum Trotz unterhielten wir uns mit den Augen. Es sah so aus, als wolle sie lange bleiben. Und sie klammerte sich an meine Hand, wie um mir zu signalisieren, daß ich bleiben solle. Aber wie schwierig muß es für sie gewesen sein – für alle beide – in einem solch kritischen Zeitpunkt in einem fremden Land so isoliert zu sein.

Manuelito war früh um acht in den OP gebracht worden. Etwa um zehn gingen wir in die Kapelle. Und den ganzen langen Tag danach fragte mich Frau Cerci, wann immer sie mich sah, ob ich irgendetwas über ihren Sohn gehört hätte.

»Nein,« sagte ich, »es tut mir leid. Sie sind immer noch im OP.«

»Wahr? Wahr?« fragte sie jedesmal darauf.

»Wahr,« versicherte ich ihr.

Und dann sagte sie mir, daß sie mir vertraue, ihr immer die Wahrheit zu sagen, wie schlimm sie auch sei.

Ich versprach es ihr. Aber meine Knie wurden weich dabei. Abends um halb sieben sah ich Dr. Verdi, im grünen OP-Kittel mit weißen, blutbespritzten Schuhen in das Zimmer der Cercis auf Nord 3 rennen. Hinter ihm Dr. Praeder, der mich nur anschaute und sagte: »Er ist durch. Bis jetzt hat er es gut überstanden, Nina, Liebes.«

Eben weil ich weiß, wie groß die Erleichterung war,

die ich in diesem Augenblick spürte, kann ich nicht einmal versuchen mir vorzustellen, um wieviel größer die Erleichterung für die Eltern gewesen sein muß.

Dr. Verdi kam zurück und verschwand im Treppenhaus, als ich durch die Halle zurückkam. Ich hatte sein Gesicht überhaupt nicht gesehen, aber ich konnte mir vorstellen, wie glücklich er war.

»Nina!« Frau Cerci rannte quer durch die Halle auf mich zu.

»Er lebt! Er lebt! Er hat es geschafft! Manuelito lebt!« Sie fiel mir um den Hals und drückte mich so fest, daß mir fast die Luft wegblieb. Und dann fing sie an zu weinen.

Noch wurde Manuelitos Wunde genäht. Es würde beinahe noch zwei Stunden dauern, bis seine Eltern ihn auf der Intensivstation sehen durften. Sie beschlossen, ein paar Telefongespräche zu führen und dann zu schauen, ob sie irgendwo ein Sandwich bekommen würden.

Ich ging mit ein paar Schwestern von Nord 3 zum Abendessen. Als ich gerade durch die Türe der Cafeteria gehen wollte, kam Dr. Verdi um die Ecke, immer noch im Gummikittel.

»Nina, Liebes (»Liebes« schien für Dr. Verdi und Dr. Praeder mein Nachname zu sein) kommen Sie auf eine Minute mit in mein Büro, ja? Ich habe etwas für Sie.«

Ich folgte ihm in sein Büro. Er griff in die Schreibtischschublade und holte eine Flasche französisches Parfum heraus. Vor ein paar Wochen war er in Paris gewesen und hatte versprochen, mir welches mitzubringen. Ich hatte nicht im Traum daran gedacht, daß er das tun würde.

Aber viel faszinierter war ich von seinem Gesicht. Noch nie hatte ich so etwas gesehen. Sicher noch nie. Er hatte nun fast zwölf Stunden im OP gestanden, hatte eine Operation durchgeführt, die Geschichte machen würde. Und sein Gesicht spiegelte jeden Moment wieder, alle Angst, alle Zweifel, Aufregung und Freude, denen er ausgesetzt gewesen war. Ich konnte mich dem Reiz dieses Gesichtes kaum entziehen. Und ich wollte dieses Gesicht in Erinnerung behalten. Ich tue es heute noch.

Am nächsten Tag war das Bild von Dr. Verdis Gesicht immer noch so lebendig, daß ich es ihm sagen mußte. Und so schrieb ich es auf.

Ich versichere Ihnen, es trifft die Wahrheit nur unvollkommen: ... Aber in den leeren Augenblicken direkt nach dieser Operation, da habe ich gesehen, was kein Bild bisher eingefangen hat, was nicht in Drehbüchern steht, was der Chirurg selbst nicht verstehen kann.

Denn einen Moment lang habe ich das Wunder gesehen, dieses Wunder, was Leben geben ein anderes menschliches Wesen kosten kann.

Ich sah in seinen Augen,
in seinem Gesicht,
in seinem ganzen Körper,
den furchtbaren Preis,
den er zahlt.
Und plötzlich, nur für einen Augenblick,
begriff ich den Grund für dieses übermenschliche Wunder,
das Gott heißt.
Denn, nur für einen Augenblick,
begriff ich das übermenschliche Wunder der Seele eines Mannes –
und das war viel schöner, als ich ertragen konnte.

Welche Karriere ein Mensch auch machen mag, es kann wohl keinen größeren Augenblick geben als den, in dem man weiß, daß man fähig ist, Leben aufs Neue zu schenken. Und es kann keinen schlimmeren Augenblick geben als den, wenn man weiß, man hat es versucht, so verzweifelt versucht, und hat doch verloren. Es gibt nur selten Menschen, die im ersten Fall demütig genug sind, ... und im zweiten tapfer genug ... und die in beiden Augenblicken wissen, daß sie nicht Gott sind.

Bei Manuelito sah ich Dr. Verdis Demut im ersten Augenblick. Aber bei Riann Miles spürte ich Dr. Verdis Unsicherheit im zweiten Augenblick.

Ich war mitten in einem Gespräch mit Eltern auf Nord 3, als ich eine Hand auf meiner Schulter spürte. Ich sah auf, und sah Frau Cerci, die mir bedeutete, mitzukommen – mit ihr und ihrem Mann. »Wir sehen Manuelito. Erstes Mal. Sie gehen mit. Sie beten.«

Mir schien, als würde alles Blut in meinem Körper in die Magengegend gepumpt. Das war wieder eines dieser völlig unerwarteten, völlig unglaublichen Erlebnisse, die schon allein den Pfarrerberuf lohnen. Ich hatte gemeint, dieser erste Augenblick zwischen Manuelito und seinen Eltern würde der privateste unter den privaten sein. Ich wußte, es war Gott und nicht »ich«, den sie auf der Intensivstation bei sich haben wollten. Aber ich wußte auch, daß sie meine Absicht verstanden hatten.

Der kleine Junge lag im ersten Bett links neben der Tür. Sein Kopf war ganz verbunden, über Kopf und Gesicht war ein durchsichtiges Sauerstoffzelt gespannt.

Er schlief, aber von Zeit zu Zeit hörte man ein winziges Weinen, Geräusche, als würde er jammern. Auf den Augenlidern war Vaseline und um den Arm hatte man die bunte Manschette des Blutdruckmeßgerätes gewickelt. Er war an mehrere Infusionsflaschen angeschlossen und hatte einen Urinkatheter. Noch sah man um die Augen herum kaum eine Schwellung.

Anfangs blieb ich im Hintergrund, stand dort in dem weißen, sterilen Kittel, den jeder tragen muß, der die

Intensivstation betritt. Dann bedeuteten sie mir, näherzukommen. Es gab für uns drei wirklich nicht mehr zu tun, als neben dem Bettchen zu stehen und froh zu sein, daß Manuelito lebte – und zu beten. Und genau das war es, was wir taten.

Wie unangemessen der Versuch doch ist, so etwas aufschreiben zu wollen.

17. Kapitel

Das Geschenk des sterbenden Kindes

Für Riann Miles waren Bestrahlungen angesetzt worden. Kobalt. Der Tumor – der angeblich fünfzehn Jahre oder mehr brauchen würde, um groß zu werden – war bereits riesig. Wirklich riesig. Vielleicht würde die Kobaltbestrahlung das Wachstum eindämmen, vielleicht sogar stoppen. Vielleicht auch nicht.

Sechs Wochen Behandlung, fünf Tage pro Woche. Manchmal wird einem von Kobalt übel, Erbrechen kommt häufig vor. Die Haare fallen aus. Sechs Wochen. Sie würde die ganze Zeit über im Krankenhaus bleiben müssen.

Etwa fünf Tage nach der Schädeloperation konnte Riann den Beobachtungsraum auf Nord 3 verlassen und in ihr eigenes Zimmer umziehen. Sie blieb noch zehn Tage zum Erholen im Krankenhaus. Dann durfte sie für eine Woche nach Hause. Und dann kam sie zurück und die Kobaltbestrahlungen begannen ... für sechs Wochen.

Es ist schwierig, Riann zu beschreiben. Nicht nur, daß ich nie ein anderes Kind wie sie kennengelernt habe, ich habe auch nie überhaupt jemanden getroffen, der mit ihr zu vergleichen wäre. Sie war zu gut, um wahr zu sein.

Zugegeben, es ist leichter, nur die guten Seiten von jemandem zu sehen, der sehr krank ist. Bei Riann war das nicht der Grund. Jeder auf Nord 3 würde das bestätigen, jeder, der sie kannte.

Sie ist schlank, wie ihre Mutter, und hat große, blaue

– strahlend blaue – Augen und eine ganz weiße Haut. Als ich sie kennenlernte, war sie acht. In dem Jahr, das ich mit ihr verbrachte, ist ihr Gesicht erwachsen geworden, es veränderte sich manchmal in das einer weisen, alten Frau. Sie war kein kleines Mädchen mehr. Aber ihre Zuneigung war immer noch so unschuldig und vertrauensvoll und tief wie die eines kleinen Mädchens. Während jener sechs Kobalt-Wochen war Riann viel unterwegs, unternahm allein lange Spaziergänge über die Flure des Krankenhauses und schaute. Sie trug dann immer ein rosa Kleidchen und hübsche Slipper und sah aus wie die »Dame des Hauses«. Und sie war immer leise, immer höflich, nie ungeduldig.

Die Schwestern veranstalteten Parties in dem kleinen Zimmer hinter der Schwesternstation und luden Riann dazu ein. Sie freute sich sehr darüber und war gleichzeitig fast von Ehrfurcht ergriffen, daß ausgerechnet sie am Spaß der Schwestern teilhaben durfte. »Ist das nicht schrecklich nett, daß sie mich eingeladen haben?« fragte sie oft mehrmals, wenn sie abends zu Bett gebracht wurde.

Mit Riann zu beten und sie für die Nacht »einzumummeln« wurde für mich liebe Gewohnheit, sooft ihre Mutter nicht dableiben konnte. Riann rechnete niemals damit, sie bat nie darum, gab mir nicht das Gefühl, es sei mein Pflicht. Aber wenn ich abends lange blieb, gab es keine schönere Möglichkeit für mich, diesen Tag abzuschließen.

Es war während der Zeit der Kobalt-Behandlung, daß ich sie und ihre Mutter am besten kennenlernte. Sechs Wochen sind eine lange Zeit.

Dr. Verdi hatte den Miles' geraten, sie sollten eine Woche lang verreisen, nur sie beide. Herr Miles hatte immer noch große Schwierigkeiten, zu akzeptieren, daß es den Tumor in Rianns Kopf gab. Und Frau Miles war mit ihren Kräften am Ende, war erschöpft und unter wachsender Belastung. Deshalb wurde beschlossen, daß man abwarten wollte, wie Riann in den ersten beiden Wochen unter Kobalt reagieren würde; und dann, wenn alles in Ordnung war, wollten sie in der dritten Woche wegfahren.

Kobalt-Bestrahlungen gehören nicht zu den Dingen, die man mal eben so über den Flur in der Kinderklinik machen lassen konnte. Zu den Kobalt-Bestrahlungen mußte Riann hinübergebracht werden in die Erwachsenen-Klinik. Während der ersten beiden Wochen nahmen mich Riann und ihre Mutter einmal mit, um mir die ganze Prozedur vorzuführen, für den Fall, daß ich Riann dorthin bringen würde, was ich angeboten hatte.

Es war Mitte März, als die täglichen Touren zur Bestrahlung begannen. Riann zog sich morgens an, ging eine Stunde zur Schule – es gab eine Schule in der Kinderklinik – und machte sich dann auf den Weg zur Bestrahlung. Manchmal, wenn sie sich wohl genug fühlte, gingen wir anschließend zu dritt essen.

Riann trug Strümpfe und glänzende schwarze Stiefelchen, kleine bunte Röcke mit dazu passenden Pullovern und einen pelzbesetzten dunkelblauen Kapuzenmantel. Sie sah in Kleidern unglaublich hübsch aus. Ich hatte sie so oft und so lange nur in Nachthemden gesehen.

Ihre Mutter brachte ihr bei, ein Tuch um den Kopf zu binden und im Nacken zu knoten – und das war zum Glück auch gerade »der letzte Schrei«. Sie sah wunderschön aus. Es war kaum zu glauben.

Riann akzeptierte alles – außer Spritzen und Punktionen, und die gab es bei Kobalt-Bestrahlungen nicht – und sie schien sogar ein kleines Abenteuer daraus zu machen.

An dem Tag, an dem ich mit ihr zum ersten Mal »zu Kobalt« ging, erzählte sie mir die ganze Zeit von dem langsamen Paternoster und den Bildern an der Wand und dem kleinen, hölzernen Spielhaus im Wartezimmer.

Als ich hinkam und die riesige, häßliche Kobalt-Bombe sah, konnte ich kaum verstehen, daß sie sich überhaupt noch an irgendetwas anderes erinnern konnte. Sie aber schien es nicht einmal zu bemerken. Oder, falls sie es tat, sagte sie nie etwas darüber.

Zum allerersten Mal ging mir da auf – in der ganzen Tragweite –, wie krank Riann wirklich war ... daß sie eines Tages tot sein würde ... eines Tages, höchst wahrscheinlich lange bevor ihr Haar lang gewachsen war.

Der Bestrahlungsraum war nüchtern und aus Stahl. Ein riesiger Metalltisch stand darin, die Kobalt-Bombe hing darüber. Außer einem kleinen Monitor war nichts weiter im Zimmer.

Riann zog sich fast vollständig aus und krabbelte auf den Metalltisch. Sie fröstelte. Dann richtete ein Techniker den Apparat genau auf die roten Punkte, die auf Rianns Rücken gemalt worden waren – rote Punkte, die sie nicht abwaschen durfte bis zum Ende der Behandlung. Sechs Wochen ohne ein einziges Bad.

Wenn das getan war, mußten wir hinausgehen, wir alle, auch die Techniker. Riann lag auf dem Bauch, ganz still ... sie trug nur einen Schlüpfer und ihre glänzenden schwarzen Lederstiefelchen.

Sie sah so winzig und nackt und einsam aus.

Und das war sie auch.

Innerhalb von ein paar Sekunden war alles vorbei, sie zog sich wieder an und wir drei befanden uns auf dem Weg zum Mittagessen. Riann ging es besser. In der ersten Woche war ihr viermal schlecht geworden. Aber bisher ging es ihr in dieser Woche gut.

Ihre Eltern würden zu einer kurzen Erholung wegfahren können.

Als es Manuelito immer besser ging und er von der Intensivstation wieder in sein Zimmer auf Nord 3 durfte, traute sich seine Mutter eher für ein paar Stunden weg. Eines Tages beschloß sie, einen Kaufhausbummel zu machen.

Ich lieh mir Davids alten Mercedes und fuhr sie hin. Es war zum Totlachen. Sie hatte noch zwei Kinder – Mary, fünf, und Anthony, vier – und sie versuchte, für die beiden und für Manuelito Kleider zu kaufen.

Das Mädchen sei größer als andere Kinder in ihrem Alter, erklärte sie, und der Junge sei kleiner ... und natürlich müßte ich ganz genau wissen, was Manuelito paßt, weil ich ihn ja dauernd sah! (Ich habe in meinem Leben noch nie Kleidung für einen kleinen Jungen gekauft.)

Vollends hingerissen war sie in der Schmuckabteilung und erst recht in der Lebensmittelabteilung. Die Verkäuferinnen waren hilfsbereit und sehr amüsiert, als wir mit unseren Wörterbüchern in der Hand von einer Etage zur anderen stiefelten.

Als wir am Morgen aufbrachen, hatte ich befürchtet, wir würden im Laufe des Tages lange Schweigepausen verbringen müssen. Aber heute meine ich, wir hätten den ganzen Tag keine Sekunde aufgehört, zu reden. Es machte Spaß!

Aber der Zeitpunkt war abzusehen, daß die Cercis nach Hause fahren würden. Es war ein langer Aufenthalt gewesen.

Das Öffentlichkeitsreferat des Krankenhauses hatte beschlossen, eine Pressekonferenz abzuhalten, um die erfolgreiche Operation bekanntzumachen. Manuelito und seine Eltern sollten teilnehmen, Dr. Verdi würde den Operationsverlauf und sein Ergebnis erklären.

Und diese Pressekonferenz war für mich ein unvorhergesehener Test, ob meine Entscheidung, den Journalismus an den Nagel zu hängen, richtig gewesen war.

Niemand in der Kinderklinik wußte, was ich früher getan hatte. Das war keine besonders aufregende Sache, aber ich hatte nicht gewollt, daß meine Vorgeschichte die Meinungen über mich in irgendeiner Weise beeinflußte. Folgerichtig kannten sie nur ein oder zwei Leute, und sie sagten zu, es für sich zu behalten.

Aber ich wußte, wenn ich zu Manuelitos Pressekonferenz käme, würden es alle wissen. Ich kannte jeden einzelnen Fernsehreporter, jeden Kameramann... und sie kannten mich.

Ich hatte Angst davor, wie ich wohl reagieren würde, war unschlüssig, wie ich mich entscheiden würde, wenn die Pressekonferenz herangerückt war.

Frau Cerci hatte mich gebeten, in ihr Zimmer zu kommen, um ihr zu helfen, als Manuelito für seinen »Auftritt« feingemacht wurde – und um mich zu verabschieden. Sie hatten vor, direkt danach abzureisen, und ich hatte Riann versprochen, sie zur Bestrahlung zu bringen, es war also der einzige Zeitpunkt, sich zu verabschieden.

Frau Cerci hielt die Türe geschlossen. Aber die Dame der Public Relations-Abteilung schoß rein und raus. An einer Stelle war die Unterhaltung so vollständig durcheinander, daß Frau Cerci sicher glaubte, die Dame von der Presseabteilung wolle Manuelito falsche Haare aufkleben, um die Fernsehaufnahmen zu »schönen«!

Schließlich war Manuelito angezogen, die Koffer waren gepackt.

Ich hatte einen großen Knopf in einem der Koffer bemerkt, auf dem stand »Küss mich, ich bin Italiener.« Ich lachte. Frau Cerci erzählte, daß Manuelito den Knopf in der letzten Woche von Dr. Verdi geschenkt bekommen habe. Ich lachte wieder, aber mein Magen zog sich zusammen: Riann Miles war so selig gewesen, als sie eben diesen Knopf Dr. Verdi geschenkt hatte ... ich überlegte, warum er ihn wohl hergegeben hatte. Es beunruhigte mich. Die tüchtige Dame klopfte an die Tür. Die Presse wartete ... Frau Cerci hob Manuelito hoch und legte ihn mir in die Arme, ich drückte ihn fest zum Abschied. Dann übernahm ihn Herr Cerci und sie waren fertig.

»Kommen Sie.« bedeutete mir Frau Cerci.

»Nein, gehen Sie nur. Das ist für Manuelito und für Sie, nicht für mich.«

Wir umarmten uns ein letztes Mal.

Danach habe ich sie nicht mehr gesehen.

Die Kameramänner warteten alle in der Ecke der Halle. Meine Ohren waren trainiert. Als das Klicken und Surren aufgehört hatte und keine Lampen mehr brannten, wußte ich, daß sie alle im Konferenzsaal verschwunden waren.

Nichts in mir, rein gar nichts, sehnte sich auf die andere Seite der Geschichte. Sie würden über ein süßes Kind und eine epoche-machende Operation berichten. Sehr wahr.

Aber ich kannte auch die Ängste. Ich kannte den Preis, der für dieses Happy-end bezahlt worden war.

Nein, ich hätte nicht mehr tauschen mögen. Der Entschluß war richtig gewesen. Aber eigentlich hatte ich das auch nie bezweifelt.

Die Pressekonferenz für Manuelito dauerte noch an, als ich mit Riann zur Bestrahlung ging. Das kleine Mädchen war fertig angezogen und abmarschbereit, als ich sie in ihrem Zimmer abholte. Sie hatte all die Fernsehleute gesehen, als sie am Klassenzimmer vorbeigekommen waren, und sie hatte sich von Manuelito schon am Morgen verabschiedet.

»Er war so niedlich. Oh, und er wird mir fehlen. Mammi und ich haben ihm letzte Woche ein Holzspielzeug im Geschenkeladen gekauft. Ich habe es ihm heute morgen gegeben. Hoffentlich gefällt es ihm. Es war von uns allen – von Mammi und Daddy und Allison und Kevin und Eric und mir.«

»Und was ist mit Silberpfeil und Gwennie und Marshmallow?«

(Ein Hund, zwei Katzen), fragte ich.

Sie kicherte. »Oh ja, die habe ich vergessen. Von ihnen auch.«

Zum Glück ging es ihr an diesem Tag gut. Der Klinikbus war voll, sie saß für den kurzen Weg auf meinem Schoß. Merkwürdige Gefühle durchfluteten mich, als ich darüber nachdachte, daß ich ein so krankes Kind hielt – unheilbar krank; ein Kind, das ich zu lieben begann. Das war wohl der Unterschied – die Liebe. Ich habe die kurze Fahrt heute noch lebhaft vor Augen.

Nach der Bestrahlung gingen wir in ein Restaurant in der Nähe der Klinik. Das Essen war gut. Ein Stummfilm lief und Musik spielte im Hintergrund. Riann war begeistert. Sie bestellte Krabben – ihre Lieblingsspeise – und saß hingerissen vor dem »Dick-und-Doof-Film«, kicherte vor sich hin, wenn etwas Lustiges passierte. Sie blieb lange sitzen, nachdem sie ihre Krabben aufgegessen hatte. Ich wußte, sie würde es sagen, wenn sie müde wurde und gehen wollte. Das tat sie auch; aber nicht, bevor sie nicht unsere beiden Portionen Mixed Pickles aufgefuttert hatte – sie ist ein Mixed-Pickles-Fan – und bevor sie nicht die Bierdeckel unter unseren Cola-Gläsern eingepackt hatte – »zur Erinnerung«.

Hätte ich diese ganzen Kleinigkeiten noch im Gedächtnis, wenn ich mit einem gesunden Kind unterwegs gewesen wäre? Ich bezweifle es. Aber damals schon hatte ich begonnen, »schöne Momente« zu sammeln. Ich glaube, das taten wir alle, alle auf Nord 3. Nicht jeder mit dem gleichen Kind, aber jeder mit einem Kind, das ihm am Herzen lag.

Außer vielleicht Dr. Verdi. Sterbende Kinder zu lieben, das war ein Widerspruch, mit dem er kämpfte, zumindest hatte er Schwierigkeiten, es zuzugeben, wenn er sie liebte, sogar sich selbst gegenüber.

Jedenfalls schien es mir so.

Er, Frau Dr. Jenssen und ich aßen ein paar Tage später zusammen.

Immer noch sagte er, er gäbe Riann noch fünfzehn Jahre ... fünfzehn Jahre ... nachdem er den riesigen Tumor gesehen hatte ...

Ich glaube, er ahnte, daß es nicht stimmte ... wußte, daß es nicht stimmte ... wußte, es könnten keine fünfzehn Jahre mehr sein. Aber sagen würde er es nie. Er schien solchen Selbstbetrug zu brauchen.

Dr. Verdi war nicht nur einer der besten – wenn nicht der beste überhaupt – Neurochirurg für Kinder auf der ganzen Welt, er sah unverschämt gut aus, war sensibel, männlich. Christian Verdi war Mitte vierzig, sah etwas jünger aus, fuhr einen Maserati, trug italienische Stiefel und maßgeschneiderte Hosen und hatte eine Schwäche für »Gucci« – er hatte fast alles von »Gucci«.

Sein Haar war braun und wurde langsam grau, er trug es lang und es war dick und wellig. Er bewegte sich im Haus voller Autorität, Hektik und dennoch Würde. Und er verstand es, einer Frau in weniger als zwei Sekunden irgendetwas zu sagen, das ihr das Gefühl gab, nicht ganz sicher zu sein, ob er sie nicht im Vorbeigehen verführt habe.

Natürlich war er verheiratet.

Eines Tages diskutierten wir miteinander, wie es ist, Pfarrer zu sein; und wie es, in seinem Fall, ist, so hart für Kinder wie Riann zu arbeiten, nur um am Ende zu entdecken, daß sein Können begrenzt ist, daß trotz der Kenntnis medizinischer Wissenschaft und chirurgischer Fähigkeiten ein Kind sterben muß.

Während des Gesprächs spürte ich Verzweiflung in

seiner Stimme, seine Schwierigkeiten, als Chirurg aufzugeben, annehmen zu müssen, daß ein Kind nicht zu retten ist. Und wenn er einmal aufgegeben hatte, kam die Schwierigkeit hinzu, dieses noch lebende Kind als menschliches Wesen anzusehen. Ich hatte das Gefühl, wenn er einmal seine medizinische Niederlage eingestanden hatte, dann war das Kind für ihn tot.

Vielleicht tue ich ihm Unrecht. Aber ich glaube nicht.

Dr. Verdi war nicht der Typ Mann, der eine Diskussion über seine möglichen Schwächen zugelassen hätte. Er schien nicht viele zu haben. Aber er wollte niemanden auch nur eine einzige erkennen lassen. Deshalb zögerte ich, ihm ein paar Tage später »Das Geschenk eines sterbenden Kindes« zu geben. Schließlich tat ich es doch. Ich sagte mir, wenn es so etwas wie freundschaftliche Zusammenarbeit überhaupt gab, dann dürfte es keine nach dem Motto sein »Jawohl, Chef« oder »Selbstverständlich, gnädige Frau«. Es müßte eher eine Zusammenarbeit der gemeinsamen Sorge, des wachsenden Vertrauens und des gegenseitigen Respekts sein.

Das Geschenk des sterbenden Kindes

Sie ist nicht mehr dieselbe.
Sie ist nicht mehr dieselbe!
Ihr Haar ist abrasiert.
Ihr Kopf ist aufgeschnitten.
Der Tumor in ihrem Gehirn kann nicht herausoperiert werden.

Sie wird sterben.
Oh Gott! Sie ist nicht mehr dieselbe.
Sie wird nie mehr dieselbe sein.

Schau! Sie geht merkwürdig.
Schau. Sie geht überhaupt nicht mehr.
Horch! Ihr Gedächtnis verläßt sie.
Horch. Alles ist still.
Es gibt nichts mehr zum Erinnern.
Sie kann nicht sehen.
Sie kann nicht hören.
Sie kann nicht mehr lächeln, Doktor.
Sie kann nicht einmal mehr lächeln.

Der Tumor hat Dein Kobalt überlebt.
Der Tumor hat Deine Chemotherapie überlebt.
Der Tumor hat Dich überlebt, Doktor.
Oder hast Du schon vor Wochen aufgehört, hinzuschauen?

Sie ist nicht mehr dieselbe, ihre Eltern weinen.
Wir haben alles getan, was wir konnten, sagst Du, und gehst weiter.
Nichts mehr ist zu tun. Nichts mehr außer Warten ...
Beeil Dich und stirb.
Beeil Dich und stirb.
Wir halten es nicht mehr aus.
Oh, verdammt, Gott! Warum?
Vergiß es. Danach kommt nichts mehr.
Eines Tages werden wir einen Weg finden.
Eines Tages werden unsere kranken Kinder nicht sterben.

Stiehl Dich ganz leise in ihr Zimmer, Doktor.
Die Laken sind weiß und glatt.
Sie ist sehr blaß.
Sie erkennt Dich nicht.
Bis zur nächsten Visite wird sie tot sein.
Nimm jetzt ihre Hand, die Deine nicht mehr drücken wird,
Und ich werde Dir sagen, was Du versäumt hast.

Du hast versäumt, zuzuhören, wenn sie von guten Zeiten sprach.
Du hast versäumt, den Kummer, der aus einem Halbsatz sprach,
Mit einem Kuß zu lindern.
Du hast versäumt, Zeiten zu erleben, in denen sie
Der Schwester ein Stück Schokolade schenkte.
Und Zeiten, in denen sie einen großen grünen Knopf trug,
auf dem stand: »Kahl ist schön.«
Und Du hast es nicht verstanden,
Den winzigen Augenblick der Freude zu bewahren, den sie hatte,
als sie Dir den ulkigen Knopf schenkte ...

Du hast versäumt, auf sie zu warten, während sie
All die kleinen Dinge tat, solange sie es noch konnte.
Du hast versäumt, sie beten zu hören,
Daß die Kanülen in ihrem Kopf funktionieren mögen.
Du hast versäumt, sie darum beten zu hören,
daß Du eine »Gute Nacht« haben mögest.
Du hast versäumt, ihr einen Gute-Nacht-Kuß zu geben.
Du hast versäumt, ihr überhaupt je einen Kuß zu geben ...

Und so, Doktor, hast Du das Geschenk eines sterbenden Kindes versäumt.

Denn wenn Du die Zeit mit ihr geteilt hättest –
Wenn Du bei dem sterbenden Kind geblieben wärest,
Hätte sie Dir noch etwas beigebracht.
Sie hätte Dich gelehrt, ihr Leben, und auch Deines
Nicht nur an der Vollkommenheit zu messen,

Sondern auch an den Geschenken –
An beiden, an denen, die gemacht,
Und denen, die erhalten werden.

Denn das sterbende Kind wird Dir zeigen,
Wenn Du es nur läßt,
Daß das größte Geschenk
Nicht vom Beifall begleitet wird,
Nicht mit einem Dankeschön belohnt wird,
Daß das größte Geschenk
Ein glückliches Lächeln nicht mehr sehen wird.
Denn das größte Geschenk wird gemacht und erhalten,
Wenn Du versuchst, ohne Bedingung zu lieben.
Wenn Du nichts mehr tun kannst,
Wenn Du das sterbende Kind freigeben mußt – für den Tod,
Dann ist es am schwersten, zu lieben,
Denn dann ist es eine Liebe ohne Bedingung.
Weil Du eine Antwort nicht mehr erwarten kannst.

Wenn das der Moment ist, wo Du denkst,
Du seist am weitesten von Gott entfernt,
Dann ist das der Moment,
Wo Du Dich am meisten irrst.

Denn wenn Du lernst, die letzten Augenblicke
Mit einem sterbenden Kind zu teilen,
Dann wirst Du lernen, Gottes größtes Geschenk an die Menschen zu teilen:
Seine bedingungslose Liebe zu uns
Trotz seiner Machtlosigkeit
Angesichts unsrer Freiheit, ihn zurückzuweisen.

Wenn Du ein sterbendes Kind lieben kannst, Doktor,

Trotz Deiner Ohnmacht
Angesichts seiner Freiheit, zu sterben –
Dann kannst Du nicht umhin, Gott zu berühren.
Dann werden Deine Tränen auf Licht fallen,
Dann wirst Du gelernt haben,
Geschenke mit einem sterbenden Kind zu teilen –
Über alle Diagnosen und Befunde hinaus.

Er sagte, er möge es, hätte verstanden, was ich meinte. Aber ich bin heute noch nicht sicher. Er hatte mir einmal gesagt, er wolle die Dinge, die ich über Manuelito geschrieben hatte, einrahmen. Über dieses sagte er nie das gleiche.

Es ist eine heikle Sache, das Ich eines Mannes in Frage zu stellen ... vor allem eines brillanten Mannes auf dem Höhepunkt seiner Karriere. Er ist so leicht zu verletzen.

18. Kapitel
Gebete mit Riann

Riann hat immer gern über ihre Familie gesprochen. Es war offensichtlich eine glückliche Familie.

»Warum schreiben wir nicht Geschichten über Eure Familie auf?«, schlug ich eines Abends vor, während ihre Eltern ihren Kurzurlaub verlebten. »Wir nehmen uns jeden Abend ein Familienmitglied vor, solange Deine Eltern fort sind, und wenn sie wiederkommen, dann werden wir alle Geschichten auf einer großen Karte aufgeklebt haben und sie ihnen zeigen.«

»Du meinst, als Willkommensgruß?«

»Genau das.«

»Oh, das ist eine gute Idee! Aber schreiben ist nicht meine Stärke; könntest Du das nicht tun?«

»Mach ich. Du erzählst mir einfach, was Dir an den einzelnen Personen gefällt, eine pro Abend, und ich schreibe es auf. Dann klebe ich alles auf große bunte Papierbögen und Du unterschreibst mit ›In Liebe, Riann‹ und an den unteren Rand jedes Blattes schreibst Du das Datum.«

»Das ist wirklich eine gute Idee. Die werden Augen machen!«

Ich wußte, was ich tat. Frau Miles würde es auch wissen ... und vielleicht sogar Herr Miles ... Es würde vielleicht ein bißchen schwierig sein, gerade jetzt die richtigen Worte zu finden. Aber eines Tages würden sie viel bedeuten.

Für Riann war das nichts anderes als ein hübscher Vorschlag für ein Willkommensgeschenk. Und für sie sollte es auch gar nicht mehr sein.

Die Sache machte Spaß. Jeden Abend vor dem Beten brachte ich mein braunes Notizbuch und meinen Füller mit und wir saßen in ihrem Zimmer und dachten nach. Meistens dachte sie nach.

»Oh je, was soll ich denn sagen?« zerbrach sie sich den Kopf. Und dann saß sie erst mal eine lange Zeit mit zerfurchter Stirn da und grübelte. Schließlich, fast ein bißchen schüchtern und entschuldigend, weil es so weltbewegend nun auch wieder nicht sei, erzählte sie etwas, was ihr gefiel, oder etwas Ulkiges, woran sie sich erinnerte, immer etwas, was ihr zu der Person, die gerade dran war, einfiel. Zufallsgeschichten. »Das ist wirklich nicht besonders aufregend«, pflegte sie hinzuzufügen.

»Es soll auch gar nichts Aufregendes sein«, beruhigte ich sie. »Es sollen einfach Dinge sein, an die Du Dich erinnerst, Dinge, die Du besonders magst. Man nennt das ›Gedankensplitter‹.«

»Wie bitte?«

»Also paß auf: Wenn Dich jemand nach irgendeinem Menschen fragt, den Du kennst, dann sollst Du sagen, was Dir als erstes dazu in den Sinn kommt. Denn das sind die Dinge, die einen normalerweise am meisten beeindrucken.«

»Jetzt habe ich es verstanden.« Sie hatte es wirklich.

»Das habe ich alles gesagt?« Sie war völlig aus dem Häuschen, als ich ihr das Willkommensbuch in seiner endgültigen Fassung zeigte. »Ja sicher hast Du.«

»Oh wie schön. Und die Bilder sind schön«, kicherte sie.

Ich hatte ein paar kleine Illustrationen auf die Ränder gezeichnet, simple Bildchen. Sehr simple.

Am liebsten mochte ich die »Daddy«-Seite und die »Kevin«-Seite.

Daddy
Wenn Daddy läuft, kann man ihn hören ...
Morgens zum Beispiel,
wenn er die Treppe herunterkommt ...
Seine Schuhe machen nämlich so ein Geräusch,
so ähnlich wie »tack, tack, tack«.

Im Sommer,
Wenn wir nicht zur Schule müssen,
Daddy aber zur Arbeit muß,
Dann hören wir morgens, wenn wir aufwachen,
Sein Auto wegfahren,
Denn sein Auto macht auch komische Geräusche.

Manchmal beim Essen,
Wenn die Jungens nur Unsinn machen,
Sagt Daddy: »Macht mal halblang,
kommt mal wieder auf den Teppich«,
Und Allison und ich machen ihn dann manchmal nach,
wir sagen: »Macht mal halblang,
kommt mal wieder auf den Teppich«,
Aus Jux.

Wenn wir das sagen, stehen wir immer auf,
Und wenn wir dann sagen:
»Kommt mal wieder auf den Teppich,«
Dann gehen wir langsam in die Knie. Bis zum Boden.

Manchmal, wenn Daddy sagt,
Er müsse sich die Haare schneiden lassen,
Dann schau ich ihn an und denke,
Er sieht eigentlich ganz schön so aus
Und er braucht keinen neuen Haarschnitt.

Ich glaube, ich habe einen lieben Daddy.
In Liebe Riann ... 17. März

Kevin
Kevin ist mein Bruder.
Er ist zwölf.
Er hat ein Fahrrad und fährt manchmal damit.
Jetzt im Winter fährt er nicht damit.

Kevin hat einen Hund, der Silberpfeil heißt.
Ein komischer Name für einen Hund!
Silberpfeil ist ein Basset,
Und er streunt immer in der Gegend rum.

Die Straße hinauf wohnt ein anderer Hund,
Zu dem er immer geht.
Mein Vater und Kevin müssen ihn meistens dort holen.
Aber es ist ein lieber Hund,
Obwohl er immer herumstreunt.

Silberpfeil ist ganz kuschelig.
Jedesmal wenn man ihm über den Kopf streichelt,
Bleiben dicke Flocken von seiner Wolle an der Hand.

Kevin hat eine Freundin,
Aber wir ziehen ihn damit nicht auf.
Vielleicht knufft er mich,
Weil ich das jetzt verraten habe.

Manchmal ist Kevin sehr drollig und erzählt Witze.
Er hat die Reliquien in die Whiskytüte gepackt.
Manchmal nennt er mich »Mondkabel«,
In letzter Zeit meistens.
Und ich finde, das ist ein lustiger Spitzname!

In Liebe Riann . . . 19. März

Riann stand noch dreimal auf, um die Karte ganz zufällig so zu arrangieren, daß die Eltern sie sofort sehen mußten, wenn sie zurückkämen... und zwar jedesmal, nachdem jemand ins Zimmer gekommen war und sie übersehen hatte. Sie war ganz aufgeregt. »Sie bringen mir ganz bestimmt eine kleine Überraschung mit«, sagte sie. »Und nun habe ich auch eine Überraschung für sie!«

Mit Riann zu beten, war manchmal schwierig – für mich. Es lag an ihrer Offenheit und ihrem Witz und ihrem Gottvertrauen. Natürlich hatten Worte wie »Tumor« oder »Kanülen« für sie nicht die gleiche Bedeutung wie für mich. Aber wenn ich hörte, wie sie so frei in ihren Gesprächen mit Gott damit umging, fing ich an zu frieren.

Der Ablauf war immer der gleiche. Zuerst suchten wir aus der violetten Whiskytüte einige der Reliquien heraus. Meistens wählte sie zwei aus, manchmal drei. Oft kommentierte sie »das ist mein liebstes« oder »das hier hat mir meine Omi geschickt, da ist ein Stück vom richtigen Kreuz drin.«

Dann suchten wir uns beide ein Gebet aus einem Buch aus. Ihr liebstes hieß »Mut«.

Und dann fingen wir an. Sie wollte jedes Mal, daß ich den Anfang mache. Deshalb las ich zuerst das Gebet, das ich für mich ausgesucht hatte, und dann sprach ich eines frei.

Und dann betete sie.

Mut
Lieber Gott, mach mich tapfer,
Laß mich wieder zu Kräften kommen
nach den Schmerzen,
So wie ein Baum sich wieder aufrichtet
nach dem großen Regen,
Wieder schön und groß und strahlend wird.

So wie sich das vom Sturm geduckte Gras
wieder erhebt,
So laß mich nach dem Kummer wieder aufleben
meine Tränen trocknen,
Wohl wissend, daß Dein Weg der richtige ist.

Lieber Gott, mach mich tapfer,
Auch wenn mich so viele Dinge verwirren.
Hilf mir, meinen Weg zu gehen,
Hilf mir, geradeaus zu sehen,
Darauf zu vertrauen, daß aus dem Dunkel
Immer wieder Licht kommt.

Und dann sprach sie weiter. »Lieber Gott, ich hoffe, daß meine Mammi gut schlafen kann und daß Daddy gut schlafen kann und daß Allison und Kevin und Eric und Dr. Verdi und Dr. Jenssen und Nina und alle Ärzte und Schwestern gut schlafen können ... und alle Kinder im Krankenhaus auch. Und Silberpfeil und Gwennie und Marshmallow ...

Ich danke Dir für einen schönen Tag. Ich danke Dir, daß es mir nach der Bestrahlung nicht schlecht geworden ist. Das ist schon der zehnte Tag hintereinander, ohne daß mir schlecht geworden ist!

Bitte, laß meinen Tumor nicht noch größer werden. Bitte, mach, daß ich keine Kopfschmerzen mehr habe. Und sag bitte den Kanülen in meinem Kopf, sie sollen gefälligst funktionieren.

Bitte, laß morgen so schön sein wie heute.«

Danach schaute sie von ihren gefalteten Händen auf und sah mich an, um mir zu zeigen, daß sie nun fertig sei und wir zusammen das Vaterunser beten könnten. Ich habe es schon erwähnt, daß ich immer noch nicht imstande bin, daß Vaterunser zu beten, ohne an Riann zu denken, ohne ihre helle Stimme zu hören, die es mit mir zusammen gebetet hat. Wenn ich mir ganz große

Mühe geben würde, nicht daran zu denken, würde es mir vielleicht gelingen. Aber vielleicht will ich mich erinnern. Vielleicht gibt gerade diese Erinnerung dem Gebet eine tiefere Bedeutung.

Der letzte Tag der Kobalt-Behandlung kam. »Ich kann baden! Ich kann es wirklich kaum noch abwarten! Ein richtig schönes Bad!« sagte Riann erwartungsvoll.

Riann war die Kobalt-Bestrahlungen leid. Und obwohl sie sich kaum beklagte, wußten wir, daß es ihr etwas ausmachte, zu sehen, wie das wenige nachgewachsene Haar büschelweise ausfiel.

Und immer noch war sie wunderschön.

Die letzte Bestrahlung war für einen Freitag angesetzt, am Samstag würde sie nach Hause gehen. Jeder auf Nord 3, der Riann kannte, freute sich mit ihr. Sie hatte den größten Teil des Winters im Krankenhaus verbracht und nun, bald, würde sie nach Hause dürfen. Danach begann das, war wir als »Gnadenfrist« bezeichneten.

Wir alle auf Nord 3 wußten, sie würde eines Tages wiederkommen, würde erneut Patientin sein, würde ziemlich sicher hier sterben.

Aber wann? Wie lange noch? Wieviel an Schmerzen? Das sind die entsetzlichen, offenen Fragen, die Fragen jeden Tages aufs neue. Das Warten auf die letzte Phase.

19. Kapitel

Eine Nottaufe

An jenem Samstag, an dem Riann nach Hause fuhr, nach Rock Shores, fand in dem kleinen Krankenhaus eines Städtchens tief im Süden ein Gespräch statt. Man stellte Ken Harrington vor die Wahl: das Kind, das in diesem Augenblick geboren werden sollte, hatte einen so großen Kopf, daß die Ärzte entweder den Schädel zertrümmern mußten und das Kind auf natürliche Weise zur Welt kommen ließen – aber tot; die andere Möglichkeit war ein Kaiserschnitt mit der Chance, das Baby zu retten. In beiden Fällen war jetzt schon sicher, daß das Kind schwere Mißbildungen haben würde.

Was sollte der arme Mann tun? Er sagte Kaiserschnitt. Man braucht Zeit, um zu beschließen, daß es das Beste wäre, das eigene Kind »umzubringen«.

Ich warf einen Blick auf Lisa Harrington, als sie Stunden später im Brutkasten vom Eingang durch die Halle auf Nord 3 gebracht wurde. Trotz der rasenden Geschwindigkeit, mit der sie transportiert wurde, wußte ich die Diagnose sofort: Wasserkopf.

Ihr Kopf war riesig; und als ich genauer hinsah, bemerkte ich, daß beide Füße nach innen gedreht und verkrüppelt waren. Klumpfüße. Aber es war vor allem ihr Kopf, dieser unförmig große Kopf.

»Bleiben Sie besser in der Nähe.« Das war Patrick McMahan. »Sie macht es vielleicht nicht mehr lange. Aber denken Sie daran«, fügte er hinzu, »die Mutter ist immer noch im Krankenhaus und der Vater mußte mit der Ambulanz zurückfahren, deshalb meine ich, Sie sollten für das Kleine hierbleiben ...«

»Oh ja, bleiben Sie.« Das war Dr. Gary Suter. »Mir sind die Zigaretten ausgegangen!« Er warf einen begehrlichen Blick auf meine fast volle Packung. (Es ist schön, gebraucht zu werden). »Wir machen Gefäßaufnahmen, um zu prüfen, wieviel Hirnmasse da ist, und dann werden wir wohl Kanülen einführen«, sagte Dr. Suter.

Ich ging mit. Dr. McMahan tat sich furchtbar schwer, die Arterien zu finden. Dann, mitten in der Prozedur, ging es dem Baby rapide schlechter. »Sie wird es vielleicht nicht überleben.«

»Ich frage mich, ob sie wohl getauft ist?«, sagte ich. »Wenn sie katholisch ist, könnte das eine Rolle spielen.«

»Sie haben recht. Wir müssen das herausfinden. Es ist wichtig.« Patrick McMahan ist Katholik.

Der Rückruf kam. Das Baby war nicht getauft und es war derzeit auch nicht möglich, die Religionszugehörigkeit zu klären.

»Walten Sie Ihres Amtes, Nina. Das tut ja nicht weh. Und schaden kann es auch nichts«, sagte Dr. McMahan, der immer noch verzweifelt versuchte, die zweite Arterie zu finden.

»Ist recht.« Ich war schrecklich nervös. Ich hatte noch nie ein Kind getauft. Ich wußte, daß es in Notfällen legal war, besonders in der katholischen Kirche, aber trotzdem zitterten mir die Knie.

Auf alle Fälle hatte ich nicht mehr viel Zeit zum Nachdenken. Es mußte schnell gehen. Wir besorgten einen kleinen Pappbecher. Patrick McMahan und ich stellten uns rechts und links von dem Baby auf ... von dem Baby, dessen Kopf zurückgebogen war und von zwei Gummizangen festgehalten wurde; dieses Baby, in dessen Genick eine Nadel in der Arterie steckte; dieses Baby, das als kleines Bündel auf dem Metalltisch unter dem Röntgenapparat lag ... und ich goß Wasser auf seine Stirn und sagte: »Ich taufe Dich im Namen des Vaters und des Sohnes und des Heiligen Geistes. Amen. Der Herr segne Dich und behüte Dich, er lasse sein Angesicht leuchten über Dir und sei Dir gnädig, jetzt und immerdar. Amen.«

Ich küßte das Kind. Dr. McMahan auch. Gary Suter zündete sich eine Zigarette an und machte eine Eintragung über diese Nottaufe und Dr. McMahan erwischte die andere Arterie und ich schaute zu. Meine Knie fühlten sich immer noch komisch an.

Das Kontrastmittel kam nirgends an. Es blieb einfach stehen. Lisa Harrington hatte kein Gehirn.

Auf den vollständigen, normalen Gefäßaufzeichnungen kann man das Kontrastmittel ablesen wie das Bild eines Baumes, mit zwei Hauptzweigen und vielen kleinen Verästelungen, die davon abgehen und sich ausbreiten – von der Stirn bis zum Hinterkopf. Aber in Lisa Harringtons Kopf gab es keine Linien, die das Kontrastmittel nachzeichnen konnte. Es gab keine Verästelungen auf dem Röntgenbild. Nur die beiden Hauptzweige. Darüber hinaus schlicht nichts.

»Ich plädiere gegen einen Eingriff«, sagte Patrick McMahan. »Es ist sinnlos. Es ist grausam. Warum soll sie noch länger leiden? Sie wird sterben.«

»Ich stimme Ihnen zu, zumindest im Moment,« sagte Gary Suter, der Patrick McMahans Vorgesetzter war. »C.B. (Dr. Verdi) muß die endgültige Entscheidung treffen, wie Sie wissen.«

»Ja, ich weiß.«

Es ging sicher nicht um eine Meinungsverschiedenheit zwischen Dr. McMahan und Dr. Verdi. In solchen Fällen gibt es kein »richtig« oder »falsch«. Aber dieses Problem gewinnt zunehmend an Bedeutung: Behandeln oder Nicht-Behandeln, wenn man weiß, ja, wenn es unumstößlich sicher ist, daß der Patient in jedem Fall sterben wird.

Der Arzt in dem kleinen Krankenhaus im Süden hatte die Entscheidung über die Geburt dem Vater überlassen. Aber, bei aller Fairness, hatte irgendeiner von ihnen in der entstandenen Krisensituation die Zeit, mehr als nur instinktiv zu handeln? Und in fast allen Fällen sagt uns unser Instinkt doch, Leben zu retten.

Vielleicht hätte der Wasserkopf des Kindes unter Kontrolle gebracht werden können. Vielleicht hätte es einen gesunden Körper und ein gesundes Gehirn und ein gesundes Nervensystem haben können. All das konnte man nicht genau sagen, als Lisa sich anschickte, den Schoß ihrer Mutter zu verlassen.

Nun aber wußte man Bescheid. Wie lange und wie intensiv sollte ein Arzt jetzt noch »behandeln«? Wie viele medizinischen Eingriffe sollten nun noch vorgenommen werden... wenn sie doch nur das Sterben verlängerten, statt das Leben zu erhalten?

Dr. Verdi ordnete für Lisa Harrington eine »Weiche« an. Hatte sie bisher wie ein kleiner Basketball ausgesehen, so sah ihr Kopf bald aus wie eine große Pflaume. Orthopäden legten Lisas Beine und Füße in Gips und sie legten steife Manschetten um die Hände, um die verkrümmten Finger zu richten. Und die Schwestern schoben ihr Bettchen vom Fenster weg... damit Besucher nicht auf dem Korridor stehenbleiben würden, um sie anzustarren.

Es kann sein, daß Lisa Harrington Schmerzen hatte, als sie all diese Verordnungen über sich ergehen lassen mußte. In Anbetracht der Umstände mußte die Frage erlaubt sein: Waren das nicht übertriebene Mittel? War das notwendig? Hätte man ihr nicht eher erlauben sollen, in Frieden zu sterben, ohne Operation, ohne Gips, ohne Manschetten... nur gefüttert zu werden, versorgt zu werden und in Frieden sterben zu dürfen?

Was bedeutet denn Leben? Hört es auf, wenn der Herzschlag aussetzt... wenn die Gehirnfunktionen aufhören ... oder wenn jemand, unfähig Liebe zu geben oder zu erhalten, zurückgelassen wird?

Mir ist nie ganz klar geworden, warum die Ärzte das alles an – oder für – Lisa Harrington getan haben. Es scheint, daß sie hin und wieder Höchstleistungen vollbringen wollen. Manchmal wenden sie alle nur erdenklichen Mittel an, um ein Neugeborenes zu behandeln, von dem sie genau wissen, daß es sterben wird. Aber bei einem älteren Kind im letzten Stadium eines unheilbaren Hirntumors verzichten sie auf alle ihre Kunstgriffe und verhalten sich gnädig; ganz leise »öffnen sie das Fenster und schließen die Tür.«

In jedem Fall, das muß man auch sehen, haben die Ärzte ihre Chance gehabt. Ich glaube, wenn man Arzt ist, wenn Leben zu retten das ist, wofür einer lebt, dann kann er nicht anders handeln: zu retten versuchen, allen Widerständen zum Trotz. Und am Ende leise das Fenster zu öffnen und das Kind freizugeben ... damit es sterben kann.

Mir graut jetzt schon vor dem Tag, an dem pharisäerhafte Moralisten öffentlich über die Leben-oder-Tod-Entscheidung lamentieren, über die Entscheidungen, die die zuständigen Ärzte auf den stillen Fluren der Krankenhäuser zu finden haben. Solche Entscheidungen fallen Tag für Tag – Entscheidungen pro Behandlung, Entscheidungen contra Behandlung, Entscheidungen, auch das letzte zu versuchen, Entscheidungen, den Stecker herauszuziehen, ein Gerät abzuschalten. Aber solange ich nicht selbst vor eine solche Entscheidung gestellt werde, habe ich nicht die Absicht, Verhaltensweisen vorzuschreiben.

Lisa Harrington wurde schließlich in ein Pflegeheim überwiesen, wo sie einen Monat später starb. Sie war katholisch. Ihr Vater weinte vor Erleichterung, als er von der Taufe erfuhr.

20. Kapitel

Kaum noch Hoffnung für Alex

Alex Felini war immer noch bewußtlos. Sie hatten ihn noch dreimal operiert, von dem Tag an, an dem wir in der Kapelle gebetet und geweint hatten. Aber es hatte nichts geholfen.

An einem Samstag – meinem letzten offiziellen Samstag in der Kinderklinik – hörte Alex auf zu atmen. Er lag auf 383, einem kleinen Privatzimmer, direkt neben dem Beobachtungsraum auf Nord 3. Er lag schon über einen Monat dort. Sein Kopf war verbunden, die Kanüle war außen am Kopf angelegt. Er hing gleichzeitig an zwei Infusionen. Er war immer noch gelähmt. Seine Augen standen nun offen, aber sie reagierten nicht auf Licht und nicht auf Bewegung.

Wir wußten nicht, ob er uns hören konnte oder nicht. Aber alle sprachen mit ihm. Wir erzählten ihm Krankenhaus-Neuigkeiten und lustige Dinge, die die Ärzte und Schwestern angestellt hatten. Seine Eltern sprachen mit ihm. Über alles, was zuhause vor sich ging, über seine Schwestern, Chrissy und Sandi, über Autos und Baseball und Pferde.

Sein Vater hatte ihm sogar ein Tonband besprochen, auf dem alle Familienmitglieder etwas erzählten, und er hatte die Schwestern gebeten, es ab und zu zu spielen, wenn er und seine Frau nicht dasein konnten.

Manchmal glaubten wir, Alex habe sich bewegt. Manchmal glaubten wir, ein Geräusch zu hören. Vielleicht stimmte es auch. Wir träumten von ihm ... träumten davon, daß er aufwachen, sich aufsetzen, sprechen würde, daß er die Flure hinunterlaufen würde mit seinem Schießgewehr, daß er sagen würde »Quack, quack, ich bin eine Ente« – eines seiner Lieblingsspiele.

Aber das waren nur Träume. Und an jenem Samstag hörte er auf zu atmen.

Ich saß am Ende der Halle im Warteraum. Ich sah Tony Felini vorbeigehen, als er Alex besuchen kam. Er war gut gelaunt. Er blieb einen Moment stehen, um zu quatschen, dann ging er weiter auf 383 zu.

Keine drei Minuten später kam vom anderen Ende der Halle ein markerschütternder Schrei. Kein Schauspieler könnte ihn nachmachen. Er erzählte eine Geschichte ohne Worte.

Tony Felini stürzte schreiend aus 383. »Oh Gott! Oh nein! Alex! Alex! Nein! Nein! Nein! Oh Gott! Laß ihn nicht sterben! Alex, Du darfst nicht sterben! Alex, Du darfst nicht sterben!«

»Code 1111 – Nord 3, Zimmer 383. Code 1111 – Nord 3, Zimmer 383. Code 1111 – Nord 3, Zimmer 383. Code 1111 – Nord 3, Zimmer 383.«

Manche Krankenhäuser sind vornehmer. Sie rufen Dr. Sam Smith oder Dr. Red aus, wenn sie in Wirklichkeit »Notfall« meinen. Aber es meint das gleiche. Man merkt es bald. Keiner braucht lange in der Kinderklinik zu sein, um zu wissen, daß »Code 1111« Alarmstufe 1 bedeutet – unterbrecht alles, was ihr tut, laßt alles stehen und liegen, rennt, kommt so schnell wie möglich – Atmung hat ausgesetzt.

Das Personal stürzte auf die Flure. Die Neurochirurgen, die vor einer Viertelstunde erst ihre Visite beendet hatten, rannten gleichzeitig die Hintertreppe herauf.

Keiner von ihnen konnte an Tony Felini heran. Er war aus Alex' Zimmer gerannt und stand nun in der Mitte des Schwesternzimmers mit wild rudernden Armen, schreiend wie ein Tier. Niemand wagte sich in seine Nähe. Wenn einer versucht hätte, ihn anzusprechen, ihn zu beruhigen, er hätte ihn nicht gehört.

»Können Sie bei ihm bleiben?«, wurde ich gefragt, während die Schwestern durcheinanderliefen.

»Gewiß«, sagte ich. Aber es gab nichts zu tun als dazustehen und zu schauen. Auch der stärkste Mann hätte nichts ausrichten können.

Auf der Schwesternstation von Nord 3 steht ein großer Kühlschrank. Tony Felini ging mit Fäusten auf ihn los. Seine Augen waren wild, sein Gesicht starr und weiß.

Es gab nichts, wo er hätte hinlaufen können.

Immer und immer wieder schlug er den Kopf gegen die Wand.

»Nin« – Carrie Felini war der einzige Mensch, den ich kannte, der sogar Nina noch abkürzen konnte – »ist er tot?«

Alex' kleine, dunkelhaarige Mutter stand im Schwesternzimmer an der Wand... still, gefaßt. Nur eine einfache Frage.

Sie war in der Cafeteria gewesen, als die »Code 1111-Ansage« kam. Sie hatte sie verstanden.

»Ich weiß es nicht, Carrie.«

»Nein.« Mary Cooke war hereingekommen. »Es geht ihm gut, Frau Felini. Die Atmung hat nur für ein paar Sekunden ausgesetzt. Jetzt ist wieder alles in Ordnung.«

»Danke, Mar.«

»Es ist alles in Ordnung, Herr Felini«, wiederholte Mary an Alex' Vater gewandt. »Alles in Ordnung. Die Atmung funktioniert wieder. Warum setzen Sie sich nicht? Gehen Sie ins Hinterzimmer. Es geht ihm gut. Sie können gleich zu ihm.«

Irgendwie gelangte Tony Felini ins Hinterzimmer. Er saß ganz still... sah nichts, hörte nichts... saß nur da und starrte vor sich hin. »Alex, Du darfst nicht sterben.

Komm, Alex, sei lieb, Alex. Du darfst nicht sterben. Lieber Gott, bitte laß ihn nicht sterben. Ich habe so sehr darum gebetet. Komm, Kind. Ich habe Dich lieb.«

Die Worte kamen monoton, leise wie ein Echo. »Ich habe Dich lieb ...«

»Weißt Du, Nin, ich glaube, ich bin egoistisch, aber ich wollte, es wäre vorbei. Jetzt bin ich so weit, daß ich mir wünsche, er würde sterben. Ich meine, wenn es wirklich nicht besser wird. Wenn es eine Chance gäbe, daß sich das ändert, dann würde ich warten, und sei es noch so lange. Aber wenn nicht, warum läßt man ihn dann so liegen, tagein und tagaus?«

Carrie Felini stand immer noch an der Tür vom Schwesternzimmer. Tony Felini saß immer noch im Hinterzimmer. Ich ging auf und ab. Die Ärzte und Schwestern waren noch immer bei Alex im Zimmer.

»Und alle Freunde und Verwandten,« sagte Carrie weiter, »sie meinen es ja gut, versteh mich nicht falsch, aber es ist jeden Tag gleich. Sie meinen, sie müßten anrufen. Und dann fragen sie jeden Tag das gleiche: ›Wie geht es Alex? Irgendetwas Neues? Hat er Fieber? Was macht der Blutdruck? Was ist mit der Gehirnschwellung? Sind die Augen immer noch so tot? Scheint er jetzt mehr mitzukriegen?‹

Wenn sich der Zustand verschlechtert hat, scheinen sie es nicht gehört zu haben. Wenn er sich gebessert hat, versuchen sie, sich daran zu klammern, versuchen sie, mich aufzubauen, sich aufzubauen. Dabei wünsche ich mir nur noch, sie möchten mich in Frieden lassen. Wenn sich wirklich eine dramatische Änderung ergibt, werde ich es sie schon wissen lassen. Aber es ändert sich ja nichts, Tag um Tag, Woche um Woche. Am liebsten würde ich nicht mehr ans Telefon gehen, aber dann habe ich immer Angst, es könnte das Krankenhaus sein.

Tony schafft das auch nicht. Ich glaube, Alex wird

sterben. Ehrlich. Ich glaube auch, daß viele hier anfangen, so zu denken. Nur Tony nicht. Tony wartet immer noch darauf, daß Alex aufwacht und sagt: ›Hallo, Papi, hallo, Mammi!‹

Nin, ich kann Alex ja nicht einmal in die Arme nehmen ... mit all den Infusionen und dem Zeug. Ich will ihn einfach festhalten. Er ist mein kleiner Sohn, mein einziger Sohn, ich bin seine Mutter. Ich will ihn in die Arme nehmen. Aber vielleicht ist es trotz allem gut, daß ich ihn nicht in die Arme nehmen kann ... so, wie er jetzt ist, weil er nicht reagieren würde, weil er die Arme nicht ausstrecken würde ... und das wäre das Schlimmste.«

Ich stimmte ihr zu. Auch ich fing an zu glauben, daß Alex sterben würde. Ich glaube, Dr. Praeder auch.

Aber sogar der realistische Patrick McMahan war nicht hundertprozentig sicher. Es gab immer noch eine winzige Hoffnung.

21. Kapitel

Nur einen Sommer noch!

Riann Miles ging es gut in diesem Sommer, wirklich gut. Ihr Vater hatte geplant, mit der ganzen Familie Ferien auf dem Bauernhof im Westen zu machen, mit Schwimmen und Reiten und Wandern. Ich weiß noch, daß ich das für einen Wunschtraum gehalten hatte, als er mir am Tag von Rianns Operation davon erzählte.

Aber sie fuhren, die ganze Familie. Und Riann schaffte es. Sie war ganz glücklich, daß sie es geschafft hatte. Auf der Weihnachtskarte dieses Jahres, auf der Fotos von den Miles' aufgeklebt waren, war eines von Riann, wie sie vor einem Zelt steht und ein zusammengerolltes Badetuch hält. Dieses zusammengerollte Tuch war eine Art Kommentar zum größten Problem ihrer Reise: sie brauchte es überall. Knien und in die Hocke gehen tat ihr weh, in solchen Fällen setzte sie sich auf das Badetuch. Der Tumor beeinträchtigte den ganzen Körper – er erlaubte es nicht mehr, bequem zu hocken oder zu knien.

Der gute Sommer ging über in einen verhältnismäßig guten Herbst. Riann ging wieder zur Schule – nicht ganz so regelmäßig wie andere Kinder, aber so oft wie möglich. Ihre Klassenkameraden wußten Bescheid und konnten dank einer verständnisvollen, netten Lehrerin darüber hinaus noch eine Menge von Riann lernen.

Ich besuchte Riann zuhause einmal kurz vor dem Campingurlaub und zweimal im Herbst. Riann zu besuchen, ist nie problematisch. Sie ist immer glücklich.

Sie erzählt von den Ferien und von der Schule ... und von der Kinderklinik. Ihre Erinnerungen an das Krankenhaus und die Leute dort sind sehr lebendig und immer positiv... mit Ausnahme der Nadeln, der Spritzen.

Riann schien ein Zwischenstadium erreicht zu haben. Mit Ausnahme eines leichten Hinkens konnte sie ganz gut laufen. Sie konnte nicht rennen und wilde Spiele mitmachen und sie wurde leicht müde, und außerdem arbeitete ihr Erinnerungsvermögen manchmal nicht ganz. Aber davon abgesehen, schien es ihr zumindest nicht schlechter zu gehen.

»Mir gehen so viele Dinge durch den Kopf. Ich bin so froh, daß es ihr gutgeht ... aber jeden Morgen wache ich auf und denke, bevor ich überhaupt die Augen offenhabe, ist es heute? Ist heute der Tag, an dem sich der Zustand verändert, an dem es anfängt, abwärtszugehen? Ob sie eines Morgens plötzlich tot in ihrem Bettchen liegt? Jedesmal, wenn sie Kopfschmerzen hat, frage ich mich ›Oh Gott, geht es jetzt los? Ist das der Moment?‹ Wenn sie sich den Magen verdorben hat oder einen Schluckauf hat, frage ich mich ›Liegt das am Tumor, liegt es an den Kanülen ... oder hat sie einfach Verdauungsstörungen oder einen Schnupfen wie andere Achtjährige auch?‹,« sagte Frau Miles am Telefon an einem frühen Herbstabend.

»Ich versuche zu beten, jeden Tag anzunehmen und bewußt zu erleben, aber das ist nicht immer einfach. Und Eric, mein Mann, denkt, es geht ihr glänzend. Er spricht kaum darüber. Seitdem sie den Trip im Sommer so gut überstanden hat, ist er überzeugt, daß sie es noch jahrelang so gut schafft.

Einmal, als wir stundenlang mit den Pferden unterwegs gewesen waren und schließlich dort ankamen, wo wir hinwollten, haben Riann und ich allein die Packtaschen ausgeräumt, und plötzlich fing sie an zu weinen.

Ich war sicher, daß das der Anfang war. Ich war sicher, nun würde sie wieder krank. Ich hatte solche Angst.

›Nein Mammi, mir fehlt nichts,‹ sagte sie mir. ›Ich muß nur weinen, weil ich so glücklich bin. Ich bin so froh, daß ich es gepackt habe... genausogut wie die anderen.‹

Ich glaube, es hat ihr gutgetan. Aber mich hat es fast umgebracht. Sie war so tapfer, wahnsinnig tapfer. Mein Gott! Ein Hirntumor, zwei große Operationen, Schädeloperation... und dann reitet sie die Berge rauf und runter. Nächstes Jahr um diese Zeit könnte sie schon tot sein...

Manche Leute sagen, es wäre besser, wenn ein Kind schnell stirbt. Andere wieder sagen, wir könnten froh sein, daß wir diese Zeit mit ihr noch haben. Ich bin wirklich froh um diese Zeitspanne... aber die Unsicherheit, das Nicht-Wissen, wann, die Angst packen mich doch. Ich mache mir auch um Eric Sorgen. Ich will nicht, daß er sich wegen irgendetwas schuldig fühlt... hinterher. Deshalb war ich so froh, daß die Reise gut gegangen ist. Wenn irgendetwas schief gegangen wäre... mit Riann... er hätte sich jahrelang schuldig gefühlt.«

Schuld: Das ist eines der Hauptgefühle bei Eltern, wie ich herausfand, etwas, was die Patienten von Elisabeth Kübler-Ross nicht haben. Der sechste Punkt. Ja, Eltern haben die berühmten fünf: Unglauben (Schock), Ärger, Feilschen, Verzweiflung und Sichdarein-schicken. Normalerweise fängt es mit Unglauben an, fast immer sogar, und selten endet es mit Sich-Ergeben in das Schicksal beim oder vor dem Tod; und durch die anderen drei Phasen gehen sie hindurch in unterschiedlicher Reihenfolge, oft überschneidet eine die andere.

Aber Schuld... bei Eltern von schwerkranken oder unheilbar kranken Kindern ist das ein Hauptproblem.

Schuld äußert sich in verschiedenen Arten. »Ich habe mein Kind nicht früh genug zum Arzt gebracht.« »Ich habe etwas getan (etwas genommen, etwas gegessen, etwas nicht getan), während der Schwangerschaft, was bei meinem Kind den Geburtsfehler ausgelöst hat.« »Ich habe meinem Kind die Dinge nicht gekauft, die es sich gewünscht hat.« »Ich habe mein Kind nicht genug geliebt.« »Ich habe mein Kind gar nicht richtig kennengelernt.« »Warum bin ich nicht mit ihm in den Zirkus gegangen?« »Warum habe ich ihm nicht mehr gegeben ...« Es nimmt kein Ende. Und es ist sehr, sehr wahr.

Aus meiner Sicht muß man sich solchen Schuldgefühlen stellen ... als etwas Normalem. So oft höre ich einen Arzt oder eine Schwester oder Freunde sagen: »Ach, Du solltest Dich nicht schuldig fühlen.« Wenn es Mediziner sind, die medizinisch-genetische Fragen beantworten, lasse ich mir das gefallen. Aber selbst dann meine ich, sollte die Frage etwa so beantwortet werden: »Die meisten Eltern stellen die gleichen Fragen, haben die gleichen Schuldgefühle, das ist ganz normal. Aber in Ihrem Fall, wie in den meisten Fällen, sind sie völlig unbegründet ...« und dann könnten sie fortfahren mit ihrer medizinisch-genetischen Erklärung.

Aber je öfter den Eltern gesagt wird: »So dürfen Sie nicht reden, Sie haben keinen Grund, sich schuldig zu fühlen, Sie sollten so etwas nicht sagen, Sie sollten so nicht fühlen«, umso eher unterdrücken sie ihre wahren Gefühle und fangen an, sich für unnormal zu halten oder gar darüber den Verstand zu verlieren.

Ich habe die Erfahrung gemacht, daß es viel besser ist, zu sagen: »Ich kann verstehen, warum Sie das sagen, warum Sie sich nun so fühlen. Johnnys Situation kam so unerwartet ... und ihre Reaktion darauf ist ganz normal.« Dann habe ich den Fall auf mich bezogen. »Wenn meine Eltern plötzlich sehr krank würden oder gar stürben – und sie leben in Maryland –, dann würde ich mich sicher sehr schuldig fühlen. Ich würde mir vorwerfen, nicht häufiger zu ihnen gefahren zu sein, nicht öfter geschrieben oder telefoniert zu haben, nicht netter gewesen zu sein ... es ist wirklich eine ganz normale Reaktion.

Aber Sie, Sie haben eine Wahl. Wenn Sie diese selbstverständlichen Schuldgefühle überhand nehmen lassen, sich davon erdrücken lassen, dann werden Sie deshalb Johnny vernachlässigen, der Sie jetzt wirklich braucht ... oder auch die übrige Familie. Aber wenn Sie zugestehen, daß die Schuldgefühle normal sind, werden sie nach und nach abflauen, während Sie zu wichtigeren Dingen übergehen, wie zum Beispiel, Johnny liebzuhaben, für ihn dazusein, ihm beizustehen ... oder zum Beispiel Ihre Familie näherzueinanderzubringen, zu einem Zeitpunkt, wo gerade das sehr wichtig ist. Sie haben die Wahl, die Entscheidung nimmt Ihnen keiner ab.«

An jenem Abend am Telefon sprach ich mit Frau Miles über Schuld und darüber, wie dankbar sie eigentlich sein mußten, noch ein bißchen Zeit zu haben ... aber auch, wie schwierig es war, nichts Genaues zu wissen ... zu warten ... worauf zu warten?

Und dann schrieb ich ... gegen drei Uhr früh ... ein Gebet für Frau Miles. Damit sie es beten könnte ...

Ein Gebet, im Winter zu beten

Ich habe darum gebetet: Nur einen Sommer noch!
Dann würdest Du, mein Kind, den Schnee gesehen
Haben auf großen, grünen Ahornblättern,
und dann würdest Du wissen, daß die Wärme
eines Apriltages am schönsten war.
Aber nein ... Meine Kleine wollte
Gänseblümchen pflücken und Glühwürmchen
fangen.

Und während sie wartete, verschmolz sie
Eiszapfen mit dem warmen Atem des Lebens –
sie und DU.
Ihr konntet das gut, Ihr zwei zusammen.
Im Wettlauf mit der Zeit wagt es mein Herz,
Gänseblümchen im Dezember zu sehen ...
Eines Tages wird es dann doch schneien,
die Flocken werden eine weiße Decke über
Winzige Blütenblätter breiten
Und die Sonne zum Narren halten.
Denn Jahreszeiten leben und sterben
Und erwachen wieder zum Leben.
Wie Gott. Wie die Menschen.
Bitte, Vater, laß' mich nicht schaudernd
Das Geschenk des Winters versäumen,
Dieses Winters, dessen frostige Augen mich
Jetzt durchdringen
Mit dem ersten Atemzug eines jeden Morgens.
Denn in der Stille flüstert der Winter:
»Es gibt ein Geheimnis!
Ja, es gibt ein Geheimnis!
Das Leben wird die hartgefrorene Erde durchbrechen,
Schmelzendes Eis wird von den Gänseblümchen tropfen,
Und Du wirst es Frühling nennen.
Denn neues Leben wird geboren,
während Du wartest auf erstarrtem Erdreich.«
Um einen einzigen Sommer noch hatte ich gebetet.
Was für ein wunderbares Geschenk!
Aber wenn der Winter kommt –
Dann wird meine Kleine das Geheimnis kennen,
Das Geheimnis von Leben, von Liebe,
von Wiedergeburt.
Und der Winter
wird für sie das schönste Geschenk sein.

Denn sie wird DEIN Gesicht sehen –
Während ich noch immer warte und träume
Und weine unter nackten Zweigen.
Bitte, Vater, laß es nicht zu, daß ich
– vor lauter Schmerz,
dieses Kind verlieren zu müssen –
Das Geschenk der letzten Tage mit ihm versäume.

Aber ich schrieb auch einiges für Riann. Es begann ganz unschuldig mit einer Kurzgeschichte über »Ferdinand S. Seife« – die Seifenmarke, die sie bei ihrem ersten Bad nach der Kobalt-Bestrahlung benutzt hatte ... Es ging weiter mit einer Geschichte über ein Pferd namens Bruce – ein erfundenes Pferd, auf dem sie bei ihrem nächsten Trip nach Westen reiten würde ... und dazu gehörte ein Spatz namens Homer und ein total frustrierter Truthahn namens Thomas ... und es hörte auf mit Friedrich-Wilhelm Bücherwurm, dem Dritten. Damals wußte ich noch nicht, daß damit der Titelheld vieler weiterer Geschichten geboren war, der überdies Rianns große Liebe wurde. Zum Glück fand ich auch einen rot-orange-gelb-gestreiften Stoffbücherwurm in einem Spielzeugladen, den ich Riann schickte. Für den Rest der Zeit, die ihr blieb, schleppte sie ihn immer mit sich herum.

Er war bei ihr, als sie starb.

Denn während ich dies schreibe, ist genau das geschehen.

Der erste blinde Alarm kam bei Riann am Erntedankfest. Aber es war schnell behoben, Einlieferung und Entlassung in der gleichen Nacht. Ihr war übel geworden, sie hatte starke Kopfschmerzen gehabt. Ganz offensichtlich hatte eine der Weichen kurzfristig nicht funktioniert. Das war am Freitag. Was immer es gewesen sein mag, am Samstag war sie wieder zuhause.

Weihnachten zuhause.

Es war ein klarer Wintertag kurz vor Weihnachten, als ich Riann besuchte. Ich hatte mir wieder einmal Davids Mercedes geliehen und hörte den ganzen Weg nach Rock Shores Weihnachtslieder in Stereo. Als ich ankam, war Frau Miles gerade einkaufen, wurde aber bald zurückerwartet. Die Haushälterin und Riann waren da.

Eine meiner schönsten Erinnerungen an Riann ist, wie sie halb hüpfend, halb laufend, halb hinkend aus dem Eßzimmer kam und auf mich zulief. Sie hatte blaue Hosen an und ein taubenblaues Hemd, und zum ersten Mal trug sie kein Tuch um den Kopf.

»Riann! Deine Haare! Deine vielen, vielen Haare! Das ist toll! Ich kann es kaum glauben!«

Sie grinste von einem Ohr zum anderen und kicherte. Sie war glücklich, so schrecklich glücklich. Ihr Haar war schon länger als zwei Zentimeter.

Sie fiel mir um den Hals, erdrückte mich fast und gab mir ein Küßchen auf den Mund.

Ihr rechter Arm und ihre rechte Hand wurden schwächer von Mal zu Mal, wenn ich sie sah. Und das Weihnachtspaket, das ich für sie mitgebracht hatte, war ziemlich groß. Aber als ich es hochhielt, um ihr zu zeigen, daß ihr Name draufstand, versuchte sie, den schwachen Arm auszustrecken.

Ich biß mir auf die Lippen und legte es ihr in die Arme. Und sie schaffte es, es festzuhalten! Es war eine furchtbare Anstrengung, aber sie schaffte es!

»Mitten im Supermarkt habe ich plötzlich angefangen zu heulen. All die Leute und das ›Fröhliche Weihnachten‹ und die Früchte und die Plätzchen und die Süßigkeiten ... die ganzen Weihnachtsgerüche ... und Weihnachtschöre aus den Lautsprechern.

Die Leute müssen gedacht haben, ich sei nicht ganz gescheit. Ich konnte mich nicht halten. Ich fing einfach an zu heulen, und rannte aus dem Laden«, flüsterte

Rianns Mutter mir zu, ein paar Minuten, nachdem sie eingetroffen war.

Wir aßen zu dritt zu Mittag und sprachen über Weihnachten und Nikolaus und über Rianns Wünsche und über Tradition und Puterbraten, und daß ihr neunter Geburtstag wirklich viel zu nah an Weihnachten lag-»nur zwei Tage später!«

Danach ging Riann hinauf in ihr Zimmer, maulend, wie alle Kinder, die Mittagsruhe halten müssen.

»Wenn es nur schon vorbei wäre – Weihnachten. Ich weiß, so etwas zu sagen, ist schlimm. Aber ich meine es wirklich. Wie soll ich denn auch fröhlich sein? Ich sage mir dauernd: ›Das wird unser letztes Weihnachten zusammen sein.‹ Und so ist es. Sogar Dr. Verdi gibt es jetzt zu. Er sagt, bestenfalls ein halbes Jahr... möglicherweise weniger. Sechs Monate!

Und Eric scheint es immer noch nicht begriffen zu haben. Er geht nach wie vor zu Versammlungen, jeden Abend.«

»Flucht? Leugnen? Verdrängen?«, gab ich zu bedenken.

»Ja, es kann sein, daß das seine Art von Verdrängen ist, seine Art, vor der Wahrheit davonzulaufen. Aber ich möchte nicht, daß er sich später Vorwürfe macht...

Letzte Nacht habe ich ihm gesagt, wenn er will, daß seine Familie danach noch zusammen ist – nach allem –, dann solle er besser ab sofort zuhause bleiben. Keine nächtlichen Konferenzen mehr. Er wird noch viele Jahre Zeit dafür haben. Ich kann das nicht alles alleine ertragen. Ich kann es einfach nicht. Ich brauche ihn.

Ich kann mich nicht geduldig und liebevoll um Riann kümmern und den anderen Kindern die vielen Fragen beantworten, sie haben die Wahrheit erraten. Wir müssen ihnen bald alles sagen, so wie Dr. Verdi es vorgeschlagen hat. Er hat gesagt, wir würden wissen, wann der richtige Zeitpunkt gekommen wäre, mit ihnen zu reden. Und dazu kommt der Haushalt, dazu kommen Gespräche mit Verwandten und Freunden, und außerdem bin ich ja auch noch seine Frau. Es ist wirklich nicht fair.«

(Das war es wirklich nicht. Aber es war leider auch das Übliche. Männer – zumindest die Männer, die ich kennengelernt habe – scheinen erheblich größere Schwierigkeiten zu haben, sich mit irgendeiner Anormalität bei ihren Kindern abzufinden. Sie erleben das als einen Angriff auf ihre Männlichkeit, reagieren mit einem typisch männlichen »hypersensiblen Magen«, können mit Unterbrechungen des normalen Tagesablaufs nicht fertigwerden, oder stehen unter einem Dauerschock, wie es bei Herrn Miles der Fall war. Die Männer werden mit der schieren Tatsache kranker oder sterbender Kinder einfach nicht so gut fertig wie Frauen ... können nicht so unverhohlen und spontan damit umgehen, und auch nicht mit ihren Gefühlen. Und ich glaube, das gilt im großen und ganzen für alle Männer, alle Väter. Sie fressen ihr Elend in sich hinein, stapeln es Schicht um Schicht in sich, ohne darüber zu sprechen. Folgerichtig ist die Anzahl kaputter Ehen in solchen Fällen enorm groß.)

Wir sprachen noch eine Stunde in der Diele miteinander, nachdem die Sonne hinter den Bäumen verschwunden war.

»Ich habe alles gelesen. Das ganze Buch habe ich gelesen!« Riann kam zögernd in ihren schweren, braunen Schnürschuhen die Treppe herunter. »Das ist ein schönes Buch. Vielen Dank!«

Eines meiner Weihnachtsgeschenke für sie war eine Ausgabe der »Dicken Susanne«, für mich das allerschönste Weihnachtsbuch für Kinder, das von Puppen in einer Puppenstube handelt, die an jedem Heiligen Abend lebendig werden.

Wir redeten und lachten noch eine Weile, draußen

fing es leise an zu schneien. Oh, wenn es doch nur ein ganz gewöhnlicher, fröhlicher Weihnachtsbesuch gewesen wäre. Einer ohne Damoklesschwert.

Frau Miles stand zitternd neben mir. »Es ist so schön, wenn Sie kommen. Ich kann mich dann einmal ausquatschen. Mir hört jemand zu. Ich brauche das sehr.«

Ich steckte den Schlüssel in das gefrorene Schlüsselloch der Fahrertür. »Riann ist so glücklich. Sie ist fast beängstigend glücklich.« Und das war sie auch. »Und das ist jetzt wirklich das Wichtigste«, sagte ich.

»Sie haben recht, Sie haben ja so recht. Gott sei Dank! Ich glaube, ich muß mir das immer wieder vor Augen halten. Immer und immer wieder. Es stimmt schon, sie ist wirklich glücklich. Es ist kaum zu glauben. Und es ist wirklich im Moment das Wichtigste auf Erden. Es wird noch so viele ›morgen‹ geben, an denen ich weinen kann ... Fröhliche Weihnachten.«

»Fröhliche Weihnachten.«

Ich fuhr los, winkte zurück.

Fröhliche Weihnachten? Ich hätte schreien mögen.

22. Kapitel

Die Beerdigung von Alex

Für Alex Felini war es kein guter Sommer ... von unserem menschlichen Standpunkt aus. Er starb.

Immer wenn ich in jenem Sommer zu Besuch nach Nord 3 kam, besuchte ich auch Alex. Man hatte ihn von 383, dem kleinen Privatzimmer, in ein Vier-Bett-Zimmer verlegt. Aber das spielte keine Rolle. Er lag da, wurde immer dünner und sah immer weniger aus wie der Revolver-Alex, und das Bewußtsein kam auch nicht wieder.

Aber sein Vater sprach immer noch mit ihm.

Seine Mutter sprach auch immer noch ... über andere Dinge, mit Leuten, die anders waren als Alex, die lachten und Unsinn machten und weiterlebten. Aber sie sprach immer weniger über Alex. Denn es gab immer weniger, worüber man hätte sprechen können. Es gab keine Fragen mehr. Es war mehr als ein Koma, mehr als eine Hirnschwellung. Er lag im Sterben.

Er blieb gelähmt. Er bekam eine Infektion. Und seine Pupillen vergrößerten sich – das schlechteste Zeichen überhaupt. Aus dem »Ob« wurde eines Tages unmerklich ein »Wann«, und ich hätte Carries Gebet sprechen mögen.

»Keine Durchsage mehr«, war angeordnet worden. Kein »Code 1111« mehr, wenn Alex' Atmung aussetzte, keine »äußersten Mittel« mehr, keine langwierigen Prozeduren. Sie würden nicht Leben erhalten, sie würden Sterben verlängern.

»Hallo, Nina! Schau, Alex, Nina ist hier. Mann, Du

solltest sehen, wie braun sie ist. Beeil Dich mal ein bißchen mit dem Gesundwerden, damit Du auch so braun werden kannst. Der Sommer ist fast vorbei.

Nina arbeitet jetzt bei einem Rechtsanwalt und nebenher noch als Pfarrerin im Nord-Krankenhaus.«

(Als ich im Juni die Kinderklinik verlassen mußte, weil die neuen Praktikanten kamen, hatte Paul mir einen Job vermittelt und ich hatte angeboten, dem Pfarrer der Nord-Gemeinde, wo ich wohnte, abends zu helfen.)

»Du weißt bestimmt, wo das ist«, fuhr Tony Felini fort, »da, wo Mammies Arzt wohnt. Wirklich, Alex, Nina ist unheimlich braun.«

Alex lag da, die Augen weit offen, mit starrem Blick. Riesengroße Augen, riesig in dem eingefallenen, grauen Gesicht.

»Tag Alex«, sagte ich. »Wenn Du meinst, ich sei braun, dann solltest Du erst einmal Jennifer sehen. Sie hat sich den ganzen Tag in der Sonne geaalt.« Ich machte weiter. Es nicht zu tun, wäre grausam gewesen. Er wußte es, Tony Felini wußte es. Aber er hatte dieses Spiel nun schon so lange gespielt, daß er nicht wußte, wie er es ändern sollte, er wollte in der Öffentlichkeit nicht »aufgeben«. Als ob »aufgeben« in der Öffentlichkeit Alex »umgebracht« hätte. Nur diesmal wurde dieser Aberglaube nicht durch Hoffnung beeinflußt.

»Nina, mir fällt gerade etwas ein«, wandte sich Tony Felini an mich. »Gibt es im Nord-Krankenhaus eine Kapelle?«

»Ja.«

»Nun, Sie wissen ja, daß wir diese vielen Kerzen für Alex mitgebracht haben ...« Verlegenes Lachen. »Wir haben immer noch die ganzen leeren Glashalter – Sie wissen doch, wenn die Kerzen abgebrannt sind. Nun, ich mag sie nicht einfach wegschmeißen. Ich könnte mir vorstellen, daß irgendwer was damit anfangen könnte.

Eine Zeitlang habe ich sie einfach auf die Altarstufen gestellt, aber dann habe ich sie im Abfallkorb wiedergesehen. Wenn ich sie dort gewollt hätte, hätte ich sie selbst reinwerfen können...

Nun, das nur nebenbei. Ich dachte einfach, Sie könnten sie vielleicht im Nord-Krankenhaus gebrauchen?«

»Sicher. Ich bin sicher, daß es dort Leute gibt, die froh darum sind.« Im Moment wußte ich auch noch nicht, was ich mit leeren Kerzenhaltern anfangen sollte. Aber das war natürlich auch nicht das Entscheidende. Diese Kerzen waren untrennbar verbunden mit Alex' Leben und Tod. Und Tony Felini wollte sie nicht im Abfallkorb wissen, noch nicht.

Ich im übrigen auch nicht. Manchmal ist es wirklich schwer, den Absprung vom Gefühl zum intellektuellen Realismus zu finden.

»Ich will Ihnen was sagen – aber sie sind wirklich alle leer –«

»Sicher.«

»Ich werde sie einfach irgendwann nächste Woche im Nord-Krankenhaus abliefern, wenn ich zu Alex fahre. Haben Sie ein Büro dort?«

Ich erklärte ihm, wie er mein Büro dort finden würde und bat ihn, sie auf den Schreibtisch zu legen, wenn ich nicht da sein sollte.

Das war am Donnerstag.

Alex starb am Samstagmorgen ... zwei Tage später.

Drei Schwestern von Nord 3 und ich gingen am Montagmorgen zur Beerdigung. Der Sarg war noch offen. Alex trug einen roten Sportblazer, neben ihm lag ein kleines Plastikpferd. Von allem schien mir das am lebendigsten ... das Plastikpferd.

Ich sehe Tony Felini immer noch dasitzen, keinen halben Meter neben Alex' Kopf, und vor sich hinstarren. Er sah nichts und niemanden – außer Alex. Die Augenränder – wie die von Ethel Stones Vater vor so vielen Monaten – waren blutrot. Seine Haut war durchscheinend grün. Und als der Sargdeckel geschlossen wurde, da hörte ich von ihm einen einzigen Klagelaut – einen Laut, der noch heute über all meine Fähigkeiten, Erfahrenes aufzuschreiben, hinausgeht.

Noch etwas berührte mich an jenem Augustmorgen. Es waren die Schwestern, die Tatsache, daß sie gekommen waren. Eine war Jennifer Bradford. Die beiden anderen, Mary Katharine Soloman und Karen Greer, arbeiteten Nachtschicht. Ich kannte sie kaum. Sie alle hatten Alex sehr geliebt.

Ein paar Tage später versuchte ich, meine Gefühle in Worte zu kleiden, aber dann packte ich die Seiten weg. Es war noch zu früh, um sie ihnen zu zeigen.

Nord 3

Die Sonne schien in das Ostfenster der Schwesternstation und es war Schichtwechsel zwischen Nacht und Tag, als Alex starb.

Die Schichten wechselten und die Sonne stieg über das Dach und auf der anderen Seite wieder hinunter und wieder auf, wie sie es immer tut.

Als sie das dritte Mal wiederkam, wurde Alex beerdigt.

In dem Raum, in dem immer sanfte, gelbe Lampen brennen, die aussehen wie Vasen, in dem es immer nach Blumen riecht, auf dem immer die Stille unerträglicher Spannung liegt, standen drei Mädchen. Kaum jemand erkannte sie, als sie am offenen Sarg vorbeigingen. Sie waren nicht an ihrem Platz und sie waren ohne ihre Schwesterntrachten in weiß oder gelb oder rosa oder blau.

Auch Alex war nicht an seinem Platz. Er rannte nicht die Klinikflure auf und ab, schrie nicht »Quack, quack, ich bin eine Ente« oder »Peng, peng, Du bist tot.« Und er spielte auch nicht General mit seinen Plastikpferden.

Er versuchte auch nicht, den Moment der Medizineinnahme hinauszuzögern, indem er sagte: »Augenblick, Schwester, über so eine wichtige Sache müssen wir erst einmal diskutieren!« oder »Augenblick, Schwester, ich muß ganz nötig aufs Klo! Sie wissen, solche Dinge kann man nicht aufschieben.«

Weder Alex noch die drei Schwestern waren »an ihrem Platz«. Niemand hatte Alex gesagt, daß er sterben würde, ohne noch den Sommer gesehen zu haben.

Und niemand hatte den Schwestern gesagt, daß ihr Beruf ihren Herzen befehlen würde, an Beerdigungen von Siebenjährigen teilzunehmen.

Ich habe diese Schwestern beobachtet und alle anderen Schwestern auf der Neurochirurgie von Nord 3 der Kinderklinik auch. Ich habe gesehen, daß sie in ihrem Beruf viel mehr Menschlichkeit praktizieren als die meisten Leute annehmen, vielleicht sogar mehr, als ihnen selbst klar ist.

Ich habe beobachtet, daß ihre Pflege immer professionell geblieben ist. Aber ich habe auch gesehen, daß ihre Gesichter blaß werden und Angst in ihre Stimme kommt, wenn sie sehen, daß ein Kind, das sie liebgewonnen haben, ans Beatmungsgerät angeschlossen wird, wenn sie die Diagnose gehört haben »bösartiger Hirntumor«, wenn ein Kind unstillbare Krämpfe bekam ... oder starb.

Ich habe sie beobachtet, wie sie für einen Augenblick im Schwesternzimmer saßen, verzweifelt bemüht, niemanden sehen zu lassen, daß sie ihre Hände auf den Magen drückten oder zu Fäusten ballten, genau wissend, sie müßten zurück in ein Zimmer zu einem Kind, das die Operation überlebt hat und dem sie nun eine Spritze geben mußten, ihm wieder einmal wehtun mußten, es zum Weinen bringen. Und sie wollten doch nicht mehr, als es lieb haben und es in die Arme nehmen, trösten und glücklich machen.

Ich habe sie beobachtet, wenn sie in einer Ecke hinter dem Vorhang weinten, während ein tapferer Vater, dessen Kind plötzlich gestorben war, zum Chirurgen ging, ihm die Hand schüttelte und sagte: »Danke, Doktor, ich weiß, Sie haben getan, was Sie konnten.«

Ich habe beobachtet, wie sie jede freie Sekunde genutzt haben, um ein angsterfülltes Kind zu trösten, um mit einem Baby zu schmusen, um mit besorgten Eltern zu reden.

Und mitten im Elend jedes Tages auf Nord 3 habe ich beobachtet, wie diese Schwestern Freude schenken. Ich habe gesehen, daß sie ihr eigenes Geld ausgeben für Kleider und Spielsachen für ein krankes und verlassenes Neugeborenes, wie sie kleine Feste veranstaltet haben, wann immer sich nur die geringste Begründung zum Feiern finden ließ. Ich habe gesehen, wie sie nach diesen Augenblicken der Freude gegriffen haben, sie festgehalten haben ...

In den wenigen Monaten in der Kinderklinik habe ich alles dies gesehen. Und ich habe einen großen Respekt vor diesen Schwestern, weil sie mehr tun als sorgen, großen Respekt auch vor jener ganz großen Liebe, die sie geben – den Patienten und allen anderen Menschen in der Klinik.

Denn es hat ihnen ja wirklich niemand gesagt, als sie Schwestern wurden, daß ihr Herz sie bewegen würde, zu Beerdigungen von Siebenjährigen zu gehen. Sie sind gekommen und sie werden immer wiederkommen, weil für sie »Liebe« nur ein anderes Wort für »Schwester« ist.

Anders als bei Rianns Eltern, hatten Alex' Eltern keine »geschenkte Zeit«. Als aus dem »Ob« ein »Wann« wurde, gab es keine Atempause mehr, kein ansprechbares Kind. Die gemeinsame Zeit war vorbei, und ihr Warten war nur noch ein Warten auf die Endgültigkeit.

An jenem Montagabend nach Alex' Beerdigung fuhr ich zum Nord-Krankenhaus. Normalerweise war der hauptamtliche Pfarrer schon gegangen, wenn ich kam. So auch an diesem Abend.

Ich suchte die Schlüssel für mein Büro, öffnete die Tür, machte Licht. Auf dem Schreibtisch lag eine große, braune Papiertüte.

Mein Name stand darauf.

Ich stellte die Tasche ab, legte die Schlüssel hin und öffnete die Tüte. Sieben Kerzen waren darin – von vieren nur der Glasbehälter, drei waren noch neu. Ein Zettel lag dabei: »Für Nina von Alex Felini.«

Ich saß lange im Büro. Es war die braune Papiertüte, die mich umgehauen hatte, der Vergleich zwischen jener Tüte vor sieben Monaten … die, in der Ethel Stones rosa Pelzmäntelchen war … und der braunen Papiertüte hier, die gesprochene und unausgesprochene Gebete um Alex Felinis Leben enthielt.

Aber es war noch mehr. Wollte Tony Felini in Alex' Namen sagen: »Hier, nimm Deine verdammten Kerzen … für alles, was sie Gutes für mich getan haben! Schau nur, drei davon sind noch nicht einmal angezündet. Vielen Dank, Gott. Herzlichen Dank. Dankeschön für nichts.«

Und wenn Tony Felini es an diesem Montagabend nicht sagte … sagte ich es?

Etwa sechs Wochen später, als alle Ergebnisse der Autopsie vorlagen, stellte sich heraus, daß Alex Felini einen inoperablen unentdeckten Hirntumor hatte. Er, und nicht die diagnostizierte Zyste, war die Todesursache.

Zumindest war das ein plausibler Grund. Patienten mit Zysten sterben normalerweise nicht. Patienten mit inoperablen Hirntumoren sterben meistens.

23. Kapitel
Zornig auf Gott

Ganz allmählich bekam ich meine Neurose in den Griff. Sehr behutsam fing ich an, eins und eins zusammenzuzählen ... Gott und Schmerz zusammenzuzählen ... und eine Lösung zu finden. Zumindest versuchte ich es. Die ganze Zeit über wußte ich, daß es unmöglich war. Niemand brauchte mir zu sagen, daß es keine Antwort auf das »Problem« von Leiden und Sterben gibt. Aber jetzt, im Winter von Riann Miles' Leben ... in dem Winter nach Alex Felinis Tod – da wollte ich zumindest anfangen, darüber nachzudenken. Ich wollte damit anfangen, mich mit dem »Wunder« zu befassen – mit dem Ziel, eine Antwort zu finden. Dabei wußte ich schon, daß ich mich damit begnügen würde, mich der Vernunft zu unterwerfen, daß ich versuchen würde, »zu sehen, was man durch ein geschwärztes Glas sehen kann.«

Ich fing an zu lesen. Ich wollte wissen, was andere vom Wunder des Leidens gehalten haben. Viele Theologen und Philosophen haben sich entschlossen, Leiden und Sterben eher bei den Problemen anzusiedeln als bei den Wundern. Einige haben sich damit befaßt, ob wir als gute Menschen erschaffen wurden und von da an immer abwärts gingen. Andere haben geglaubt, wir wären als unreife Geschöpfe in die Welt gekommen, aber mit der Fähigkeit, uns an den eigenen Haaren himmelan zu ziehen. Viele andere haben Leiden mit Tugend verglichen wie heißes Wasser mit kaltem: wenn es kein Leiden gäbe, mit dem man Glück (Tugend, Liebe usw.) vergleichen kann, wie sollten wir dann wissen, ob wir glücklich sind?

Wieder andere haben endlos diskutiert, was wohl geschieht, wenn wir sterben: um den Kosmos ging es, um geteilte Seelen, um die Vollendung unserer gesamten Persönlichkeit, um unser ewig gültiges »Ja« oder »Nein« zu Gott. Und dann gab es auch die, die den Ursprung des Leidens befürworteten, weil Leiden einem reinigenden Zweck unterworfen wäre, der verändernden Macht, durch Leiden selig zu werden. (Fast jeder, den ich gelesen habe, hat diese Ansicht vertreten).

Zu dem Zeitpunkt, als die Ereignisse dieses Kapitels stattfanden, hatte ich alle diese Theorien noch nicht zu Ende gelesen. Ich hatte mich noch nicht mit allen auseinandergesetzt, und die wenigsten ergaben für mich einen Sinn. Aber der Anfang war gemacht.

Es war merkwürdig, über Leiden und Sterben zu lesen, sie als theologisch-philosophisches »Problem« oder »Phänomen« behandelt zu finden. Ich wurde oft wütend und war überhaupt nicht einverstanden. Oft hörte ich nach einem Satz oder einem Absatz, der für mich einen Sinn ergab, auf zu lesen, und meditierte eine halbe Stunde lang darüber, ob er anzuwenden sei, ließ Erlebnisse Revue passieren und überprüfte den Wert des Gelesenen in bezug auf meine eigenen Erfahrungen. Danach konnte ich entweder darauf aufbauen oder ich verwarf es, weil es für mich keine Gültigkeit hatte. Auf diese Weise brach ich nicht gerade Rekorde, was die Seitenzahlen anbelangt, aber ich kam voran im Überprüfen meines eigenen Standpunkts, kam weiter in meinen Bemühungen, mein ureigenes Verhältnis zum Wunder namens Gott – jenem Wunder aus Schmerz und Leid – zu überprüfen.

Kein noch so großer oder noch so bedeutender Theologe konnte mir sagen, warum es eine Erde gibt, keiner konnte das Wunder der Schöpfung und der Geschichte beantworten. Anthropologen und Naturwissenschaftler gaben mir Auskünfte, woher ich selbst möglicherweise stammte: so häßliche Theorien wie Abstammung von den Affen, von den Echsen, von der Zwischenstufe des Neandertalers waren darunter. Aber auch die gelehrten Naturwissenschaftler mußten zugeben, daß es so etwas wie ein ewiges Wunder gab, jenen planenden Finger Gottes, der im wasserbedeckten Sumpf einer Welt von vor 300 Millionen Jahren rumrührte. Und doch erklärte mir keiner »Schöpfung – warum?« Warum wir hier sind, warum es eine Menschheit gibt, Menschheit, die im Garten Eden begann, Menschheit, die bei den Echsen begann.

Und ich ging weiter zur nächsten Frage: wenn es einen Gott gibt und wenn dieser Gott uns liebt und wenn dieser Gott allmächtig ist, warum konnte dann geschehen, was mit Alex Felini geschehen war und was mit Riann Miles geschehen würde? Und nicht nur ihnen, sondern all den Abermillionen, die in Leid, in Schmerz, in Verzweiflung und Elend lebten? Ich meine, wenn Gott allmächtig ist und alle Menschen liebt, dann ist das doch wohl eine faire Frage an ihn.

Und doch ist sie ebensowenig zu beantworten wie die Frage nach dem Warum der Schöpfung. Nichtsdestoweniger bestand ich darauf, solche Fragen zu stellen. Nun gerade. Das Wunder hatte mich gefangengenommen, zuerst durch Erfahrung und nun durch Nachdenken. Und ich erwarte, daß es mich nicht wieder loslassen wird, bis ich ihm gegenüberstehe – »von Angesicht zu Angesicht«.

Ich war beim Lesen an jenem Abend voller Schneegestöber im Februar, beim Lesen von Gott und Schmerz und Leid, als das Telefon klingelte. Ich bin nicht gut zu haben, wenn man mich stört, vor allem dann nicht, wenn ich es mir behaglich gemacht habe.

»Mein drittes Ohr« ist das Telefon ohnehin noch nie gewesen. Ich weigerte mich, abzunehmen.

Ich tat es doch. Riann Miles war wieder in der Klinik. Sie war am Morgen eingeliefert worden. Es stand nicht gut um sie. Ob ich wohl käme und mich um ihre Mutter kümmerte? Sie hatte kurz zuvor die Fassung verloren.

Es war eine Schwester von Nord 3.

»Ich komme sofort.«

Nicht jetzt. Ich bin nicht in der Stimmung. Nicht jetzt. Laß es vorübergehen. Ich will nicht. Im übrigen hatte ich gerade ein paar Tage zuvor mit Rianns Mutter gesprochen und sie hatte mir erzählt, daß die ganze Familie, einschließlich Riann, Ende Februar nach Jamaika fliegen wollte. Sie darf nicht vorher sterben. Sie brauchen diese letzte Reise noch. Ich will da jetzt nicht hin. Nicht jetzt. Nein.

Solches Auflehnen ist normal. Der Verstand weigert sich, zu begreifen. Was werde ich vorfinden? Macht es überhaupt irgendetwas aus, ob ich da bin oder nicht?

Einen Teil des Weges zur Kinderklinik ging ich zu Fuß durch den Schnee, mit eiligen Schritten. Ich wollte ... wollte Schneemassen wegtreten, wollte wild durch unberührten Schnee trampeln, wollte mich reinwerfen und kalt und naß werden ... ich wollte mit der Natur kämpfen ... das hätte es mir erlaubt, etwas zu fühlen. Außen zu fühlen.

Aber ich kam ganz normal dort an.

Riann ging es gut. Wieder falscher Alarm, dafür wieder schmerzhafte Untersuchungen. Sie saß im Bett und löffelte Kirschmarmelade. Sie trug ein rotes Nachthemd mit einem riesigen STOP-Schild darauf.

Sehr passend.

»Hallo Nina!«

»Hallo. Wie geht's denn?«

»Gut. Vorhin war es nicht so gut, aber jetzt ist es vorbei. Frau Dr. Jenssen hat gesagt, am Dienstag darf ich vielleicht nach Hause. Zwei Tage, es könnte schlimmer sein. Magst Du Kirschmarmelade?«

»Nein, danke.«

»Mammi hat Clive mitgebracht, aber dann hat sie ihn doch im Wagen gelassen. Sie sagt, er sitzt auf der Hutablage. Und er schaut die Leute, die vorbeigehen, sehr drollig an«, plauderte sie. Frau Miles schloß die Tür. »Ein Glas Wein?« Mit Frau Miles stimmte etwas nicht. Sie öffnete die Tür zur Toilette und da stand eine Literflasche Weißwein. »Eric meinte, ich könnte es brauchen. Er ist stärker als Kirschmarmelade.«

Riann war fröhlich.

Wir sprachen von angenehmen Dingen, wir drei, und tranken Wein, wir zwei. Frau Miles war nervöser, als ich sie je gesehen hatte.

»Dr. Verdi hat mir Valium gegeben. Er sagt, ich solle gelassener sein. Aber ehrlich, ich kann nicht mehr.« Sie brach ab. Es war manchmal schwer, Rianns Anwesenheit nicht zu vergessen. Frau Miles kriegte die Kurve ganz gut. »Nervöse, alte Mammi«, lachte sie, stand auf und legte die Arme um das kleine Mädchen im Bett. »Valium ist eine feine Sache. Besser als meine Schlaftabletten, Ri!«

»Ja!« Riann fing an, die Geschichte noch einmal zu erzählen. Die Geschichte, wie im letzten Sommer nach ihrer ersten Operation ihre Mutter über Nacht bei ihr im Krankenhaus geblieben war. Wie sie vor dem Einschlafen beten wollten. »Aber Mammi hatte eine Schlaftablette genommen. Ich glaube, sie wirken wirklich schnell, denn sie schlief auf meinem Bettrand ein… mitten im Beten! Ich sagte ›Mammi, Du bist dran,‹ und sie sagte ›Laß uns heute abend still beten‹, aber ich wußte, daß sie am Einschlafen war. Und dann sagte sie nur noch, wie lieb sie mich hat, immer und immer wieder. Ich sagte, daß ich sie auch lieb habe, aber sie fing immer wieder von vorne an. Ich dachte, vielleicht ist sie krank oder sowas. Fast hätte ich die Schwester gerufen.«

»Aber schließlich hat die Mammi doch ins Bett gefunden, nicht wahr, Ri? Dumme, müde, alte Mammi«, Frau Miles lachte wieder. »Ja«, freute sich Riann, »schließlich fand sie ins Bett. Aber es war eine merkwürdige Nacht.« Es war mindestens das dritte Mal, daß Riann mir diese Geschichte erzählte. Und ich würde sie noch einige Male mehr hören.

»Ri, macht es Dir was aus, wenn Nina und ich eine Tasse Kaffee trinken gehen? Ruhst Du Dich ein bißchen aus? Mammi kommt dann wieder und packt Dich ein für die Nacht.«

»Ist gut. Tschüss, bis nachher, Nina.« Wir gaben uns einen dicken Kuß.

Frau Miles erzählte mir, was für eine Angst sie heute ausgestanden hatte. »Ich war sicher, daß es nun losgeht. Ganz sicher. Es ging ihr so schlecht. Den ganzen Weg hierher hat sie brechen müssen. Ich habe mir die ganze Geschichte noch mal durch den Kopf gehen lassen, habe versucht, es zu akzeptieren, habe versucht, mir klarzumachen, daß sie sterben wird – jetzt. Ich war völlig durchgedreht . . . den ganzen Weg. Und ich habe auch nicht die Kraft, mich wieder zusammenzunehmen. Ich schaffe es nicht mehr, zu wissen, daß ich durch all das wieder und wieder hindurch muß. Irgendwann. Bald . . .?

Ich bin froh, daß sie lebt«, fuhr sie fort und lehnte sich zurück an die Fenster des Flurfensters. »Aber zuschauen zu müssen, wie schlecht es ihr geht, und zu wissen, daß das immer noch nicht das Ende ist. Wird es noch schlimmer werden als jetzt? Wird der Todeskampf lang dauern? Wird sie daliegen wie das kleine Mädchen im Winter – wie hieß sie noch in 378?«

»Pat Allen?«

»Pat Allen, die meine ich.«

»Ich hatte gehofft, Sie hätten sie nie gesehen.«

»Ich wünschte auch, ich hätte sie nicht gesehen. Sie lag Riann im Dezember gegenüber.«

»Ihr Tumor war anders geartet.«

»Ich weiß. Aber ich sehe sie immer noch liegen ...«

Ich auch. Aber das sagte ich nicht.

Frau Miles ballte die Hände zur Faust. »Ich will einfach fragen ›Gott, warum läßt DU das zu? Warum tust DU ihr das an? Warum so etwas Schreckliches? Warum der Todeskampf?‹ Es ist einfach unfair!« Sie hielt inne. Ich wartete.

»Wissen Sie«, fuhr sie fort, »es ist schlimm, so etwas zu sagen, aber momentan macht mich dieser Gott fast wahnsinnig. Ich bin wütend auf ihn. Richtig wütend. Es ist schlimm, so etwas zugeben zu müssen, und es tut mir auch leid ... aber ich kann mir nicht helfen. So fühle ich eben.«

Das war's. Geschehen auf der Fensterbank an jenem kalten Februarsonntag. Es fiel mir alles gleichzeitig ein – Frau Felini: »Beten Sie, daß er stirbt«, ganz verbittert. Alex: »Aber ich hoffe, Sie verstehen mich ... es macht mich immer noch verrückt.« Und nun Frau Miles: »Richtig wütend.« Das war's. Das war das fehlende Glied in der Kette, das anzunehmende Unannehmbare, dieses negative Gefühl, das blieb, wenn alles andere gesagt und getan war, und das kein Moralapostel wegdiskutieren durfte: Zorn – Zorn auf Gott – im Angesicht unerträglichen, unsagbaren Leides.

Schuld, Kummer, Unglaube, Depression – das sind alles ganz normale Gefühle, so lange sie nicht einen unnormal langen Zeitraum andauern und solange sie nicht das Gleichgewicht der Gefühle ihrer Opfer überwältigen. Aber Zorn – Zorn auf Gott: dieses Gefühl ist da, ist auch dann im tiefsten Inneren eines Menschen, wenn alle anderen Gefühle längst hinweggewischt worden sind. Es ist ein Zorn, der fragt: »Warum bin ich ein Mensch?« und »Warum kann ich das, was hier geschieht, nicht stoppen?« und »Warum darf ich nicht verstehen?« Und es ist ein Zorn, der sagt: »Wenn ich Gott wäre und Riann so lieb hätte wie DU es angeblich tust, dann würde ich nicht zulassen, daß ihr so etwas passiert! Darauf kannst DU Gift nehmen!«

Ich wollte schreien: »Schau mal! Offenbarung! Ein paar Mosaiksteine habe ich aneinanderfügen können! Ich verstehe etwas! Ich sehe eine Wahrheit – Wahrheit für mich; etwas, das einen Sinn ergibt!« Aber die Worte, die nun aus meinem Mund kamen, waren keine Schreie, sie waren sanft, als ob ich sie schon tausendmal zuvor ausgesprochen hätte.

»Es mag seltsam klingen«, sagte ich, »aber ich bin froh, daß Sie das gesagt haben, das mit dem zornig sein auf Gott. Es ist eine ganz normale, gesunde Reaktion. Es bringt alle Ihre Frustrationen, das Durcheinander Ihrer Gefühle dorthin, wohin sie gehören ... wenn Sie sagen, zugeben: ›Ich bin hilflos. Ich will die Dinge ändern, kann es aber nicht, aber Du, Gott, kannst es, warum tust Du es nicht?!‹ Es kann sein, daß ein Teil von Ihnen niemals ganz ohne Zorn auf Gott sein wird. Ich weiß es nicht. Aber es ist besser, als auf die Familie zornig zu sein oder auf Freunde oder Ärzte oder andere Leute. Gott hält das aus, er versteht es sogar.«

»Dann bin ich doch normal? Dann ist es doch nicht falsch, dieses Gefühl? Ich habe es schon lange geahnt, aber zugeben wollte ich es nicht. Ich meine, man denkt ja nicht, daß einer auf Gott zornig wird ...«

»Jesus wurde es«. Woher kam das denn auf einmal, fragte ich mich. Ich hatte nicht daran gedacht. Überhaupt nicht. Noch nie.

Ihre Augen wurden riesengroß. Sie öffnete den Mund. Sie wußte, wann. Nun hatte es sie auch gepackt. Die Offenbarung. Der Beweis, daß ihre Gefühle gerechtfertigt waren. Ihr Menschsein, ihre Persönlichkeit hatten für Gott einen Wert – ihre ganze Persönlichkeit, Zorn inbegriffen. Jesus Christus hatte sie durch seinen Tod, als seine Stimme brach, gerechtfertigt für immer.

Zum ersten Mal in meinem Leben konnte ich Offenbarung fühlen. Nein, in Worte fassen kann ich das nicht. Das hat natürlich zur Folge, daß die Wirklichkeit meines »Wunders« Gültigkeit bekommt. Ich hatte davon gelesen, daß Gott durch Jesus Christus an unserer menschlichen Erfahrung Anteil nimmt, daß er teilnimmt am Leiden, daß er weiß, wie weh Zurückweisung tut, daß er Einsamkeit kennt, Schmerzen kennt, Furcht kennt, Zorn kennt – Zorn auf Gott? Ich hatte darüber gelesen, aber Offenbarung war das nicht gewesen. Bis jetzt.

»Du mußt es zuerst glauben, dann wirst Du es verstehen.« Dr. Davies hatte das immer und immer wiederholt. »Antworte zuerst, dann wirst Du auch finden ... Du wirst finden, daß Dich schon einer gefunden hat.«

Ich hatte geglaubt. Ich hatte geantwortet. Ich hatte gelesen. Aber erst jetzt hatte ich es verstanden ... eine Sekunde nur, ein Fragment ... ein Meteor – schön, strahlend, hell –, der seine Bahn durch einen dunklen Himmel zieht und dann verglüht. Verglüht, aber nicht verschwunden ist.

Eine Offenbarung; eine Nadelspitze des Verstehens, nie wieder zu vergessen, genährt und eingehüllt in Glauben.

»Ich erinnere mich«, sagte Frau Miles. »Es war kurz bevor er sagte: ›Vater, in Deine Hände befehle ich meinen Geist.‹ Jesus wurde wirklich zornig! Er hat Gott gefragt, warum er ihn verlassen habe ... und Jesus war doch unser Vorbild, oder? ...«

»Ja, das war er.« Wir sprachen nicht mehr, blieben einfach auf der Fensterbank sitzen. Ich war nicht sicher, woran sie dachte, aber meine Gedanken rasten ... ich wollte es ausdiskutieren mit mir selbst. Ja,

Christus war unser Beispiel, ein menschliches Wesen, das alles teilte, was menschlich ist – in Schmerzen, Leiden, Zorn und Tod... sogar Tod. Christus war Gottes eigener Sohn und Gott hat nicht einmal ihn vor dem Sterben bewahrt. Ganz gewiß war Jesus zornig – kein beleidigter Zorn, sondern einer, der sein ganzes Ich beanspruchte. Genau das war es, wovon ich annahm, daß Frau Miles es gerade durchmachte – ein Zorn, der alles, was sie ausmachte, ihre ganze Persönlichkeit, beanspruchte. Aber sie hatte nicht gesagt, sie fühle sich hoffnungslos. Und das tat auch Jesus nicht, als er fragte: »Mein Gott, mein Gott, warum hast Du mich verlassen?« Er sagte nicht: »Gott, vergiß es. Ich brauche Dich nicht.« Er sagte auch nicht: »Gott, ich kann diesen Weg allein gehen.« Er hatte nicht einfach aufgehört, zu sprechen, wie so viele Menschen es tun, die sich wegstehlen in die Isolation der Hoffnungslosigkeit. Er hatte aufgeschrien, er hatte sich gemeint, er hatte von »mir« gesprochen... »Wie konntest Du mir das antun?« Genauso wie Frau Miles, wirklich genauso.

Aber mit der Frage, mit dem Zorn auf Gott, kam auch die Hoffnung auf Gott, das Wissen um eine Liebe, die immer gewesen war.

Meine Gedanken waren nicht mehr zu stoppen. Das Fragment einer Offenbarung wollte festgehalten werden.

Wir werden nicht zornig auf jemanden, der uns scheinbar verlassen hat, wenn wir nicht zuvor von ihm geliebt worden sind. Und wir werden erst gar nicht wütend – und sprechen es auch noch aus –, wenn wir nicht die Hoffnung haben, daß es diese Liebe noch gibt.

Der Höhepunkt dieses Geschehens war am Kreuz. Es ist das Wunder der Gnade, das Wunder des Glaubens, das Wunder von Gottes bedingungsloser Liebe, das am Schluß all jene erobern wird, die zwischen den beiden Augenblicken gelitten haben: zwischen; »Mein Gott, mein Gott, warum hast Du mich verlassen?« und: »Vater, in Deine Hände befehle ich meinen Geist.«

Es war Jesu Wahl. Gott hat ihn nicht irregeführt, nicht geblendet oder manipuliert, sich so zu entscheiden. Und Jesus hat nicht gesagt: »Verzeih mir, Vater, daß ich zornig geworden bin.« Trotz seines Zorns und trotz der unbeantworteten Frage hat Jesus beschlossen, seinen Weg nicht allein zu gehen.

In jenen Momenten muß Jesus wohl auch die Verantwortung gespürt haben, die seine Freiheit mitbringt. Er hat in jenen Augenblicken gemerkt, daß es nicht an Gott lag, ihn zu erwählen – das hatte Gott längst getan. Jetzt lag es an ihm, Gott zu erwählen, im Glauben jene Liebe zu bestätigen, die über seinen Zorn, über seine Menschlichkeit, über seine Ohnmacht hinausgeht, auch über seine Frage hinaus, die unbeantwortet bleibt, die Frage: »Mein Gott, mein Gott, warum hast Du mich verlassen?«

Jesus Christus starb am Kreuz, aber sein Leben, das er Gott gegeben hatte, endete nicht dort. Denn in jenen letzten Augenblicken, den dunkelsten, tiefsten, grausamsten, schmerzhaftesten – in jenen Augenblicken, in denen der Zorn ihn übermannt hatte und damit der Beweis erbracht war, wie zutiefst menschlich er gewesen ist –, da hat Jesus freiwillig entschieden, seinen Geist an Gott zurückzugeben. Und Gott, dem so seine Macht zurückgegeben worden war, rettete auf immer das Leben vom Tode. Das »mir« wurde zum »Dein«, und aus dem Tod wurde Leben in Gott.

Und, so dachte ich, die gleiche Wahl haben heute Sie, Frau Miles, und ich und alle anderen. Das ist es, was unsere Freiheit als menschliche Wesen ausmacht. Ich glaube, daß Gott jeden von uns ohne Bedingung liebt, unabhängig davon, was wir je sagen oder tun oder denken oder fühlen. Seine Gnade ist keine billige

Gnade, sondern eine freie Gnade, weil sie freiwillig und aus Liebe gegeben wurde. Und wir haben die Freiheit, diese Liebe anzunehmen und zu erwidern – »Vater, in Deine Hände befehle ich meinen Geist« – oder sie zurückzuweisen und zu versuchen, unseren Weg alleine zu gehen. Es liegt an uns.

Ich atmete tief. Etwas hatte einen Sinn bekommen. Ich hatte es fassen können. Ich würde es nicht vergessen.

Der Ausdruck der Offenbarung war noch immer in Frau Miles' Augen zu lesen. »Mein Gott, mein Gott, warum hast Du mich verlassen?« und »Vater, in Deine Hände befehle ich meinen Geist« – das war alles, was sie gebraucht hatte. Und es ist auch genug. Das ist es, diese beiden Gefühle: Das »Mein« wird aufgegeben für ein »Dein«. Wenn wir alles andere abkratzen – alles, was wir als menschliche Wesen, als christliche menschliche Wesen, übrigbehalten haben: Zorn und Hingabe, Zorn und die freie Wahl der Antwort ... –, dann finden wir unter Zorn, unter allen unbeantworteten Fragen Gottes ewige, bedingungslose Liebe.

Aus »Mein« wird »Dein« und wir sind sicher und frei und geborgen, viel mehr, als wir in unseren kühnsten Träumen erhofft hätten.

Es war sehr still in der Halle. Das Licht war gedämpft und der Hof unter dem Fenster war dunkel und voller Schnee. Von irgendwoher kam das Geräusch eines Staubsaugers.

Worte zu lesen, ist etwas Lebendiges. Aber das allein ist nicht genug.

Über geschriebene Worte nachzudenken, ist gut. Aber das allein ist nicht genug. Zumindest für mich war es nicht genug.

Tu' etwas, was Du nicht tun willst.

Geh, wenn Du nicht gehen willst.

Stapfe durch den Schnee.

Stoße mit den Füßen gefrorene, weiße Ballen vor Dir her.

Ringe mit Kälte und Wind.

Geh dahin, wohin Du nicht gehen willst . . . und wenn Du es am wenigsten erwartest, dann darfst Du einen Blick werfen durch die offene Tür auf die Offenbarung. Das war meine Lektion, die ich in jener kalten Februarnacht vor vielen Jahren gelernt habe . . . in einer von vielen Winternächten.

Wenn Sie ein bestimmtes Gefühl haben, glauben Sie dann manchmal auch, daß alle anderen Leute das gleiche Gefühl haben? Ich hatte mich gefragt, ob Rianns Mutter ähnliche Erfahrungen gemacht hatte. Nur weil ich an jenem Abend ein paar Steinchen zusammengesetzt hatte, meinte ich, daß es ihr genauso ergangen wäre.

»Ich will mich bei Ihnen bedanken für gestern Nacht.« Früh am Montagmorgen hatte mein Telefon geklingelt. »Alles, was Sie gesagt haben, hat mir eine Menge gegeben. Aber das von Jesus, der zornig wurde und sich dann trotzdem in Gottes Hände begeben hat, daran erinnere ich mich am besten. Ich habe letzte Nacht noch mit meiner Schwester in Kalifornien telefoniert, nachdem Sie gegangen waren, und habe es ihr erzählt. Ihr hat es auch viel gegeben.«

Ich war fassungslos. Aber ich war auch froh, daß Frau Miles angerufen hatte. Das war etwas, was ich brauchte, die Bestätigung eines Gefühls, die Bestätigung einer bestimmten Richtung, die Bestätigung einer Ansicht und ihrer Auslegung.

Mag sein, daß Jesus den 22. Psalm rezitiert hat. »Mein Gott, mein Gott, warum . . .?« Aber war nicht vielleicht auch der Psalmist zornig? Und warum ausgerechnet dieser Psalm und kein anderer? Warum, wenn nicht gerade dieser Psalm seiner Stimmung entsprochen hätte?

24. Kapitel

Riann wird wieder eingeliefert

Ich muß noch eine Anekdote nachtragen, die Manuelito Cercis Mutter uns beschert hat.

An einem Tag nach Manuelitos Operation saßen wir im Wartezimmer. Frau Cerci warf plötzlich etwas ein, ihr Gesichtsausdruck war äußerst verwirrt. »Was ist ein ›Nadanbischpäta‹?«

»Ein was?«

»Ein ›Nadanbischpäta‹!«

»Das habe ich noch nie gehört, das weiß ich nicht,« ich schüttelte den Kopf und zuckte die Achseln. »Können Sie es buchstabieren?«

»Nein ...«

»Können Sie es in einen Satz einbauen?«

»Ah, si. Doktor. Komm zu Manuelito. Lächelt. Untersucht Manuelito. Lächelt. Fragt ein, zwei Dinge. Lächelt. Sagt: ›Nadanbischpäta‹.«

Ich wartete einen Moment, um den Satz aufzunehmen ... dann lachte ich los. Zwei andere Mütter auch. Frau Cerci sah noch verwirrter aus. »Entschuldigung«, sagte ich und schnappte nach Luft. »Das ist eine Redensart. Vier (ich hielt vier Finger in die Höhe), vier Wörter: ›Na, dann bis später‹. Das heißt, der Doktor wird bald noch einmal reinschauen.«

»Oh! Verstehe,« sagte Frau Cerci erleichtert. »Na, dann bis später.« Und nun lachte sie auch.

Manchmal ist es gut, daß wir über das, was wir tun, nicht nachdenken, während wir es tun. Später ja, aber nicht während.

Mir ist es so ergangen in den zwei Wochen, als Riann starb. Wenn ich nur einen Augenblick lang innegehalten hätte, um darüber nachzudenken, was gerade geschah, was ich gerade tat..., wenn ich innegehalten hätte, um gründlich darüber nachzudenken, ich frage mich, wie ich es geschafft hätte. Sogar jetzt, fast einen Monat später, läßt meine Erinnerung mich nur ganz wenig fühlen. Ich kann erzählen, was geschehen ist. Aber die gesamte Tragweite fassen kann ich nicht.

Dafür bin ich dankbar.

Es war Donnerstag, der Donnerstag vor Ostern. Am Vortag noch hatte ich Riann besucht, war den ganzen Tag über bei ihr geblieben.

Ich hatte mir ein Brot gemacht, eine Cola aus dem Kühlschrank geholt und saß vor dem Fernsehapparat – es war einer dieser faulen Abende. Mein Telefon klingelte um sieben Uhr abends. Es war eine Schwester von Nord 3. Riann war eingeliefert worden. Nun lag sie im Krankenhaus, lag im Sterben. Sie würde nie mehr nach Hause gehen.

Die Schwester beschrieb mir ihren Zustand genau. Aber bei dem Wort »eingeliefert« hatte ich aufgehört, zuzuhören. Es war, als ob sich in meinem Gehirn kein Platz finden würde, um jedwede zusätzliche Information aufzunehmen. Es hing alles in der Luft und fand kein Zuhause.

Schließlich bat ich die Schwester, mal einen Moment den Mund zu halten.

»Ich habe sie erst gestern gesehen, ich war den ganzen Tag bei ihr.« Ich sagte es gleich zweimal.

»Ach ja?«, sagte die Schwester. »Nun, jetzt ist sie hier und es steht, weiß Gott, nicht gut um sie. Ich dachte, Sie würden das wissen wollen.«

»Danke.«

Ich legte auf. Ich ging zurück zu meinem Brot, meiner Cola und meinem Fernsehapparat. Die Nachricht hing noch immer irgendwo in der Luft. Immer noch ohne Zuhause.

Das Telefon klingelte wieder, zehn Minuten danach. Ich hatte mich nicht bewegt. Eine andere Schwester von Nord 3 war dran, mit der gleichen Nachricht.

»Ich dachte nur, Sie würden es wissen wollen. Ich habe Frau Miles gesagt, ich würde Sie anrufen.«

»Danke.«

Zurück zum Fernseher, zur Cola und zum Brot.

Ich beschloß, an diesem Abend nicht ins Krankenhaus zu gehen. Die zweite Schwester, Jennifer Bradford, hatte mir gesagt, ihrer Meinung nach würde Riann nicht in dieser Nacht sterben. Und nachdem ja ihre Eltern da waren, wollte ich nicht als »Pfarrer für den Sterbefall« herumschleichen. Das jedenfalls redete ich mir vor. Aber ich weiß, daß es nicht der wahre Grund war. Möglich, daß ich es einfach nicht aufnehmen konnte. Möglich, daß ich es nicht glauben wollte. Das Jetzt. Die Endrunde war eingeläutet.

Nur einen Tag zuvor, am Mittwoch, hatten wir so viel Spaß miteinander gehabt, Riann und ihre Mutter und ich.

Aber ich sah da schon, daß sie offensichtlich sehr geschwächt war, seitdem ich sie vor ihrer Reise nach Jamaika gesehen hatte. Ihr rechtes Auge tränte stark und ihre rechte Seite war gelähmt und nach unten verzogen. Und sie war schrecklich, ganz schrecklich dünn und ausgezehrt.

Nichtsdestoweniger war sie glücklich – unglaublich glücklich. Von dem Augenblick an, an dem ich an diesem Mittwoch angekommen war, hörte sie nicht mehr auf, zu erzählen. Sie trug ein blau-weißes Jerseykleid und ein Band im Haar und feste, braune Stiefel und weiße Söckchen. Sie saß, von Kissen gestützt, in der Ecke des karierten Sofas im Kinderzimmer. Kurz bevor ich ankam, hatte sie ihr Mittagessen wieder ausgespuckt und hatte nun Angst, ich würde es an ihrem Atem merken, als ich ihr einen Kuß gab.

»Quatsch, ich riech überhaupt nichts« (und das stimmte). »Und außerdem, glaubst Du wirklich, daß mich so etwas davon abhalten könnte, Dir einen Kuß zu geben?!«

Sie lächelte fröhlich.

Sie hatte ihr Programm fertig, alles, was sie mir erzählen und mit mir unternehmen wollte. Zuerst wollte sie mir das Geschenk geben, das sie mir aus Jamaika mitgebracht hatte.

»Kaust Du manchmal auf Gegenständen rum ... wenn Du Dich auf Deine Arbeit konzentrieren sollst und in Wirklichkeit überhaupt nichts denkst?« fragte sie.

»Nein, eigentlich nicht.«

»Nun, ich wollte Dich nur warnen, hier drauf rumzukauen!«

Sie gab mir Ketten und Armbänder aus Grassamen – und Nußperlen, eingewickelt in eine Serviette. »Sie sind nämlich giftig!« Sie kicherte.

»Oh! Ich werde daran denken! Riann, die sind wirklich hübsch!« Ich legte den Schmuck an und bedankte mich mit einem Kuß. Ihre Mutter hatte uns einen Drink bereitet und saß neben mir am anderen Ende des Sofas.

»Vielen Dank nochmal für den Knuffelsack«, Riann machte mit den Punkten auf ihrer Liste weiter. »Wir haben versucht, mich reinzusetzen, aber ich fürchte, ich muß noch warten, bis ich mich wieder ein bißchen mehr bewegen kann. Aber ich finde es ganz toll. Ich kann es kaum erwarten, Dr. Verdi zu erzählen, daß ich jetzt meinen eigenen Knuffelsack habe und nicht mehr in seinem sitzen muß!«

Ironie des Schicksals ... Ich hatte den roten Knuffelsack – ein birnenförmiges Segeltuchgebilde in Sesselgröße, gefüllt mit Bohnen – für Riann zum Valentinstag am 14. Februar bestellt. Nicht, daß ihre Eltern ihn sich nicht leisten könnten. Nicht, daß Riann einen besonderen Nutzen daraus ziehen könnte. Sondern einfach deshalb, weil der Knuffelsack dazu beitragen konnte, sie ein bißchen glücklicher zu machen, ein ganz kleines bißchen.

Mindestens zweimal hatte sie erwähnt, wie sehr sie sich einen Knuffelsack wünschte, so einen »wie in Dr. Verdis Zimmer«. Sie hatte es im Gespräch erwähnt; nicht als Hinweis, als Wink mit dem Zaunpfahl – so war Riann nicht –, einfach so im Gespräch. Zufällig sah ich einen in einem Schaufenster. Das war Ende Januar, und ich hatte ihn an Rianns Adresse zum Valentinstag bestellt. Damals hätte sie noch bequem darin sitzen können, damals hätte sie noch ein bißchen länger Freude daran gehabt...

Aber er kam nicht. Und kam nicht. Die Verkäuferinnen hatten die Lieferung verbindlich »innerhalb von fünf Tagen« zugesagt. Das wäre der 4. Februar gewesen. Nun war es April, fast Mitte April. Als die Wochen ins Land gingen, hatte ich die Verkäuferinnen gebeten, mich anzurufen, wenn er da war. Ich wollte nicht, daß er »danach« geliefert würde. Am 5. April kam der Anruf. »Ihr roter Knuffelsack ist da! Sollen wir ihn liefern? Übrigens, auf der Karte steht ›Zum Valentinstag‹. Sollen wir sie umändern in ›Fröhliche Ostern‹?«

»Sicher, tun Sie das. ›Fröhliche Ostern‹!«

Fast hätte ich ihn nicht geschickt. Ich ahnte, daß es nicht für lange sein würde. Aber was sollte es. Es war nicht Rianns Schuld, daß sie sterben würde.

Der hingerissene Ausdruck auf ihrem Gesicht an jenem Mittwoch war mir genug. Sie hatte sich gefreut. Sie hatte Spaß daran gehabt. Es war ihr Knuffelsack, gehörte ihr ganz allein.

Aber ich hatte gute Lust, jemandem in diesem verdammten Kaufhaus den Hals rumzudrehen.

»Wie war die Reise?«

»Das kommt gleich! Ich will dir davon erzählen, dann will ich Dir die Fotos zeigen, dann will ich Dir ein ganz lustiges Buch vorlesen, dann werden wir Mittag essen und dann fahren wir in die Schule ... das heißt, natürlich nur, wenn Du willst.«

»Aber sicher.«

»Gut!«

Das tat sie, und zwar alles. Sie erzählte von der Reise und zeigte mir die wunderschönen Fotos und erzählte, daß Kevin und Eric »so viel Bier getrunken haben, daß ihnen schlecht wurde ... vor allem Eric – der mußte sich sogar übergeben! Mammi sagte, sie hätte ihn und Kevin im Bad hören können ... und danach haben sie dann versucht, das Bad wieder zu putzen ... aber sie hat gelacht.«

Und sie erzählte von dem Calypso-Sänger, der ein Lied von jemandem mit einem Gehirntumor gesungen hatte und daß der Doktor ihn rausoperieren sollte und wie sie darüber gelacht und auf ihren eigenen Kopf gezeigt hatte, während er sang und wie all die anderen Leute sie und ihre Familie ganz offensichtlich für leicht verrückt gehalten hatten.

Und sie erzählte von ihrer Tante Meg, die mit nach Jamaika geflogen war und mit der man so gut lachen konnte. Und von den lebendigen Tieren auf der Wiese vor dem Fenster ihres Hotelzimmers. Und sie zeigte mir auch einen Schnappschuß, der sie früh am Morgen beim Aufwachen zeigt, noch ganz verschlafen. Dann las sie mir vom »Elefant und den Trauben« vor – das ganze Buch. Lachend und quietschvergnügt, Nonstop. Ich vergaß, daß sie krank war. Ich vergaß, daß sie bald sterben würde. Wir hatten nur noch Spaß.

Nach dem Mittagessen packten wir ihren Rollstuhl ins Auto und fuhren zur Schule. Es war eine kleine private Tagesschule, die aussah wie eine heruntergekommene Militärbaracke, aber mit viel Atmosphäre. Vier kleine Jungen, etwa neun Jahre alt, kamen aus der Tür gestürzt und halfen als vollendete Kavaliere, Riann in ihrem Rollstuhl die paar Stufen zum Schulgebäude hinaufzutransportieren.

Wir gingen zusammen in einen »Kommunikationsraum«, wo die Kinder mit verschiedenen Kommunikationsmitteln lernten. Riann stellte mich ihren Klassenkameraden als »die Autorin der Clive-Geschichten« vor. (Eine davon hatte sie in die Schule mitgenommen und der Klasse vorgelesen). Sie war immer noch ganz glücklich und gelöst.

Danach zogen wir in ein anderes Zimmer, um einen Fernsehfilm über Ballett anzuschauen. Riann wurde nach vorne gerollt und ihre Mutter und ich setzten uns in die letzte Reihe.

Der Fernsehfilm war entsetzlich laut. Er dröhnte pausenlos in meinen Ohren. Wie hielt Riann das aus, fragte ich mich, die doch noch so viel näher daransaß?

Aber Riann wurde noch von weit mehr als vom Fernsehen belastet. Der Tumor hatte die Lage verändert, war bewegt worden, irgend so etwas ... zumindest mußte so etwas geschehen sein ...

Ein kleiner Junge kam zu uns. »Frau Miles, Riann ruft Sie. Sie weint.«

Das kleine Mädchen schwamm in Tränen. Sie wollte nach Hause. Ihr Kopf tat weh.

Ich war froh, aus diesem lauten Raum herauszukommen, bis ich Riann sah. So kannte ich sie nicht. Sie schluchzte und schluchzte und jammerte vor Schmerzen. Mein Magen krampfte sich zusammen.

Wir versuchten, ihr den Mantel anzuziehen. »Mein Kopf! Oh, mein Kopf! Er tut so weh!« Sie schluchzte immer weiter.

Schließlich hatten wir sie im Auto untergebracht. Aber die Schmerzen ließen nicht nach. »Es war vielleicht die Aufregung«, sagte ihre Mutter. »Zuviele Leute. Sie weint leicht, wenn zuviel Getöse um sie herum ist. Zuviel Hektik. Aber ich glaube nicht, daß ich sie schon einmal so außer sich gesehen habe«, fügte sie hinzu, als sie neben Riann auf den Vordersitz rutschte.

Ich hatte Riann noch nie erlebt, wenn sie vor Aufregung weinte, ich mußte es ihrer Mutter so glauben. Aber ihr Weinen machte mir Angst. Mir erschien es, als ob sie große Schmerzen habe, Todesangst dazu. Ich fürchte, Frau Miles konnte mir meine Angst am Gesicht ansehen.

Riann schluchzte auf dem ganzen Heimweg. Wir versuchten sie zu beruhigen, aber es gelang uns nicht. Ich meinte auch, eine Veränderung im Ton festgestellt zu haben. Ich hatte den Eindruck, was zuerst Schmerz gewesen war, wurde nun Bedürfnis, zur Ruhe zu kommen, liegen zu dürfen. Aber vielleicht war auch das immer schon so gewesen.

Jedenfalls hörte sie auf zu weinen, und beruhigte sich, als wir nach Hause kamen. Ihre Mutter trug sie auf »Papis Betthälfte«, wo sie sich einen Moment ausstrecken sollte. Nach ein paar Minuten schien es ihr ganz gut zu gehen.

»Könnte ich bitte meine Schulsachen haben? Mein Rechenheft?«

»Aber sicher, mein Schatz.« Ihre Mutter gab ihr die Bücher. »Ruh Dich nur aus. Mammi hat heute Abholdienst. Es dauert nur ein paar Minuten. Aber Nina bleibt hier, wenn Du irgendetwas brauchst.«

Sie drehte sich zu mir um, als wir das Schlafzimmer verließen. »Ich weiß, es klingt schrecklich, aber ich muß weg. Ich habe Abholdienst von der Schule und die Kinder warten darauf. So kurzfristig finde ich niemanden, der einspringt. Ich bin sicher, es wird gehen mit Riann. Sie ist jetzt ganz ruhig. In zehn Minuten bin ich wieder da. Macht es Ihnen etwas aus?«

»Nein! Gehen Sie ruhig, ich bin ja da. Wir werden das schon schaffen.«

Meine Knie wurden weich. Langsam ging ich zurück ins Schlafzimmer.

»Wie gehts Dir jetzt?«

»Oh, danke. Mein Kopf tut gar nicht mehr so weh.«

»Soll ich Dir irgendetwas bringen?«

»Nein, danke. Ich mache nur meine Rechenaufgaben. Mathe kann ich nicht so gut. Sind die richtig?«

Sie zeigte mir einige Additionsaufgaben. Zum Glück war es keine Mengenlehre.

»Ja, bis auf eine. Drei und drei und drei macht acht, oder?«

Sie zögerte einen Moment, dann ging ein breites Grinsen über ihr Gesicht. »Du bist lustig! Macht neun!«

»Oh, ich Dummkopf! Weißt Du, ich war auch nie gut in Mathematik.«

Sie lachte.

»Ich laß Dich ein bißchen ruhen. Wenn Du etwas brauchst, ich bin in der Diele, Du brauchst nur zu rufen.« (Die Diele war direkt neben dem Elternschlafzimmer, in dem Riann jetzt lag).

Ich schaffte es gerade noch bis zur Couch, bevor meine Knie nachgaben. Ein paar Minuten blieb ich einfach sitzen, dann stand ich auf und suchte die Bar. Manchmal ist Alkohol wirklich Medizin, und jetzt war so ein Augenblick. Ich trank ein Glas Weißwein und saß da mit verkrampften Muskeln, horchte zum Schlafzimmer hin.

Aber alles ging gut. Frau Miles war nach zehn Minuten wieder da. Sie fand Riann bequem und ausgeruht vor. »Keine Kopfschmerzen mehr.«

Für eine lange Zeit sprach keine von uns beiden. Sie war genauso erschüttert – eher noch mehr – als ich.

Bald darauf wollte Riann aufstehen. Ihre Mutter

rollte sie für eine Weile in die Diele und dann ins Kinderzimmer, wo sie mit ihrer kleinen Schwester spielen konnte, die gerade aus der Schule nach Hause gekommen war. (Ich sehe Riann noch im Rollstuhl sitzen, neben der Tür zur Diele, mit dem blauen Band im Haar. Aber ihr Gesicht war anders als sonst. Sie unterdrückte die Schmerzen. Ich sage das nicht, weil ich weiß, was am nächsten Tag geschah. Ich wußte es da schon. Der Schmerz schien durch).

Schließlich blieben Frau Miles und mir noch etwa zehn Minuten, um uns ein bißchen zu entspannen. Aber wir standen wohl beide noch unter Schock.

Als Herr Miles nach Hause kam, merkte ich zum ersten Mal, wie spät es schon war. Ein paar Minuten noch unterhielten wir uns zu dritt, dann wurde Riann zur Haustür gerollt, um »Auf Wiedersehen« zu sagen. Der Ausdruck von Schmerz lag immer noch auf ihrem Gesicht. Ich dankte ihr für diesen schönen Tag, sagte, ich hoffte, sie fühle sich besser und wünschte ihr »Frohe Ostern«.

Aber in ihren Augen standen Tränen. »Sie will nicht, daß Sie gehen«, sagte ihre Mutter. »Abschied nehmen fällt ihr von Mal zu Mal schwerer.

»Wünsch Nina ›Fröhliche Ostern‹, Liebling.«

Sie sagte es. Aber es fiel kläglich aus. Sie gab mir einen Kuß und ihre Augen schwammen in Tränen. Dann schaute sie weg. Ich fühlte mich leer und fremd. Ich hatte es nicht erwartet. Vielleicht wußte sie schon, was morgen sein würde. Vielleicht wußte sie alles und wir hielten uns selber zum Narren. Vielleicht wußte sie genau, daß sie sterben müßte. Vielleicht war sie nur zu lieb, um es uns zu erzählen, um uns darauf zu stoßen ...

Vielleicht war es auch wirklich nur der Schmerz. Oder vielleicht wollte sie einfach nicht, daß ein schöner Tag zu Ende geht.

Wir werden es nie erfahren.

25. Kapitel

Wache an Rianns Bett

Am Karfreitag stand ich um acht auf. Um halb zehn hätte ich in der Kinderklinik, in Rianns Zimmer, sein können. Aber ich bewegte mich wie ein nasser Zementsack, wollte Zeit schinden. Alles war auf einmal unwirklich.

Als ich endlich angezogen und ausgehfertig war, beschloß ich, unterwegs in meiner Kirche Halt zu machen. Nicht etwa, um den Mittagsgottesdienst des Karfreitag abzuwarten, ich wollte nur dasitzen, ganz still nachdenken.

Aber in meiner Kirche gab es schon nach fünf Minuten keinen Platz mehr, wo man still hätte sitzen können. Die Kirchenältesten trafen sich nach und nach in der alten gotischen Sakristei, und das Echo ihrer fröhlichen Grußworte erscholl über die leeren Bänke und brach sich an der gegenüberliegenden Wand. Sie werkelten umher und waren sehr emsig.

Natürlich war das normal.

Aber meine Welt war nicht länger normal. Sie hatte sich verändert ... wie wohl noch nie zuvor. Jemand, den ich liebhatte, lag im Sterben.

Ich konnte »normale Alltagsgeräusche« nicht mehr ertragen. Ich ging weiter zu einer kleinen Kapelle, die erst kürzlich renoviert worden war. Hier würde es leise sein. Hier würde ich nachdenken können.

Aber dort übte jemand auf der Orgel. Es war nicht fair! Es war meine Kirche! Warum konnte ich in meiner eigenen Kirche keine Ruhe finden?

Natürlich gibt es so etwas wie »meine eigene Kirche« nicht.

Riann lag in Zimmer 381, dem Zimmer, in dem sie auch gelegen hatte, als die zweite Operation fällig war, an dem Morgen, an dem sie mir noch zugewinkt hatte – »Tschüss, Nina« –, an dem Morgen, an dem die »Spieltante« und ich ganz früh in die Klinik gekommen waren, an jenem Morgen vor etwas über einem Jahr.

Ich klopfte an die geschlossene Tür. »Herein.« Es war so leise wie mein Klopfen gewesen war.

Drinnen war es dunkel, die Vorhänge zugezogen, die Lichter aus. Rianns Mutter war da mit zwei Nachbarinnen. Es war ganz still.

»Kommen Sie herein. Riann ist gerade eingeschlafen. Sie hat eine schlechte Nacht gehabt. Kommen Sie, geben Sie mir Ihren Mantel. Sie kennen doch Mary Alice Krider und Betty Armstrong?«

»Ja, guten Morgen,« flüsterte ich zurück. Dann konnte ich einen Blick auf Riann werfen. Und erstarrte. Sie lag auf der linken Seite. Ihr Rückgrat und ihr Nacken waren so stark zurückgebogen, daß sie aussah wie ein C. Die Knie hatte sie hochgezogen. »Sie kann sie nicht ausstrecken, die Beine«, sagte ihre Mutter. »Sie kann überhaupt nichts mehr ausstrecken. Sie bekommt den Kopf auch nicht mehr weiter nach vorne als so. Dr. Verdi sagt, es käme vom Druck durch den Tumor.«

»Oh.«

Riann trug ein rot und blau getupftes Flanell-Nachthemd mit gesmoktem Oberteil und gesmokten Ärmeln. Sie sah so zerbrechlich aus, wie eine schlafende Blume. Die Veränderung innerhalb von zwei Tagen war unfaßlich. Es gab keinen Zweifel mehr, daß sie sterben würde.

Die einzigen noch offenen Fragen hießen »Wie lange?« und »Um wieviel schlimmer noch?« und

»Wieviel Schmerzen?« und »Wie lange der Todeskampf?« Die gleichen ewigen alten Fragen. Nur, daß sie jetzt nach und nach beantwortet wurden. Aus dem »Wann?« war ein »Jetzt« geworden.

Es war Viertel vor eins. Frau Miles fragte mich, ob ich zu Mittag gegessen hätte. »Ja.« (Das stimmte nicht, aber ich wollte auch nichts essen.) »Mary Alice muß bald gehen. Ich wollte mit ihr runtergehen und etwas essen und Betty wollte solange bei Riann bleiben, aber nun, da Sie da sind – wären Sie so lieb? Dann könnte Betty jetzt mit uns kommen und danach auch nach Hause fahren. Sie ist – alle beide sind – schon den ganzen Morgen hier, die Guten. Können Sie ein bißchen hierbleiben? Oder haben Sie etwas anderes vor?«

»Nein, ich kann bleiben. Ich habe keine anderen Pläne. Ich bleibe bei Riann. Gehen Sie ruhig zum Essen.«

»Und Sie sind ganz sicher, daß es Ihnen nichts ausmacht?«

»Absolut nichts.«

»Ich glaube nicht, daß sie wach wird. Sie braucht Schlaf. Sie war ja fast die ganze Nacht wach.«

»Alles klar.«

»Wenn irgend etwas sein sollte, wir sind in der Cafeteria. Dr. Verdi meint, es wäre wohl bald soweit ... aber nicht heute oder morgen ...«

Sie gingen zum Essen. Ich saß auf einem Stuhl neben dem Bett und schaute Riann an. Ich fühlte überhaupt nichts.

Als ich vorhin die Tür aufgemacht hatte, hatte ich überlegt, ob sie wohl da sein würde wie immer, unsere Vertrautheit – oder was ich dafür hielt –, nun, da die Würfel gefallen waren. Oder würde ihre Familie sie für sich haben wollen? Möglich wäre es. Ich war darauf vorbereitet, ich wollte darauf achten und wenn ich es bemerkte, würde ich leise fortgehen.

Aber so war es nicht gekommen. Als ich an jenem Karfreitag in das dunkle Zimmer getreten war, war ich Teil der Handlung geworden. Und von diesem Augenblick an war ich nicht mehr fähig, darüber nachzudenken, was hier eigentlich geschah. Nicht zu denken kann manchmal wirklich ein hervorragender Schutzschild sein. Ich war einfach da. Daß ich nicht nachdachte, empfand ich als Gnade.

Ich sah auf Riann hinunter und war völlig fühllos.

Vielleicht stand ich unter Schock. Ich war ganz erstarrt. Ich saß einfach auf diesem Holzstuhl und schaute auf das kleine Gesicht zwischen den eisernen Gitterstäben des Bettchens.

Sie schlug die Augen auf. »Tag, Nina.« Sie lächelte.

»Riann! Wie fühlst Du Dich?«

»Ich glaub', ganz gut. Wo ist die Mammi?«

»Deine Mammi und Frau Krider und Frau Armstrong sind einen Happen essen gegangen. Soll ich sie rufen? Sie kommt sicher gleich wieder.«

»Nein, ist schon gut. Wann bist Du gekommen?«

»Vor einer halben Stunde vielleicht. Du hast geschlafen. Wenigstens hast Du nicht geschnarcht.«

»Ich wette, Du hast nicht damit gerechnet, mich so schnell wiederzusehen!«

»Nein, bestimmt nicht! Ich seh Dich unheimlich gern, was glaubst Du wohl. Aber könnten wir uns nicht ein hübscheres Plätzchen als hier aussuchen?«

»Da hast Du wohl recht. Kann ich ein bißchen Wasser haben? Mammi hatte welches in einer Tasse mit einer Spritze dran.«

»Oh ja, da steht sie. Es ist warm geworden, glaub' ich. Soll ich Dir frisches besorgen, mit Eis drin?«

»Das wäre nett. Danke schön.«

Ich holte Eiswasser aus dem Kühlschrank am Ende der Halle.

»Ich bin gestern nicht mit dem Strohhalm klar gekommen. Jennifer hat Mammi auf die Idee mit der Spritze gebracht.«

»Eine gute Idee. Schau, so geht es viel besser.«

(Das mit der Spritze war schon ganz gut. Es war genauso eine wie die, die man für Injektionen verwendet, nur ohne Nadel und größer als die üblichen. Anstelle der Nadel war ein Loch am Ende. Flüssigkeit konnte eingefüllt werden und wurde dann in den Mund des Patienten gespritzt – wie bei einer Spritze. Es ging gut. Aber was für eine verkehrte Welt... Wasser in Rianns Mund spritzen, die sich vor Spritzen immer so gefürchtet hat. Wieder ein bißchen weniger Menschenwürde. Aber ihr schien es nichts auszumachen. Sie akzeptierte es, als sei es selbstverständlich. Keine Klagen. Wenn sie es hinnahm, würde ich es wohl auch können.)

»Danke, das ist genug. Hat gut getan. Hast Du gewußt, daß Jennifer heute morgen nach Jamaika geflogen ist?«

»Ja. Die hat's gut!«

»Hoffentlich ist es für sie genauso schön wie es für uns war.«

»Das hoffe ich auch. Ich bin froh, daß es Dir so gut gefallen hat!«

»Ich auch. Ich will irgendwann einmal wieder hin. Es war so schön. Wieviel Uhr ist es?«

»Kurz nach halb zwei.«

»Clive ist hier. Hast Du ihn gesehen?«

»Ja. Wer ist seine Freundin?« Eine Stoffpuppe in einem langen rosa Kleid hatte lächelnd neben dem Bücherwurm Clive auf der Hutablage des Autos gesessen.

»Oh, das ist Frau McPatches. Die habe ich schon lange. Eine Freundin hat genau die gleiche, nur hat ihre braunes Haar.«

»Sie ist hübsch.«

»Danke schön.«

Das Gespräch versetzte mich in Erstaunen. Sicher, sie war schwächer und langsamer, als ich sie je zuvor gehört hatte, aber sie war immer noch Riann. Der Tumor hatte an ihrem Verstand, an ihrem geistigen Zustand nichts geändert.

»Ich habe letzte Nacht nicht gut geschlafen. Der Nacken hat so weh getan. Vielleicht sollte ich jetzt noch ein bißchen schlafen.«

»Das ist eine gute Idee. Ich bleibe hier, falls Du etwas brauchst. Und die Mammi kommt auch gleich wieder.«

Sie schlief wieder ein. Ich saß auf dem Holzstuhl, den Frau Miles neben das Kopfende des Bettes gestellt hatte.

Alle Privatzimmer in der Universitätskinderklinik waren fast gleich, verhältnismäßig groß und verhältnismäßig hübsch eingerichtet. Wenn man in Rianns Zimmer kam, stand linkerhand das Bett, das Kopfende war etwa auf der Mitte der linken Wand. Daneben stand eine Couch über Eck. Tagsüber wurde sie als eine Art Sofa benutzt. Sie hatte eine bezogene Rückwand aus Holz, die man aufklappen konnte – dahinter verbarg sich Bettzeug. Gegenüber der Tür war das Fenster. Darunter stand ein orangefarbener Plastikstuhl mit einem farblich passenden Stuhlkissen. Hinter diesem Stuhl war die Heizung. Rechts neben der Tür war die Toilettentür, daneben ein Schreibtisch und Stuhl aus Holz, wiederum daneben – auch an der rechten Seite – die Tür zum Badezimmer. Das war gekachelt, Toilette und Waschbecken waren darin.

Die Wände waren gelb. Zwischen Wand und Decke lief ein breiter bunter Streifen. Der Bezug der Couch war grün. Rianns Kinderbett war aus glänzendem Chrom. Kopf- und Fußende konnten an Knöpfen unter dem Bettgestell verstellt werden. Über dem Bett an der Wand waren Lampen angebracht, daneben der Klingelknopf für die Krankenschwestern. Hinter dem Plastikstuhl gab es noch eine Bodenlampe. Und über dem Schreibtisch hing ein Bild, das Kinder im Karneval zeigte.

Ich wußte, hier würde Riann sterben, in diesem Zimmer 381. Wann? Heute – am Karfreitag? Morgen? Ostersonntag? Irgendwie schien es, als würde diese Qual Ostern nicht überdauern. Symbolhaft. Ich glaube, ich war nicht die einzige, die so dachte.

»Wer hätte daran gedacht, daß es Gründonnerstag, Karfreitag, Ostern sein würde,« sagte Frau Miles etwa eine Stunde später, als wir zusammensaßen und redeten. Riann schlief noch.

»Ich habe eben daran gedacht,« sagte ich.

»Ich habe viel darüber nachgedacht. Es ist fast so, als würde sich nun erfüllen, was wir im Februar besprochen haben. Es ist fast so, als hätte Gott es so eingerichtet.

Jedenfalls geht es ihr jetzt viel besser als letzte Nacht«, fuhr Frau Miles fort. »Sie sah furchtbar aus und hatte schlimme Schmerzen im Nacken. Aber sie werden nicht zulassen, daß sie allzu große Schmerzen ertragen muß – soweit ihnen das möglich ist. Das hat Dr. Verdi versprochen.

Aber sie werden auch nichts Zusätzliches mehr tun. Sie lassen das Unvermeidliche geschehen – so schnell wie möglich. Ich ertrage es nicht, sie so sehen zu müssen. Ich will keine Minute länger erbetteln, wenn das der Preis ist, den sie dafür zahlen muß.«

Die Billigung war da. Solange es dauern würde, es gab keine Fragen mehr. Nicht mehr für uns. Wir hatten es durchgearbeitet. Ich wußte es von mir. Und nun wußte ich es auch von ihr.

Kummer und Leere und der Moment, wo wir das Geschehene vollständig begreifen würden, würden kommen. Das Wissen darum, was passiert war – Riann und auch uns. Es war nicht so, daß nun alles vorüber und vergessen gewesen wäre. Aber von nun an wußten wir, daß wir es würden ertragen können – bis zum Augenblick von Rianns Tod;

– wenn es nur nicht so lange dauern würde.

– oder nicht mehr bekämpfbare Schmerzen bringen möge.

– wenn es nur ...

Frau Miles war erschöpft. Dr. Verdi hatte sie nach Hause schicken wollen, hatte gesagt, sie solle Freitag Nacht zuhause schlafen. Er hatte auch gesagt, er glaube nicht, daß Riann in dieser Nacht sterben würde.

Sie wollte gehen. Aber sie hatte auch Angst, wegzufahren, Angst, Riann allein zu lassen.

Dieses Mal war es anders. Dieses Mal waren wir vertraut genug, hatten genug gemeinsam erlebt, um mich das Angebot machen zu lassen.

»Ich würde gern hierbleiben.«

»Oh, darum könnten wir Sie nicht bitten. Wenn es eine Nacht wird wie die letzte, kommen Sie keine Minute zur Ruhe.«

»Darauf bin ich eingerichtet. Bitte. Ich möchte es gern.«

»Nun, Dr. Verdi will nicht, daß ich bleibe. Er hat gesagt, wenn ich anfange, auch nachts hier zu bleiben, dann wäre ich bald – falls es ein ›bald‹ noch gibt – überhaupt zu nichts mehr nutze, weder für Riann noch die anderen Kinder oder für Eric oder für mich selbst. Oder für sonstwen. Ich hasse es, von ihr wegzugehen ... Aber ich fürchte, Verdi hat recht.

Aber wollen Sie das auch ganz bestimmt? Ich bin sicher, daß die Schwestern oft nach ihr schauen. Ihnen das zuzumuten, bedeutet eine Menge. Ich weiß, Sie werden kaum Schlaf bekommen.«

»Machen Sie sich um mich keine Sorgen. Ich hatte heute frei und konnte morgens ausschlafen. Und ich kann morgen nachmittag nach Hause gehen und mich sofort ins Bett legen.«

»Ja... wenn Sie meinen. Mir würde ein Stein vom Herzen fallen...«

»Ich meine es wirklich.«

Ich fuhr mit dem Bus nach Hause, packte ein Nachthemd, meine Zahnpasta und ein Paar Hausschuhe ein und fuhr zurück zur Kinderklinik. Frau Miles war fertig zur Heimfahrt, kurz nachdem Herr Miles vom Büro ins Krankenhaus gekommen war. Wir hatten vereinbart, daß sie mir einen Zettel hinterlassen würde, falls es Neues zu berichten gab – vorausgesetzt, sie wäre schon fort, bevor ich wieder da war.

Es war warm draußen, fast föhnig an jenem Karfreitag abend. Die Welt sieht anders aus, wenn man sie nicht nur mit den eigenen, sondern auch mit den Augen eines Sterbenden anschaut. Ich schaute hinüber zum See. Er war von einem gläsernen Blau, ein rosa Himmel spiegelte sich darin. Boote waren noch nicht draußen, der See lag unberührt unter einem klaren Abendhimmel. Riann würde ihn nie wieder sehen; sie würde die Boote im Sommer nicht mehr sehen, sie würde kein zweites Mal nach Jamaika reisen, sie würde kein Eichhörnchen mehr sehen und keinen Vogel... sie würde nicht aufwachsen, um eines Tages einen Mann zu lieben...

Wirklich, meistens habe ich nicht darüber nachgedacht, was eigentlich geschah. Meistens nicht.

Die Miles waren schon fort, als ich in die Klinik zurückkam. Ich machte die Tür zu Zimmer 381 auf. Das große Licht über Rianns Bett war an. Aber Riann sah ich nicht.

In meinem Magen drehte sich ein Messer um. Am ganzen Körper hatte ich das Gefühl von tausend Nadelstichen.

Schließlich wagte ich mich näher heran. Da war sie,

tief schlafend! Aber man hatte das Bett umgestellt, ihr Kopf lag nun dort, wo am Nachmittag noch ihre Füße waren. Sie war fest zugedeckt, über dem Geländer des Bettchens hing eine Decke und weil sie die Knie angezogen hatte, konnte ich nur das leere Fußende sehen!

Ich setzte mich auf den Stuhlrand, ganz langsam. Und dort blieb ich erst einmal eine Zeitlang sitzen.

Riann schlief. Die Lampe war sehr hell. Aber vielleicht hatte sie darum gebeten, das Licht anzulassen? Ich ließ es brennen.

Ich hängte meinen Regenmantel und mein Nachthemd in die kleine Garderobe. Dann setzte ich mich wieder auf den Plastikstuhl am Fenster. Bei jeder Bewegung quietschte er und ich hatte Angst, das Geräusch würde Riann aufwecken. Aber sie rührte sich nicht.

Da saß ich nun, mit leerem Kopf, dachte an nichts und konnte die Augen nicht von dem Kind im rotblauen Nachthemdchen wenden.

Sie schlief ganz friedlich. So friedlich, daß ich plötzlich anfing, auf ihr Atmen zu horchen. Ich hörte nichts! Was, wenn sie gestorben war, während ich vom Stuhl aus zu ihr schaute? Was, wenn sie einfach aufgehört hätte zu atmen?

Ich hatte Angst. Ich stand auf, ging hin. Ihre Brust hob sich und senkte sich in gleichmäßigen Atemzügen.

Vorsichtig schlich ich zurück zum Stuhl.

Was, wenn sie nun tot gewesen wäre? Was dann? Nicht, daß ich nicht darauf vorbereitet gewesen wäre. Das war ich wohl, so gut man das sein kann. Aber ich wollte es einfach nicht. Nicht, solange ich bei ihr war. Egoistisch? Vielleicht. Das änderte nichts an der Tatsache. Bitte, Riann, nicht, während ich mit Dir allein bin. Bitte, stirb nicht, während ich allein bei Dir bin …

»Mit Dir allein.« So, aus dem Zusammenhang des Satzes gerissen, ergab es nicht viel Sinn. Und außerdem ergab es auch sonst keinen Sinn. Denn wir waren ja nicht allein, beide nicht. Meine Panik ließ nach.

Ich schaute in das kleine blasse Gesichtchen, auf den schmalen Nacken, der nun so verkrümmt war, auf die dichten dunklen Wimpern, die roten Lippen, das weiche braune Haar, das nun wie eine dünne Pelzdecke um ihr Köpfchen lag ... Flaum von langsam wieder sprießendem Haar über einem Hirntumor, der dabei war, den Sieg davonzutragen. Ich schaute auf das schlafende Kind ... und mir ging auf, wie nahe, wie ganz nahe sie der Antwort war, dem Wissen, dem endgültigen Wissen um Gott, um SEINE Erhabenheit, um das Leben ... dem Wissen um das letzte Geheimnis ...

Aber wenn der Winter kommt, dann wird mein Kleines
das Geheimnis kennen
– um Leben und Liebe und Wiedergeburt.
Und dieser Winter wird ihr das schönste Geschenk bringen.
Denn sie wird DEIN Gesicht sehen,
während ich noch warte und träume
und weine unter kahlen Zweigen.

Als mir das klar wurde in jener stillen Nacht in dem Zimmer mit dem hellen Licht, da hatte ich das Gefühl, daß der Todeskampf es wohl wert sein müßte. Nein, natürlich war es nicht mein Todeskampf, nicht mein Hirntumor und nicht mein Leiden und nicht mein Tod.

Aber einen winzigen Augenblick lang wünschte ich mir, daß es so wäre, wünschte es mir um des Geheimnisses willen.

Meine Vorstellungskraft überstieg alle meine Erfahrungen ... »Denk nur«, wollte ich zu Riann sagen, »bald wirst Du Gott sehen können, bald wirst Du viel mehr wissen, als Deine Mammi und Dein Pappi und Deine Brüder und Deine Schwester und ich uns auch in unseren kühnsten Träumen vorgestellt haben ...«

Aller Schmerz ist in jenen Augenblicken in dem kleinen Krankenzimmer einer großen Ehrfurcht gewichen. Ein Teil dieser Ehrfurcht war Angst – Angst, daß Riann wirklich sehr bald sterben würde, an jenem Abend vielleicht schon oder in der gleichen Nacht. Ein anderer Teil der Ehrfurcht war das Wunder – das Wunder des Todes, des Lebens, und – danach – das Wunder, das wir Gott nennen. Teil der Ehrfurcht war auch Glaube – der Glaube an eine Liebe, die keine Bedingungen stellt, die bleibt, trotz unserer unbeantworteten Fragen, eine Liebe, die Wort hält, eine Liebe, die uns nie, niemals im Stich läßt... denn Gott ist Liebe.

Und mitten in dieser ehrfürchtigen, dieser scheuen Stimmung, in jenen ersten Minuten mit Riann in der Nacht des Karfreitag, da war der Zorn auf einmal verflogen. Er war wie weggewischt, verbannt. Ich wußte ganz sicher, daß es einen Gott gab, der gut ist, daß es einen Himmel gab, ein Jenseits, in dem das wahr würde:

»Und Gott wird abwischen alle Tränen von ihren Augen, und der Tod wird nicht mehr sein, noch Leid noch Geschrei noch Schmerz wird mehr sein; denn das Erste ist vergangen.« (Offenbarung 21, 4).

»Und sie sehen sein Angesicht, und sein Name wird an ihren Stirnen sein. Und wird keine Nacht mehr sein, und sie werden nicht bedürfen einer Leuchte oder des Lichts der Sonne; denn Gott der Herr wird sie erleuchten und sie werden regieren von Ewigkeit zu Ewigkeit.« (Offenbarung 22, 4–5).

Gerade dann, wenn jemand stirbt, den man lieb hat, kann der Himmel etwas sehr Reales werden...

Nein! Es war mehr als das, es war etwas Mächtigeres als der Wunsch, danach möge es etwas mehr geben als das Nichts. Für mich war, durch Riann, die Verheißung, die Zusage, einmal mehr bestätigt.

Zu einem anderen Zeitpunkt, an einem anderen Ort im Laufe meines Lebens würde der Zorn einmal wiederkommen. Aber letzten Endes werde ich die Hoffnung bewahren, werde die Zusage nicht vergessen ...

»Denn ich bin gewiß, daß weder Tod noch Leben, weder Engel noch Fürstentümer noch Gewalten, weder Gegenwärtiges noch Zukünftiges, weder Hohes noch Tiefes noch keine andere Kreatur kann uns scheiden von der Liebe Gottes, die in Christus Jesus ist, unserem Herrn.« (Römer 8, 38–39).

Ich weiß nicht, wie lange ich auf dem Plastikstuhl gesessen habe. Ich weiß nicht, wohin meine Gedanken noch gewandert sind. Was ich genau weiß, ist, daß Sie eine solche Erfahrung respektieren müssen, wenn Sie mich respektieren wollen. Denn ich machte ja eine Reise in ein unbekanntes Land. Und nun, da ich dieses aufschreibe, entdecke ich, daß das Wunder, von dem wir sprechen, auch durch die Unzulänglichkeit der Worte bewahrt wird. Zum Glück können wir mehr erfassen, als mit Worten je zu beschreiben wäre.

Mehr als ein Jahr ist es her, seit Riann starb. Die meisten der vorliegenden Seiten wurden vor langer Zeit geschrieben. Und sie sind unverändert liegen geblieben – als Zeugnisse einer Gefühlswelt, die an ihre Grenzen stößt, als Zeugnis auch einer blutjungen Pfarrerin und als Erinnerung an die Wichtigkeit des Wieder-entdeckens.

Trotz der langen Zwischenzeit finde ich, daß diese letzten Seiten, die nun noch geschrieben werden müssen, aus einer Erinnerung heraus entstehen, die fast immer noch zu frisch und zu persönlich ist, um zu Papier gebracht zu werden. Ich habe diese folgenden Seiten aufgeschoben, lange. Nun müssen sie geschrieben werden. Aber ich werde diese Aufgabe noch leugnen, während ich sie erfülle.

Ich hatte gedacht, im Laufe der Zeit würde es einfacher werden, über Rianns Tod zu schreiben. Aber das ist es nicht geworden. Eigentlich möchte ich es auch jetzt noch nicht mit Ihnen teilen. Ich muß Vertrauen zu Ihnen haben. So viel Vertrauen, daß ich selbst glaube, Sie werden mich verstehen. Und doch – Sie mögen es mir verzeihen – noch immer bin ich nicht sicher, daß Sie es wirklich verstehen ...

Riann wurde wach. Sie sagte, ihre Mammi habe ihr erzählt, daß ich über Nacht bei ihr bleiben würde. Sie freue sich. Obwohl sie sehr hoffe, daß sie in dieser Nacht mehr Schlaf bekommen würde als in der letzten.

Sie beschloß, das helle Licht auszumachen. Darüber war ich froh. Und sie meinte, sie könne vielleicht noch ein paar Löffel Kirschmarmelade vertragen. Und dann wollte sie versuchen, wieder einzuschlafen.

Während ich sie mit Kirschmarmelade fütterte, fragte sie mich, warum ihr das Bein so weh täte. »Das hat noch nie weh getan, jedenfalls nicht so arg ...«

»Ich weiß es nicht genau, Riann. Warum fragst Du morgen nicht Dr. Verdi? Ich weiß nur, daß Du im Schlaf ein paarmal mit dem Knie an die Gitterstäbe vom Bett gestoßen bist. Vielleicht hast Du Dir selbst weh getan?«

»Kann sein ...«

»Weißt Du was? Ich hole ein paar Decken und mach ein dickes Polster vor die Gitterstäbe, wo Deine Knie sind. Dann kannst Du Dich nicht mehr daran stoßen.«

»Klasse Idee! ... Kevin hat einen Freund, der hat Muskelschwund. Er ist immer im Rollstuhl ... Aber es scheint ihm nichts auszumachen. Er ist immer vergnügt ...«

»Das ist gut, oder?«

Später in jener Nacht überlegte ich, wie sie auf dieses Gespräch wohl gekommen sei. Hatte sie Angst, sie könnte das gleiche haben? War das der Grund, warum sie von ihrem schmerzenden Bein auf Kevins Freund zu sprechen gekommen war? Während sie davon sprach, war es mir nicht sonderlich aufgefallen. Vielleicht wollte ich es auch nicht merken...

Was, wenn sie fragen würde, überlegte ich, die eine Frage: »Nina, muß ich sterben?« Lieber Gott, hilf mir. Ich versuchte, eine Antwort zu finden. Aber mir fiel nichts ein. Ich konnte doch die Umstände nicht vorwegnehmen. Ich würde die Zähne zusammenbeißen und darum beten, die »richtigen« Worte zu finden... falls sie fragte.

Riann war wieder eingeschlafen. Langsam wurde ich mutiger, leise im Zimmer umherzugehen. Und ich überprüfte ihr Atmen auch nicht mehr ganz so oft.

Ich rief Rianns Eltern an, um ihnen zu sagen, daß alles in Ordnung war – erstaunlich, was so ein »Gespräch unter Verwandten« auf einmal bedeuten kann. Dann war ich wieder in Rianns Zimmer. Sie war nicht aufgewacht. Ich machte mich für die Nacht zurecht, nahm die Decke von der Couch und holte das Bettzeug aus der Lade. Eine Straßenlaterne warf orangefarbenen Lichtschein durchs Fenster.

Der Weg meiner wandernden Gedanken war zu Ende. Ich hatte meinen früheren Zustand wieder erreicht: nichts fühlen, nichts denken, nur etwas tun. Ich fing an – obwohl ich das damals noch nicht wußte – mich an Routine zu gewöhnen.

Riann erwachte, als ich mir die Haare bürstete.

»Nina?«

»Ja, mein Liebling?«

»Ob wohl noch Kirschmarmelade da ist?«

»Ich weiß nicht, aber ich geh nachschauen. Möchtest Du sonst etwas anderes?«

»Nein danke. Nichts anderes.«

»Ich bin gleich wieder da.«

Ich zog mein Kleid wieder an. Die Kirschmarmelade war noch da. Ich ging zurück und fing an, sie zu füttern.

Es ging ihr besser. Das sah man. »Als ich noch klein war, bin ich einmal mit Eric und Kevin und Allison ausgegangen und mein kleiner Cousin war dabei und der hat sich einen ›Hamburger‹ und Bommes Wittes bestellt.« Sie lachte vor sich hin. »Er war noch zu klein, um ›pommes frites‹ auszusprechen und so sagte er ›Bommes Wittes‹. Seitdem haben wir uns immer, wenn wir allein waren, damit aufgezogen und auch nur noch ›Bommes Wittes‹ gesagt. Aber nie, wenn er dabei war.« Bei der Erinnerung kicherte sie noch. Wir unterhielten uns und sie aß ihre Kirschmarmelade und die Straßenlaterne schaute uns zu.

»Nina, glaubst Du, daß ich morgen aufstehen kann?«

Ich ließ fast das Glas fallen.

»Ich will es hoffen, Ri. Mal sehen, wie Du Dich morgen früh fühlst, ja?«

»Ja. Ich möchte so gern ...«

»Ich auch.«

Eine Schwester kam herein, um Riann umzubetten und die Laken glatt zu ziehen. Dann wünschte sie ihr eine gute Nacht. Ich schlüpfte unter die Decke auf der Couch.

Sie wachte noch ein paarmal auf, aber alles in allem schien sie keine allzu schlechte Nacht zu haben. Was sie aufweckte, waren immer die Schmerzen im Nacken. Meistens bat sie mich, ihren Kopf zu drehen oder das Kopfkissen anders zu legen. Manchmal wollte sie ganz umgedreht werden. Die ersten beiden Dinge traute ich mir zu, aber wenn es darum ging, den ganzen Körper auf die andere Seite zu drehen, holte ich eine Nachtschwester.

Ich schlief, aber nicht fest. Zum ersten Mal konnte ich mir vorstellen, wie Mütter schlafen – schlafen und doch mit einem Ohr hören, was das unruhige Kind im Nebenzimmer tut. Es ist merkwürdig.

Riann sagte jedes Mal »bitte« und »danke«. Trotz der Schmerzen dachte sie immer daran, »bitte« und »danke« zu sagen, sei es zu Ärzten oder Schwestern, zu ihrer Familie oder zu mir. Zu jedem. Sie vergaß es nie. Nicht ein einziges Mal.

Samstag morgen kam für Riann später als gewöhnlich. Gegen halb sechs morgens war sie das letzte Mal wach geworden, und nun war es schon halb neun und sie schlief immer noch. Gott sei Dank! Ich stand um halb acht auf, wusch mich am Waschbecken, zog mich an und ging zum Schwesternzimmer, um zu frühstücken.

Kurz vor acht rief ich ihre Mutter an und erzählte, wie die Nacht verlaufen war. Sie wollte gegen elf kommen und ich versprach, bis dahin bei Riann zu bleiben. Beide bekräftigten wir, daß ich es nicht tun müsse. Beide wußten wir, daß ich es tun würde.

Keine Stunde später verschlechterte sich Rianns Zustand. Ich fütterte sie gerade mit Kirschmarmelade zum Frühstück und sie war mitten im Satz, erklärte, diese Kirschmarmelade sei fast schon so etwas wie eine Diät.

»Aber ich mag...« Sie verdrehte die Augen, die Zunge schoß aus dem Mund und wieder zurück und wieder vor, ihre Lippen zitterten und ihr Kopf und die ganze rechte Seite zuckten: ein Anfall. Es ängstigte mich fast zu Tode. Ich stürzte aus der Tür und schrie Mary Cookes Namen, die mir entgegen kam. Sie wurde totenblaß und rannte los. Sie warf einen einzigen Blick auf Riann. »Sie krampft.« Sie schaute auf ihre Armbanduhr, rieb Rianns Arm und sagte: »Es ist alles gut, Riann, Du mußt keine Angst haben. Es ist gleich vorbei.«

Sie drehte sich nach mir um. »Schreck eingejagt?« Ich nickte. »Das kann einen auch erschrecken. Wann fing es an?«

»Im Moment.«

»Ich glaube, sie hat das Bewußtsein verloren.«

Die Krämpfe hielten an. Fünf Minuten lang. Ein Anfall, der ganze fünf Minuten dauerte. Ohne Unterbrechung. Danach ging es ihr gut.

»Was war los?« Riann machte die Augen auf und fragte mit einer kleinen, erschöpften Stimme.

»Du hast einen kleinen Anfall gehabt«, erklärte Mary. »Aber nun ist es gut. Wie fühlst Du Dich?«

»Ein bißchen komisch. Meine Zunge fühlt sich ganz taub an.«

»Das kommt von dem Krampf.« Mary drehte sich zu mir um und sagte leise: »Ich glaube nicht, daß bei ihr die Gefahr besteht, daß sie die Zunge runterschluckt. Aber ich bringe Ihnen ein Tuch. Wenn die Krämpfe wiederkommen – und das werden sie – können Sie damit die Zunge festhalten. Das hilft auch ein bißchen, damit sie nicht zu wund wird. Das Medikament fülle ich Ihnen in die Spritze. Sie können es ihr während des Frühstücks einflößen.« Es war wirklich erschütternd. Ich hoffte, Riann würde keinen Anfall mehr bekommen. Ich hoffte es umsonst. Fünf Minuten später ging es wieder los. Diesmal dauerte es vier Minuten. Aber diesmal blieb sie bei Bewußtsein. Und daß ich die Zunge festhielt, machte ihr Angst. »Lassen Sie es«, sagte Mary. »Ich habe das Gefühl, daß ihre Zunge so oder so wund wird. Sie wird damit nicht wieder aufhören.«

(Sie hörte wirklich nicht mehr damit auf. Bald wurde sogar das Routine. Manchmal versuchte Riann sogar, während der Anfälle zu sprechen, versuchte einen Satz zu Ende zu bringen. Und natürlich tat ihr die Zunge weh. Während der Anfälle drückte ich einen kalten, nassen Lappen auf ihre Lippen. Es schien ein bißchen zu helfen. Hinterher sprachen wir einfach da weiter, wo wir aufgehört hatten.)

Am Samstag ging ich den ganzen Tag nicht nach Hause, nicht einmal, um zu duschen oder mich umzuziehen. An Einzelheiten dieses Tages kann ich mich nicht erinnern, aber ich weiß noch, daß die Belastung und die innere Anspannung mit jedem neuen Anfall zunahmen. Für Frau Miles waren sie ein Schock gewesen, ein schlimmerer Schock noch für Herrn Miles, der am Nachmittag kam. Ich ließ die beiden mit Riann allein.

Gegen halb sechs, als ich neben dem Schwesternzimmer saß und las, kam Frau Miles zur Trennscheibe und winkte mich herüber. »Eric geht runter, um was zu trinken zu holen. Möchten Sie auch was?«

»Sicher.«

»Kommen Sie, bleiben Sie hier bei uns, solange er weg ist. Sie müssen nicht rausgehen, wissen Sie.«

»Ich weiß. Danke.«

Zehn Minuten später kam Herr Miles zurück mit einem verwirrten Gesichtsausdruck. »Es ist gesetzlich verboten. Man darf keine alkoholischen Getränke über die Straße verkaufen! Das habe ich noch nie gehört.«

»Ich auch nicht«, sagten Frau Miles und ich gleichzeitig.

Man hatte Rianns Abendessen hereingebracht, aber sie hatte nicht viel gegessen. Nun war sie eingeschlafen, vor einer Stunde etwa, zwischen den Anfällen.

»Wißt Ihr was, wir gehen alle zusammen essen. Einfach so. Wir müssen hier mal raus.« Herr Miles hatte recht.

»Ich werde die Schwester bitten, ein besonders wachsames Auge auf Riann zu haben«, sagte Frau Miles. »Sie scheint wirklich fest zu schlafen. Wenn sie wach wird, kann die Schwester ihr sagen, daß Nina bald zurückkommt. Cheri hat heute abend Dienst, Riann mag sie sehr. Wir müssen wirklich hier raus!«

Ich konnte nicht ablehnen. Es war ohnehin schlimm, dieser Wechsel von Panik zu Entspannung und wieder zurück. Früher oder später mußte man wirklich versuchen, dieser Tretmühle vorübergehend zu entkommen.

Wir gingen in ein französisches Lokal und tranken unseren Martini – es wurden viele Martinis. Und redeten. Wir machten die ganze Skala durch – Lobreden und Klagelieder und das alles nur, um unsere Nerven zu beruhigen. Wir waren auf einer Insel mitten auf dem Land, nahmen nichts mehr von unserer Umgebung wahr, benutzten aber doch die Mittel dieser Umgebung, um uns einigermaßen aufrecht zu halten. Das Leben ging weiter. Irgendwo tief innen war uns das klar.

Als ich in die Kinderklinik zurückkam, schlief Riann noch. Cheri erzählte, sie sei ein paar Mal aufgewacht, schien sich aber besser zu fühlen. Nur drei Anfälle. Sie hatte Cola getrunken und wieder etwas Kirschmarmelade gegessen.

Ich griff mir ein Buch, flegelte mich auf den Plastikstuhl und las.

»Nina, bist Du da?«

»Ja, Riann, ich bin wieder da. Was möchtest du, Liebling?«

»Darf ich bitte aufstehen?«

»Ist das Dein Ernst, Ri?«

»Ja, bitte, in den Rollstuhl.«

»Ich gehe Cheri fragen. Mal sehen, was sie meint.«

»Mach keinen Quatsch! Sie will wirklich aufstehen? Das glaube ich nicht!«

»Frag sie selbst. Ich habe es auch nicht geglaubt.«

Es war eine langsame, schmerzhafte Prozedur, aber schließlich saß Riann wirklich in ihrem Rollstuhl – auf zwei dicken Kopfkissen und vor zwei zusammengerollten Wolldecken als Halt. Ihr Kopf war weit zurückgebogen.

Cheri nahm noch ein Kopfkissen und stützte damit den Nacken. Rianns Körper würde sich nie wieder so biegen lassen, daß sie normal auf einem Stuhl sitzen könnte.

Aber sie war auf! Und es machte sie sooo glücklich ... ganze drei Minuten. Dann kam der Schmerz – echter, furchtbarer Schmerz, den man ihrem Gesicht ansah.

Cheri war gerade fertig, die Laken auf dem Bett glattzuziehen.

»Nina, darf ich jetzt wieder in mein Bett?«

»Sicher, Riann, sofort. Tut es weh?«

»Ja ...«

Wie sehr, sah ich in ihren Augen. Verdammt noch mal! Sie war so glücklich, so stolz, daß ich Mammi und Pappi, wenn sie anrufen, erzählen kann, daß sie in meinem Stuhl gesessen habe. Aber was hatte ich denn erwartet? Sie lag nun mal im Sterben. Es war kein blinder Alarm mehr. Aber Riann würde ihre Persönlichkeit nicht kampflos aufgeben – sie kämpfte derart, daß alle, die um sie waren, wirklich manchmal Gefahr liefen, die Wahrheit zu vergessen, drauf und dran waren, Dinge wie die Anfälle als »Routine« anzusehen. Wie gut für sie.

Geh' nicht sanft hinaus in diese Nacht,
kämpfe, kämpfe um das verlöschende Licht.
Dylan Thomas

Wir brachten sie zurück ins Bett. Aber es dauerte lange, bis sie bequem lag. Schließlich war es geschafft.

»Soll ich Mammi und Pappi jetzt anrufen?«

»Ja, bitte. Sag ihnen, daß ich auf war ...«

»Das werde ich bestimmt nicht vergessen. Das steht

ganz oben auf der Liste. Möchtest Du noch etwas, bevor ich gehe?«

»Nein, danke. Ich will versuchen, zu schlafen.«

»Gut, Ri, das war phantastisch, wie Du aufgestanden bist. Du bist wirklich tapfer.« Ich gab ihr einen Kuß.

»Danke. Ich wollte länger aufbleiben. Aber es hat so weh getan. Vielleicht morgen ...«

Die Miles waren begeistert, und zuerst genau so ungläubig wie Cheri und ich.

»Es ist nicht zu glauben«, sagte Frau Miles. »Sie ... stirbt ... und will aufstehen – und steht auch auf!«

Ich mußte jede Einzelheit erzählen. Eric und Kevin wollten es noch einmal erzählt bekommen. Eine merkwürdige Art von Euphorie brach aus. Vielleicht wird Riann am Leben bleiben – diese Art von Gefühl.

Zehntausend Kilometer entfernt ging die Sonne des Ostermorgens über dem Heiligen Land auf. Und uns war es, als ob in diesem Augenblick Rianns Geist auferstehen würde ..., als ob sie uns zeigen würde, was Ostern heißt ...

26. Kapitel
Tapfere Riann

Von jenem Ostern weiß ich nicht mehr viel mehr, als daß ich nicht in der Kirche war. Aus allen möglichen Gründen habe ich mich immer auf Ostern gefreut. Aber als ich an diesem Ostersonntag um die Mittagszeit mit dem Taxi nach Hause kam, als ich all die Leute sah, die von der Kirche heimgingen, als ich die Glocken hörte ... da kam es mir vor wie Kino.

Ich schlief eine lange, lange Zeit – bis elf Uhr nachts ungefähr. Dann stand ich für eine Stunde auf und ging wieder ins Bett.

Am Montag packte ich mir ein frisches Nachthemd ein und ging ins Büro. Irgendwann einmal hatte ich mit Paul gesprochen, hatte ihm erzählt, was geschehen war. Er sagte, ich solle mir keine Sorgen machen, sollte ins Büro kommen, wenn es mir möglich war, und ins Krankenhaus gehen, wenn es nötig war. Er wußte, irgendwann würde ich meine Arbeit erledigen.

Frau Miles rief mich ein oder zwei Mal im Büro an. Riann hatte eine einigermaßen erträgliche Nacht verbracht, wenn auch keine berauschende. Ich sagte ihr, ich wolle gegen halb sechs in der Klinik sein. Das war etwa die Zeit, um die auch Herr Miles kam, sagte sie, und kurz danach würden sie nach Rock Shores aufbrechen.

Als ich ankam, lag Riann auf der Couch. »Szenenwechsel« im Zimmer, ich glaube, es war für sie weicher als im eigenen Bett. Riann war sehr, sehr dünn. Ich habe keine Vorstellung, wieviel sie noch wog, aber es kann nicht mehr viel gewesen sein. Sie war beim »Abendessen« – Suppe, Cola, Eis und Kirschmarmelade. Aber ein paar Löffel Suppe und Marmelade waren das einzige, was sie heruntergebracht hatte.

Frau Miles erklärte mir, daß Riann es früh am Morgen in ihrem Bett nicht mehr ausgehalten hätte und deshalb auf die Couch gebettet worden war – versuchsweise.

»Und Mammi hat in meinem Bett geschlafen«, kicherte Riann.

»Ja«, lachte Frau Miles. »Und niemand wird erraten, was meine liebe, süße, kleine Tochter gesagt hat!«

Riann kicherte wieder.

»Was denn?« wollte ich wissen.

»Ich habe Ri gefragt, was wohl passieren würde, wenn Dr. Verdi hereinkäme und mich in ihrem Bett fände«, sagte Frau Miles. »Und dieses Schätzchen da drüben sagt doch tatsächlich: ›Oh, das ist gar nicht schlecht, Mammi, die nächste Gehirnoperation könnte er mit Dir machen!‹«

»Riann!« rief ich aus und ging auf das Spiel ein. »Deine arme Mutter!«

»Naja«, sagte Riann mit schiefem Lächeln, »eins weiß ich sicher: mich operiert er nicht mehr! Zweimal ist genug!«

Da stimmten wir wohl zu. Zwei Mal war mehr als genug.

Ich konnte sehen, daß Frau Miles Nerven kurz vor dem Zerreißen waren. Das Rumalbern und Lachen, um Riann bei Laune zu halten, hatte einen hysterischen Unterton bekommen.

Herr Miles kam, und ich ging mit ein paar Schwestern zum Abendessen in die Cafeteria. Als ich wiederkam, waren die Miles startbereit.

»Wenn es irgendeine Änderung gibt, rufen Sie an«, sagte Frau Miles, als ich sie zum Ausgang begleitete.

»Können Sie auf jeden Fall gegen zehn anrufen?«

»Gewiß, machen Sie sich keine Sorgen, ich rufe an.«

»Ich habe nicht viel geschlafen in der letzten Nacht... und ich glaube, Sie auch nicht am Freitag und Samstag. Sind Sie sicher, daß Sie das immer noch wollen?«

»Ganz sicher.«

»Wissen Sie, es ist so beruhigend, Sie hier zu wissen. Dr. Verdi ist ganz erstaunt, daß es so lange dauert...«

»Das Leben war gut zu Riann«, sagte ich. »Sie ist nicht gewillt, es ohne weiteres aufzugeben. Und das ist ein Tribut an Sie beide, an Ihre Familie...«

Riann war gut gelaunt an jenem Montag. Die Anfälle kamen zwar noch, aber nicht mehr so oft, und sie verlor auch nicht mehr das Bewußtsein. Die Zunge tat ihr weh, sie war wund. Wir probierten Salben aus, aber sie halfen nicht. (Das ist ja wohl das Blödeste: an einem Hirntumor sterben und so schreckliche Schmerzen haben von einer Zunge, die von Krämpfen wundgescheuert ist. Idiotisch!).

In Rianns Fach lag ein Zettel für mich. Er war von Frau Dr. Jenssen. Sie schrieb, Riann habe ihr erzählt, daß ich Samstagnacht Lockenwickler in meine Haare gedreht hätte und »sehr ulkig« ausgesehen hätte.

»Riann! Auf diesem Zettel von Frau Dr. Jenssen steht, daß Du ihr von meinen ulkigen Lockenwicklern erzählt hast. Schäm Dich!«

»Du hast Dich doch selber ulkig gefunden!«

»Das mag ja sein. Aber das hättest Du doch Frau Dr. Jenssen nicht sagen müssen!« Wir lachten.

»Ich habe einmal Lockenwickler getragen... vor meiner Kommunion.«

»Ich habe das Foto gesehen. Da hattest Du Locken. Es sah sehr hübsch aus.«

»Danke. Das war schön, meine Kommunion... gerade bevor ich krank wurde.«

»War Nathalie dabei?« Nathalie war Rianns Cousine, Nachbarskind und beste Freundin außer ihrer Schwester Allison.

»Ja. Sie war mit auf dem Foto, das Du gesehen hast. Wir gingen zusammen ...

Weißt Du, ich kann mich gar nicht entschließen, was ich als erstes essen möchte, wenn ich heimkomme. Mammi sagt, wir könnten zum Japaner gehen. Den lieb ich!«

»Nun, jedenfalls bin ich sicher, daß Du Dir dann keine Kirschmarmelade wünschen wirst!«

»Nein, aber hier mag ich sie. Sie schmeckt gut.«

»Möchtest Du jetzt welche?«

»Nein, danke, aber später vielleicht.«

»Ist recht.«

Riann konnte immer schlechter liegen. Sie bat darum – immer höflich, aber mit großen Schmerzen in den Augen und in der Stimme – ihre Kopfkissen alle fünfzehn bis zwanzig Minuten »gerichtet« zu bekommen. Nach drei oder vier Mal »Kopfkissen richten« wußte ich, und sie wußte es auch, daß das einzige, was helfen würde, sie umzudrehen wäre. Aber es tat so weh, tat so entsetzlich weh.

Am frühen Ostersonntagmorgen hatte ich, mit Erlaubnis der Schwester, angefangen, sie selbst umzudrehen, anstatt jedes Mal um Hilfe zu bitten. Ihre Mutter auch. Es gab einfach keinen medizinischen Trick. Es würde weh tun, höllisch weh tun, wie immer man es auch anpackte.

Und Riann konnte wirklich nicht viel dabei helfen. Das einzige, was sie noch bewegen konnte, waren ihre Arme und Hände, und auch sie wurden langsam steif. Ihr Hals und ihr Kopf bogen sich immer weiter zurück, lagen eher auf ihrem Rücken als auf ihrer Brust. Die Knie waren so hochgezogen – höher ging es nicht mehr. Ihr Mund war offen und wund, und ihr Körper war übersät mit roten Flecken an den Stellen, wo die Haut über ihren durchscheinenden Knochen sich auf der Matratze aufgelegen hatte. Aber so merkwürdig sich das auch anhören mag, sie war immer noch wunderschön. Nein, nicht nur, weil ich sie so lieb hatte. Unter all diesen Schmerzen war sie immer noch wunderschön, außen wie innen. Ihre klaren, blauen Augen waren riesig geworden – zum Teil, weil ihr Gesichtchen immer schmaler wurde, und zum Teil, weil sich die Pupillen vergrößerten (ein Zeichen nahenden Todes). Ihr Haar schien voller und ihre Wangen waren rosig.

Aber sie zu drehen, war ein Problem. Nein, natürlich tat es ihrer Mutter und mir in Wirklichkeit nicht so weh wie Riann. Aber im übertragenen Sinne doch.

Spät in der Nacht auf Dienstag gab es keine Möglichkeit mehr, sie zu berühren, geschweige denn zu drehen, ohne ihr große Schmerzen zuzufügen. Dennoch muß der Schmerz des Nicht-Gedreht-und-Nicht-Berührt-Werdens noch größer gewesen sein.

Ich hatte gerade wieder fünf Minuten gebraucht, um ihre »Kopfkissen zu richten«, ein großes und ein kleines. Aber es wurde nicht besser. Wir wußten es ...

»Ri, soll ich Dich umdrehen?«

»Können wir es nur noch ein einziges Mal mit den Kopfkissen versuchen?«

»Aber sicher, Liebling, so oft Du willst.«

Aber auch das half nichts. Auf ihrem Gesicht lag dieser Ausdruck wachsender Angst. Ich biß mir auf die Lippen. Ich hatte Schwierigkeiten, für ein weiteres Umdrehen die Nerven zu behalten.

»Ri, ich bitte einfach Deine Nachtschwester, Dich diesmal umzudrehen. Vielleicht kann sie es besser als ich.«

»Ja.«

Ich ging zur Tür, um die Schwester zu rufen.

»Nina ...«

»Ja, mein Liebling?«

»... wollte ich aber nicht gemein sein ...«

Ich lief zurück und gab ihr einen Kuß. »Riann, Du könntest nicht mal gemein sein, wenn Du es versuchen würdest! Wenn es Dir weniger weh tut, tut es auch mir weniger weh. Du hast doch meine Gefühle nicht verletzt!« Ich gab ihr noch einen Kuß.

»Ich komm gleich mit Cheri zurück.«

Einmal mehr hatte sich Riann unglaublich verhalten. Mitten in diesen Schmerzen hatte sie sich Gedanken gemacht, ob sie mich wohl verletzt habe, ob es wohl »gemein« gewesen sei, darum zu bitten, daß die Schwester sie umdrehte. Unfaßlich.

Cheri drehte Riann die nächsten zwei oder drei Mal um.

Es war etwa eine Stunde später. »... ob Du mich wohl wieder umdrehst?«

»Ich hole Cheri.«

»Nina, Du kannst das auch. Es ist egal.«

»Bist Du sicher? Cheri macht das nichts aus, zu kommen.«

»Ich weiß, aber es spielt wirklich keine Rolle.«

Mein Magen krampfte sich wieder zusammen. Es ist furchtbar, wenn man jemandem helfen will und weiß, daß man ihm gleichzeitig furchtbar weh tut. Ich war froh gewesen, daß Cheri sie umgedreht hatte.

»Es wird weh tun, weißt Du ...«

»Ja ... das weiß ich ...«

Ich mußte lachen. »Das war ein ganz schöner Unsinn, den ich da eben von mir gegeben habe, nicht wahr, Ri? Ich wette, daß Du es weißt.«

Riann lachte ein winziges, ironisches Lachen. »Ja ...«

Ich drehte sie. Es tat weh. Natürlich.

Über die Medikamente hinaus, die Riann bereits erhielt, gab es keine mehr, die ihre Schmerzen erleichtern würden. Die Ärzte versuchten zwar alles mögliche, aber nichts schien zu helfen. Nicht einmal die Medizin, die sie wegen der Anfälle einnahm, konnte immer neue Anfälle verhindern. Wenn man sie nicht schlicht vergiften wollte, gab es nichts mehr, was man ihr hätte geben können.

Gegen Mitternacht beschloß Riann, »schlafbereit zu sein«. Cheri kam und trug sie von der Couch zurück ins Bett – wieder verbunden mit großen Schmerzen. Wir richteten die Kissen, so bequem wie möglich. Dann löschte ich alle Lampen bis auf das Nachtlicht.

»Willst Du versuchen, ein Gebet zu sprechen, Riann?«

»Oh ja, gern. Vielleicht schaffe ich es ganz ...«

Die Anfälle waren am Ostersonntag so schnell aufeinander gefolgt, daß wir nur das Vaterunser zu sprechen versucht hatten, und selbst dabei hatte sie einen Anfall bekommen, bevor sie es zur Hälfte durch hatte. Aber sie machte weiter, mühte sich sehr, das Gebet zu Ende zu sprechen. Ich hatte ihr gesagt, daß Gott es sicher verstehen würde. (Jedem Menschen sollte es wirklich erlaubt sein, wenigstens das Vaterunser sagen zu dürfen, ohne von Krampfanfällen unterbrochen zu werden!)

»Möchtest Du anfangen?« fragte ich.

»Ja. Lieber Gott, ich danke Dir für diesen schönen Tag. Es war wirklich ein schöner Tag, obwohl ich ein bißchen krank war. Bitte, paß auf Allison und auf Kevin auf und auf Eric und Mammi und Pappi und Omi und auf alle meine Freunde. Bitte, mach, daß meine Zunge nicht mehr so weh tut. Und wenn es geht, sorge bitte dafür, daß ich wieder gesund werde und nach Hause kann. Ich freue mich so, daß ich von meiner Cousine zehn Dollar bekommen habe und ein Osterkörbchen. Obwohl ich nicht mit den anderen Ostereier suchen konnte ...«

Sie öffnete die Augen – Signal für mich, daß ich nun an der Reihe sei. Ich betete. Dann sprachen wir zusammen das Vaterunser. Und schafften es! Ohne Anfall!

In der Nacht zum Montag wachte Riann häufiger auf als Freitag und Samstag nacht zusammen. Aber ein bißchen schlafen konnte sie doch. Einmal wurde sie wach und wollte ein Spiel spielen – »spionieren«. Und kurz vor Sonnenaufgang bat sie mich, die lustigen Geschichten vorzulesen. Ich nehme an, daß irgend etwas sie an einen Sonntagmorgen zuhause erinnert hat. Ein Sonntag, an dem wir Geschichten vorgelesen hatten – es war nicht lange her... Gegen halb sieben schliefen wir beide ein, schliefen mehr als eine Stunde! Die Neurochirurgen steckten die Nase zur Tür herein, als sie um Viertel vor acht mit der Visite begannen. Aber ich zog mir nur brummend die Decke über den Kopf.

Später, als ich mit den Schwestern Kaffee trank, während Riann immer noch schlief, zog mich Dr. Craig auf: »Sie schlafen vielleicht lange! Was glauben Sie wohl, wo sie hier sind? Im Hotel?« Dr. Craig war gefährlich nahe daran, heißen Kaffee über sein schütteres, langes, braunes Haar und seinen spärlichen, langen, braunen Bart gegossen zu bekommen!

»Ich nehme an, Sie wissen, was zur Zeit passiert«, fügte er hinzu. »Riann bringt Tag und Nacht durcheinander. Das gibt es oft in solchen Fällen.«

»Sie sind ein Herzchen«, sagte ich. »Wie lieb, mir das zu sagen. Sie sind genau die Art von Sonnenscheinchen, die ich mir zu Beginn eines Tages nur wünschen kann!«

»Das dachte ich mir.«

27. Kapitel

Ein gelber Vogel

Mittwoch nacht war ich fast sicher, daß Riann sterben würde. Es ging ihr so entsetzlich schlecht. Nicht genug damit, daß die Abstände zwischen den Krämpfen immer kürzer wurden – fast jede Viertelstunde ging es wieder los – und nicht genug damit, daß die Schmerzen immer schlimmer wurden, nun konnte sie auch kaum noch schlucken und die Lungen waren voller Schleim.

Ihre Mutter hatte erzählt, zwischen den Krämpfen habe sie fast den ganzen Tag über immer wieder geschlafen. Und – wie Dr. Craig es vorausgesagt hatte – war sie nachts fast immer wach. Sie konnte kaum sprechen, versuchte es auch nicht mehr. Die Ausnahmen waren, wenn sie darum bat, die Kissen zu richten oder umgedreht zu werden.

Sie hatten eine Absaugpumpe gebracht und Riann zwei- oder dreimal daran angeschlossen, aber die Schmerzen müssen jedesmal fürchterlich gewesen sein. Einmal schaffte sie es, eine Riesenmenge zähen, häßlichen, grün-schwarzen Schleim abzuhusten, ohne Absauggerät. Ich war allein mit ihr. Ich hielt Papiertaschentücher darunter, hielt ihren Kopf und sprach ihr Mut zu, weiterzuhusten. Es war gräßlich – und meine Beschreibung ist zahm. Aber sie wurde wirklich eine ganze Menge los.

Wenn mir irgendwer zuvor gesagt hätte, daß so etwas auf mich zukommen und daß ich es durchstehen würde, ich hätte ihm nicht geglaubt. Mir war noch lange danach schlecht. Aber Riann schien es besser zu gehen.

Es machte ihr Angst, daß sie nicht schlucken konnte. Sie versuchte, Kirschmarmelade zu essen, aber jeder Löffel blieb im Mund, die Marmelade verteilte sich und legte sich auf die Zunge und um die Zähne. Schließlich gab sie es auf.

Sie schlief während dieser Nacht nicht eine Sekunde. Ich auch nicht. Ich hatte nur Angst, wahnsinnige Angst.

Aber der Morgen kam. Und Riann schaffte es, ein paar Löffel Suppe herunterzuschlucken.

Ich ging ins Büro und zählte die Minuten bis fünf Uhr, um nach Hause und ins Bett gehen zu können.

Freitag nacht ging es ihr besser. Immer noch wurde der Tag für sie zur Nacht, immer noch war sie nachts wach. Aber diesmal fühlte sie sich wohler – den Umständen entsprechend. Die Anfälle traten weniger häufig auf – mag sein, daß wir sie nur öfter erwartet haben. Auch die Zunge tat nicht mehr so weh – oder hatte sich schon Hornhaut gebildet?

Sie konnte auch wieder schlucken, obwohl sich ihr Schlucken merkwürdig anhörte.

»Es hörte sich an, als ob ich Knochen schlucken würde – wie eine Ziege«, juxte sie. Es hörte sich wirklich so an.

Um drei Uhr früh – wir hatten gerade wieder einen Umzug vom Bett auf die Couch bewerkstelligt – beschlossen wir, Geschichten vorzulesen. Der Nacken tat ihr weh. Vielleicht würde eine hübsche Geschichte sie für kurze Zeit ablenken.

Wir lasen – ich las laut vor – die Geschichte vom »Platten Stanley«, dem es gelang, platt zu werden, was Vorteile hatte: er mußte nicht mehr auf sein Gewicht achten und er konnte zwischen den Gully-Stäben auf dem Straßenpflaster hindurchschlüpfen, um einen Ring herauszuangeln, der seiner Mutter hineingefallen war. Andererseits hatte das Nachteile, weil manche Leute ihn auslachten. Jedenfalls geschah – wie immer in solchen Geschichten – etwas Wunderbares und der platte Stanley wurde wieder rund und dick.

»Der platte Stanley« war eine lustige Geschichte und Riann lachte oft. Am liebsten hätte ich immer weiter gelesen. Aber die Geschichte war irgendwann zu Ende. Ich las noch andere, aber keine war so lustig wie »Der platte Stanley«.

Später, wieder im Bett, schaute Riann hinüber zum Fensterbrett. Clive, der Bücherwurm, und Frau McPatches saßen dort, einander gegenüber. »Nina, schau, Clive und Frau McPatsches lernen sich gerade kennen.« Sie kicherte. Es sah wirklich ulkig aus.

»Weißt Du, vor kurzem, nachts, als Du nicht da warst, bin ich aufgewacht und habe Clive gesehen. Da ist mir die Geschichte eingefallen, die Du mal geschrieben hast, daß Clive Chirurg werden will. Und da habe ich mir vorgestellt, wie er bei einer Operation sagt: ›Reichen Sie mir das Skalpell ... Geben Sie mir dies ... geben Sie mir jenes ...‹ Das war lustig!«

Schließlich, schon nach sechs Uhr morgens, schlief sie ein. Ich auch. Um acht Uhr schaute Dr. Craig herein, sah mich noch im Bett und machte »Ts, ts, ts ...« Ich streckte ihm die Zunge heraus und rutschte ganz unter die Decke.

Es war Samstag, ich mußte nicht ins Büro. Gegen neun war ich aufgestanden und angezogen, Riann wachte auf, als ich mein Bett machte.

»Glaubst Du, Du kannst noch ein bißchen schlafen?« fragte ich, bereit, ihr das Frühstück zu holen, falls sie verneinen würde.

»Nein, aber ich will noch ein bißchen dösen.«

»Ist gut.« Ich lächelte ihr zu. »Sag Bescheid, wenn Du frühstücken willst.«

»Mach ich.«

Sie schlief sofort wieder ein.

Ich ging zum Schwesternzimmer, um Kaffee zu trinken. Ich war noch sehr müde, nicht annähernd so wach, wie ich gedacht hatte. Als ich im Hinterzimmerchen saß, Füße auf dem Tisch, die zweite Tasse Kaffee in der Hand, Blick auf die offene Tür, sah ich einen großen gelben Vogel vorbeigehen. Ich stellte die Tasse vorsichtig mit beiden Händen auf den Tisch und rieb mir die Augen. Der Vogel war noch da. »Ich verliere den Verstand«, sagte ich mir. Dann ging mir auf, daß ich Bibo, den Phantasievogel aus der Kindersendung »Sesamstraße» im Fernsehen vor mir hatte. Bibo und noch ein paar »Sesam«-Figuren besuchten kranke Kinder. Ich mußte über mich selbst lachen.

Ich lief zurück zu Rianns Zimmer. Als ich die Türe aufmachte, wurde sie wach. »Ri, hast Du manchmal »Sesamstraße« angeguckt?«

»Klar!«

»Du, ich habe nämlich eben Bibo in der Halle gesehen. Er ist zu Besuch hier. Möchtest Du, daß er zu Dir kommt?«

»Oh ja! Bitte!«

»Ich bin gleich wieder da!«

Ich fand Bibo auf der Nachbarstation. Ich bat ihn, nach 381 zu kommen. Ich erklärte ihm, daß Riann »ziemlich krank« sei, aber daß er ganz normal mit ihr sprechen und ihr Fragen stellen könne... nur bitte nicht allzu laut.

Er war fantastisch. Und Riann liebte ihn auf Anhieb. Es munterte sie richtig auf.

Dann bat sie mich, die Vorhänge vorzuziehen und legte sich wieder schlafen. Schließlich war es für sie ja jetzt Nacht.

Ich ging mit einer Schwester in die Cafeteria. Wieder Kaffee, um auf den Füßen zu bleiben...

Als ich zurückkam, bekam Riann gerade ein sanftes

»Bett-Bad« von der Tagesschwester; danach wurde das Nachthemd gewechselt. Das mußte weh tun!

Ich konnte es nicht mit ansehen. Vogel Strauß, Kopf in den Sand! Sie konnte doch nicht wirklich schmutzig gewesen sein. Warum ließ man sie nicht in Ruhe? Ich kannte die Schwester nicht. Also konnte ich auch nichts sagen. Als die Schwester das Zimmer verlassen hatte, ging ich wieder hinein. Riann lag auf der Couch und sah noch schöner aus als in den letzten Tagen. Sie hatte ein romantisches blaues Nachthemdchen an, das genau zu ihren großen blauen Augen paßte. Ihre Wangen waren rosig und von den Lippen war der getrocknete Schleim abgewaschen worden. Sie sah viel besser aus... aber sie fühlte sich nicht besser. Ich weiß bis heute nicht, ob das nun die Mühe wert war...

»Riann, Du siehst ja so süß aus!«

»Ich fühl' mich aber nicht so...«

»Ich weiß, mein Schatz. Es ist schlimm, wieder hier drin zu sein, nicht?«

»Und ob! Weißt Du, Nina, ich wollte, ich könnte mit den Fingern schnippen und ›Hokus Pokus‹ sagen und schlagartig wär ich wieder gesund...«

»Ach Riann, ja – das wünschte ich auch... und wie...«

28. Kapitel

»Ich will heim...«

Am Samstag abend hatte ich nach langer Zeit wieder einmal eine richtige Verabredung! Nichts Großes, aber es war ein schöner Abend. Ein langes, gemütliches Abendessen. Ich genoß es sehr.

Am Sonntag morgen ging ich zur Kirche. Dr. Davies predigte. Es wirkte auf mich beruhigend.

»Sie sehen blaß aus«, sagte er nach dem Gottesdienst. »Und wo waren Sie letzten Sonntag? Ich habe Sie nicht entdecken können!«

»Riann Miles liegt im Sterben. Ich bin oft bei ihr.«

»Passen Sie auf sich auf! Es nimmt Sie zu sehr mit!«

»Ich weiß das, aber ich habe Riann so lieb. Warum das so ist und wie es angefangen hat, weiß ich nicht. Aber es ist schwer, sie nicht lieb zu haben – für alle, die sie kennenlernen.«

»Trotzdem, passen Sie auf!«

»Jawohl.«

Wir sprachen nicht weiter darüber. Aber seine Augen sagten mir, daß er mich verstand.

Er wird sterben, dachte ich einmal mehr, als ich in den strahlenden Sonnenschein hinaustrat... er wird sterben, lange, sehr lange vielleicht, bevor ich sterbe. Ob er je wissen wird, wie viel er mir gegeben hat – durch seine Predigten, durch die langen Gespräche? Wird er je erfahren, wie viele Schafe er geweidet hat?

Werden nicht alle lebenslangen Freundschaften in dem Augenblick geboren, in dem man endlich einen anderen Menschen trifft, der die gleiche dunkle Ahnung hat ... die Ahnung dessen, wonach man von Geburt an verlangt? Jenes einen, wonach man sucht, wonach man Ausschau hält, worauf man lauscht, immer wieder, unter allen anderen Wünschen, in der Stille zwischen lauten Zeiten, Tag und Nacht, Jahr um Jahr, von Kindheit an bis ins hohe Alter? *C. S. Lewis*

Ich ging mit David Mittagessen, mit David, der mich anbrüllte, wie immer. Lieber, alter David.

Am Dienstag verfiel Riann in Depressionen. Noch immer waren die Tage ihre Nächte. Die Schmerzen hielten unverändert an. Die Anfälle auch. Die Tatsache, daß sie trotz aller Mühe nicht in der Lage war, sich zu bewegen, wirkte sich aus ...

»Ich weiß nicht, warum sie (die Schwester) sich den Kopf zerbricht, ob sie das Seitengitter abmachen kann oder nicht – ich kann doch nicht aus dem Bett fallen! Ich kann mich doch überhaupt nicht rühren! Oh, ich will heim ...«

Sie hatte diesen letzten Satz mit einem Zögern in der Stimme ausgesprochen, so als ob sie hätte sagen wollen: »Ich weiß ja, daß es nie wieder sein wird.« Vielleicht war das auch nur mein Eindruck. Vielleicht, weil ich Riann noch nie so niedergeschlagen erlebt hatte, obwohl ich sie oft ermutigt hatte, sich frei zu äußern, ihr immer wieder gesagt hatte, sie solle ruhig genau das sagen, was sie fühle, daß sie kein fröhliches Gesicht »aufsetzen« brauchte, wenn ihr nicht danach war.

Dennoch kam meine alte Angst an jenem Dienstag wieder hoch. Was, wenn sie sie stellen würde – DIE Frage? Was sollte ich antworten?

Schließlich nahm ich meinen ganzen Mut zusammen. Vielleicht will sie einfach reden, will es loswerden, wie fertig sie ist. Nur bitte, lieber Gott, laß sie diese eine Frage nicht stellen ... bitte ...

»Schau, Riann, ich habe Dir doch schon oft gesagt, daß es Dein gutes Recht ist, auch mal zu jammern. Jeder im Krankenhaus hat das Recht, auch mal schlechter Stimmung zu sein. Ich freu mich, wenn Du gute Laune hast – das weißt Du ja – aber Deine Mammi und Pappi und ich, wir möchten doch, daß Du uns immer erzählen kannst, wie Dir zumute ist, ganz gleich, wie. Ja?«

»Ja.«

»Und Riann, heute hörst Du Dich ganz niedergeschlagen an, ganz unglücklich. Fühlst Du Dich so?«

». . . ja. Ich wollte, das mit meinem Genick wäre weg. Es stört mich wie verrückt.«

»Das weiß ich, Riann. Es ist ungerecht, meinst Du das?«

»Nein, ehrlich . . . Weißt Du, als ich früher im Krankenhaus war, habe ich oft Stofftierchen gekriegt . . . So viele, daß Mammi gesagt hat, wir sollten ein paar verschenken an arme Kinder . . . eben weil es so viele waren . . .«

In diesem Moment kamen die Ärzte zur Visite. Rianns Zimmer war das letzte. Ich begleitete Dr. McMahan hinaus. »Wissen Sie was? Ich glaube, Riann weiß, daß sie sterben muß.«

»Wie kommen Sie darauf?«

»Nun, zuerst einmal ist sie deprimierter, als ich sie je gesehen habe, und dazu hat sie auch allen Grund. Und dann, eben, gerade als Ihr Jungens hereinkamt, hat sie aufgezählt, was für Geschenke alle möglichen Leute geschickt haben, . . . bisher.«

»Gewiß, das alte ›Sterbende-Kind-Syndrom‹. Die Leute haben Angst, eine Karte zu schreiben oder ein Päckchen zu schicken – Angst, es könnte ›danach‹ ankommen. Ein Kind wie Riann merkt das natürlich . . . oder fängt zumindest an, sich zu wundern.«

Später, am Telefon, erzählte ich Frau Miles von

Rianns Ausbruch und von Dr. McMahans Äußerung. Sie sagte, sie wolle gleich am nächsten Tag ein paar Sachen mitbringen, um das Zimmer freundlicher zu gestalten, ein paar Karten und Bilder. Das war tröstlich. Oder unterstützte die Verleugnung. Ich bin nicht sicher, welches zutrifft. Vielleicht stimmt beides.

Die gewisse Frage aber hatte Riann nicht gestellt. Möglich, daß wir ihr eine größere Chance hätten geben sollen. Ich weiß nur, daß ich mich entsetzlich fürchtete. Heute wäre das vielleicht anders. Ich weiß es nicht.

Dienstag nacht war vergleichbar mit dem vorangegangenen Tag, was Rianns Schmerzen anbelangt. Völlig verzweifelt fragte ich Mary, die sehr nett und sehr feinfühlig und verständnisvoll war, mindestens fünf Mal, ob sie nicht etwas gegen Rianns Schmerzen geben könnte. Irgendwas!

Normalerweise kam Mary nur herein und drehte Riann auf die andere Seite oder blieb ein Weilchen bei ihr stehen... Jedenfalls war ich Mary unendlich dankbar.

Die ganze Nacht über, alle fünf bis zehn Minuten, mußte ich Rianns Kissen »richten«, stand neben ihrem Bett, um zu sehen, ob es auch hielt, was ich »gebaut« hatte. Dann schlich ich auf Zehenspitzen zurück zur Couch, schlüpfte leise unter die Decke. Zeitweise habe ich inständig darum gebetet, sie möge schlafen – wenigstens eine einzige halbe Stunde lang ohne Unterbrechung. Betete für sie und für mich. Jetzt hört sich das egoistisch an. Damals war es die pure Selbsterhaltung.

Aber die eben gerichteten Kissen hielten nicht länger als fünf Minuten...

»Nina...« Sehr sanft. Sehr leise.

»Ja, Liebes?«

»Nina, nicht böse sein, aber mein Nacken... meine Kissen...«

»Schon gut, Riann. Du kannst immer rufen, hörst

Du, immer. Ich meine das ehrlich. Das Allerwichtigste ist, daß Du bequem liegen kannst.«

»Danke.«

Es war wirklich das Allerwichtigste. Deshalb sprang ich auch jedes Mal aus dem Bett, ohne zu zögern. Aber das änderte nichts daran, daß ich mich vor dem nächsten leisen Ruf immer mehr fürchtete, daß mir graute, daß ich mir die Nägel in die Handflächen grub, daß ich versuchte, abrupt aufzuspringen, um zu prüfen, ob meine Muskeln und Nerven sich wenigstens ein bißchen erholt hatten in den wenigen Minuten.

Aber es war für sie nicht auszuhalten. Ich sagte es mir immer wieder. Mir würden Monate bleiben, um auszuruhen, Jahre, um mich zu erholen. Wer wäre ich lieber in jenen Schmerzsekunden, -minuten und -stunden – Riann oder ich? Für sie war das der Rest des Lebens jetzt. Für mich bedeutete es ein paar Nächte ohne Schlaf. Dieser Vergleich hielt mich aufrecht.

»Nina ...«

Dieses Mal dauerte es eine Stunde. Eine ganze Stunde. Und ich übertreibe wirklich kein bißchen. Eine Stunde, in der Kissen gerichtet wurden, in dem sie auf die andere Seite gedreht wurde, vom Bett zur Couch und wieder zum Bett zurück gebracht wurde. Nichts klappte. Ich hätte am liebsten losgeschrien. Ich bin sicher, Riann auch. Schließlich hatten wir die richtige Lage gefunden.

»So! Oh ja, so! So ist es genau richtig! Oh, danke!«

»Wie schön, Riann. Wie schön!« Ich küßte sie und blieb noch einen Augenblick stehen. Aber sie sagte nicht: »Nein, warte ... könntest Du bitte nochmal versuchen ...« Alles blieb ruhig.

Ich schlich zur Couch. Schlüpfte unter die Decke.

»Nina ...«

Oh nein ... nein ... Oh bitte, nein ... »Ja, Riann?«

»Schlaf gut ...«

29. Kapitel

»Gute Reise...«

Am Freitag mußte ich nach New Jersey. Ich hatte es lange zuvor schon gewußt, daß ich fahren würde.

Ein emeritierter Professor der Universität, an der ich studiert hatte, Professor Beaver, war inzwischen Direktor eines Missions-Lernzentrums in der Nähe von Atlantic City. Er hatte mich gebeten, in seinem Seminar einen Vortrag zu halten. Für die Kosten würde er aufkommen.

Ich hatte den Kurzurlaub gut geplant. Von Freitag bis Montag morgen wollte ich liebe Freunde besuchen – Nancy und John Miller, die in Morristown, New Jersey, lebten, wo John Pfarrer an der Presbyterianischen Kirche war. Montags wollten mich die Beavers in Morristown abholen und mit nach Hause nehmen. Am Dienstag wollte ich meinen Vortrag halten, am Mittwoch wollte ich heimfahren nach Maryland, um mit meinen Eltern ein verlängertes Wochenende zu verbringen.

Ich hatte mich darauf gefreut. Es würde mir gut tun, meine Eltern wiederzusehen und, was ich hoffte, meine Tante Helen und Onkel »Doc«. Ich freute mich auf lange Gespräche mit Nancy, die meine beste Freundin war. Sie war nach Morristown umgezogen, als ich angefangen hatte, Theologie zu studieren. Ich war gespannt auf die beiden Kinder Amy und Andrew, die schon wieder so gewachsen waren, ich freute mich sogar auf ihren Hund, Bambi. Etwas Normales. Zur Erinnerung an den Rest der Welt.

Mein Engagement für Riann war groß. Aber ich sah auch meine Grenzen. Wenn ich bleiben würde, wenn ich meine Pläne über den Haufen werfen und in New Jersey absagen würde, würde Riann davon auch nicht am Leben bleiben und besser gehen würde es ihr auch nicht. Ich hatte getan, was ich konnte, wenn ich es konnte. Sollte sie noch am Leben sein, wenn ich zurück kam, wenn sie noch bei sich war, würde ich wieder Nacht für Nacht bei ihr sein, wie bisher. Ich würde es tun. Ich würde es auch können. Es brachte mich nicht um.

Aber nach New Jersey und Maryland zu fahren, wie geplant, war wichtig. Ich würde fahren. Unter einer Bedingung: wenn Riann sterben sollte, würde ich sofort zurückkommen. Zur Beerdigung. Ihre Eltern verstanden mich. Es war selbstverständlich, daß sie mich informieren würden, wenn das Schlimmste eintreten sollte, solange ich unterwegs war.

Donnerstag würde also zumindest vorläufig die letzte Nacht sein, die ich mit Riann verbrachte. Unter den gegebenen Umständen war es eine gute Nacht. Im Vergleich mit Dienstag war sie geradezu phantastisch.

Rianns Niedergeschlagenheit schien verflogen. Vielleicht lag es daran, daß ihr Zimmer mit Blumen und Luftballons und bunten Karten geschmückt worden war ... Vielleicht war der Tumor weitergewandert und hatte eine Position eingenommen, die weniger drückte ... Vielleicht hatte Riann Gott die entscheidende Frage gestellt und gemeinsam hatten sie eine Einigung erzielt – ich weiß es nicht. Ich weiß nur, daß sie in einer viel besseren Verfassung war. Zwar immer noch schmerzgeplagt, aber in besserer Verfassung.

Auf einem Zettel von ihrer Mutter stand, sie wäre den Tag über oft wach gewesen. »Vielleicht können Sie heute nacht ein wenig schlafen.«

Ich hatte meinen Koffer schon dabei. Frau Miles und

ihre Schwester Meg, die in der vergangenen Woche aus Neu-England gekommen war, hatten darauf bestanden, mich zum Flughafen zu bringen. So hatte ich Zeit für Riann gewonnen, Donnerstag nacht und Freitag nachmittag.

Ich ging mit ein paar Schwestern nach unten, Kaffeepause machen. Riann hatte fest geschlafen, als ich kam und schlief noch, als ich wieder hochkam. Ich zog mein Nachthemd an und las.

»Nina«.

»Hallo, Schlafmützchen. Wie geht's?« Es war kurz nach 22 Uhr.

»Ganz gut. Kann ich bitte ein bißchen Kirschmarmelade haben?«

Ich lachte. »Weißt Du schon, daß sie einen Extra-Koch einstellen mußten, der von morgens bis abends Kirschmarmelade macht? Anders können sie mit Dir nicht mehr Schritt halten!«

Sie hatte bisher nicht viel gegessen. Zu jeder Mahlzeit nur ein paar Bissen. Das erwartete ich nun auch.

Aber sie hörte nicht auf zu essen und sie hörte nicht auf zu reden – geschlagene zwei Stunden lang. Sie arbeitete sich durch beinahe zwei ganze Gläser Kirschmarmelade – was monumental war – und durch ihre ganze Lebensgeschichte.

Man sagt, daß das ganze Leben noch einmal vor einem abläuft, bevor man stirbt. Zum damaligen Zeitpunkt dachte ich nicht daran, aber später schien mir, als ob es genau das gewesen ist, was mit Riann passierte. Was immer es gewesen sein mag, ich hörte mir alle Erlebnisse eines neunjährigen Mädchens an – so weit zurück sie sich nur erinnern konnte.

»Ich weiß noch ... da war dieser Junge ... er hieß Henry Alexander ... als wir klein waren ... es gibt ein Photo, auf dem er mich küßt ... seitdem ziehen mich alle auf und sagen, das wäre mein Freund. Ist er aber nicht ... nur die ziehen mich immer noch damit auf. Ich weiß noch, wir waren einmal im gleichen Auto beim Abholdienst von der Schule ... da habe ich mich klein gemacht und versteckt, damit uns niemand zusammen sehen konnte.

Und ein anderes Mal bin ich schwimmen gegangen und wußte, daß Henry da sein würde ... und ich hatte die beiden Badeanzüge ... das eine war ein Bikini und das andere ein ganzer Badeanzug ... und den habe ich dann angezogen, damit die Leute nicht sagen konnten, ich hätte wegen Henry einen Bikini angezogen.
Und jetzt habe ich zwei Freunde, mindestens zwei! Einer heißt John McArthur ... er kann komische Geräusche mit dem Mund machen. Ich könnte stundenlang zuschauen. Er bringt mich immer zum Lachen. Er bringt alle Leute zum Lachen ... er ist so lustig. Und hübsch ist er auch, glaube ich. Ich will versuchen, das Geräusch zu machen, aber ich kann es nicht so gut wie John.«

Sie versuchte es wirklich, und wie! Sie konnte die Gesichtsmuskeln kaum bewegen und die Arme und Hände, die für das »komische Geräusch« auch gebraucht wurden. Zu der Prozedur gehörte auch, die Zeigefinger in den Mund zu stecken. Schließlich schaffte sie es. Unter großer Anstrengung.

»So ähnlich klingt das«, sagte sie. »Aber ich bin längst nicht so gut wie John. Den solltest Du hören!«

Ich lachte. »Ich finde das schon sehr gut. Das hört sich wirklich ulkig an. Kein Wunder, daß John Dich zum Lachen bringt.«

»Und ob! Er ist so lustig!«

»Allison hat auch einen Freund. Obwohl ich nicht sicher bin, ob sie ihn genauso gern hat wie er sie. Er hat ihr zu Weihnachten ein Geschenk gebracht. Ein sehr hübsches ... einen Ring.

Sie hat bald Geburstag. Ich will ihr eine kleine Decke

besticken. Mammi hat mir dabei geholfen. Vielleicht können wir morgen daran weitersticken ... Ich will es unbedingt bis zum Geburstag fertighaben. Hoffentlich kann ich morgen ...

Weißt Du, einmal habe ich etwas getan, was ich nicht hätte tun dürfen ... glaube ich. Obwohl – Pappi würde nicht schimpfen. Das kam so: ich bekomme zehn Cent Taschengeld in der Woche. Pappi gibt es mir immer freitags. Aber manchmal ist er in Eile und dann habe ich Angst, daß er es vergißt. Dieses eine Mal habe ich ihn ein bißchen daran erinnert, als er gerade zur Haustüre hinaus wollte. Er griff in die Hosentasche und gab mir einen Viertel-Dollar. Ich wollte gerade den Mund aufmachen und etwas sagen – aber dann habe ich es doch nicht getan ...«

Als sie aufhörte zu erzählen und meinte, nun hätte sie genug Kirschmarmelade gegessen, war es halb eins.

Ich machte das Licht aus, gab ihr einen Gute-Nacht-Kuß und sie schlief ein – ganze drei Stunden an einem Stück. Sie verschlief sogar ihre Anfälle. Und auch danach wurde sie nur fünf oder sechs Mal wach. Ich konnte den Umschwung kaum fassen.

Und, wissen Sie, wir hatten wirklich Spaß an den beiden Erzähl-Stunden. Zeitweise hatte ich sogar vergessen, daß wir nicht gemütlich zuhause saßen.

Wenn das die letzte Nacht mit Riann gewesen sein sollte (und sie war es), dann war es eine gute gewesen, eine fröhliche, alles in allem.

Als ich am Freitag vom Büro in die Klinik kam, war es kurz vor eins mittags. Mein Flugzeug ging um halb vier; um halb drei wollten wir von der Klinik abfahren.

Ich begegnete Frau Miles und ihrer Schwester, als ich hinter dem Krankenhaus aus dem Bus stieg. Sie kamen gerade vom Mittagessen. Zusammen gingen wir in Rianns Zimmer. Frau Dr. Jenssen war bei ihr. Riann liebte Ingrid Jenssen sehr, und die Liebe wurde erwidert. Riann lag auf der Couch. Frau Dr. Jenssen hatte gerade ein Paar rote Clogs ausgepackt, die sie in Schweden für Riann bestellt hatte.

Frau Dr. Jenssen war schon ganz verzweifelt gewesen, weil die Clogs ewig lange nicht angekommen waren – wie der Knuffelsack. Sie hatte Angst davor, sie Riann so spät erst zu schenken.

»Machen Sie nur«, hatte Frau Miles gesagt. »Sie wird begeistert sein! Ganz bestimmt. Sie wird nicht traurig sein, daß sie sie nicht sofort anziehen kann. Sie zu haben, sie anzuschauen, wird sie schon glücklich machen. Und Rot ist sowieso ihre Lieblingsfarbe.«

Riann war wirklich begeistert. Sie strahlte übers ganze Gesicht. Sie zeigte sie mir voller Stolz, als ich zur Tür hereinkam.

»Sie sind ganz toll, Riann. Und diese Farbe mag ich am liebsten!«

»Oh ja, ich auch!«

Sie wurde mit ihnen beerdigt.

Frau Miles und ihre Schwester gingen hinaus, »um sich nach einer Tasse Kaffee umzutun.«

Sie waren gegangen, um uns für den Abschied allein zu lassen. Es war lieb von ihnen. Aber wir konnten es beide nicht. Wenn wir gewußt haben sollten, daß dies unsere letzten Augenblicke waren, so ließen wir es uns jedenfalls nicht anmerken. Ich glaube, wir wußten es.

Wir gaben uns einen Abschiedskuß, und sie flüsterte: »Gute Reise ... Ich hab Dich lieb ...«

Nun habe ich Ihnen schon so viel erzählt – alles ist wahr, nichts ist »gedichtet«. Aber es gibt auch noch so viel, was ich nicht erzählt habe – nicht absichtlich, sondern weil mir genaue Erinnerungen fehlten.

Frau Miles und ich haben lange Gespräche geführt – übers Überleben, über Bagatellen, über Gefühle, über übliche Alltagsprobleme. Sie hat viel mehr gelitten, als ich überhaupt beschreiben kann. Herr Miles übrigens auch, obwohl ich bei ihm nie gewagt habe, »Seelsorger« zu sein. Ich glaube, ich hatte immer noch leise das Gefühl, dafür hätte ich katholischer Priester sein müssen. Und außerdem stand er lange unter Schock.

Sollten Sie während dieser letzten Seiten etwas ungeduldig geworden sein – das war beabsichtigt. Sterben – wirkliches Sterben – geht nicht so vor sich wie im Kino. Es kann länger werden als gedacht. Riann überlebte den Gründonnerstag um 18 Tage. Es kann Routine werden – erschreckende Routine. Und es ist nicht schön: Krämpfe, Schleim, Schmerzen . . . das wird alles nicht beschönigt, wenn es wirklich ums Sterben geht, und hier ist es absichtlich nicht beschönigt worden.

Trotz all meiner Beschreibungen von Rianns Leiden, von allem, was sie aushalten mußte, habe ich noch nicht einmal angefangen, vom gesamten Ausmaß zu erzählen. Was ich hoffentlich vermittelt habe, ist ihr Humor, ihr Aussehen, ihre Hoffnung, ihr Glauben, ihre Liebe, ihre Anteilnahme, die sich bis zum Schluß nicht änderten.

Ich wollte den Miles nicht schmeicheln, als ich sagte, Riann liebte das Leben und habe deshalb so lange wie möglich daran gehangen . . . und daß das ein Tribut an die Familie war. Ich meinte es so. Ich bin fest davon überzeugt, daß ihr Zuhause und ihre Familie für Riann etwas so Schönes waren, daß sie sich so sicher fühlte und angenommen in der Liebe ihrer Eltern und Geschwister, daß sie sich niemals hätte vorstellen können, es gäbe irgendeine Macht, die sie ernsthaft und für immer von »daheim« trennen könnte.

»Daheim« und »Liebe« waren für sie das Gleiche.

Vielleicht ist das der Grund, warum sie möglicherweise keine Angst vor dem Sterben hatte.

Die Liebe verträgt alles, sie glaubt alles,
sie hofft alles, sie duldet alles.
Die Liebe hört nimmer auf. *(1. Kor. 13,7–8)*

30. Kapitel

Als Riann starb

Es war Montag abend. Ich war in New Jersey. Der Professor und seine Frau und ich waren gerade vom Abendbrot zurückgekommen. Es war ein vergnügter Abend.

Als Frau Miles mich am Freitag am Flughafen abgesetzt hatte, hatten wir vereinbart, daß entweder sie selbst oder ihre Schwester mich am Montag abend anrufen würde, um mir einen »Lagebericht« zu geben.

Als das Telefon klingelte und Frau Miles dran war, war das nichts Besonderes, ich hatte es erwartet.

»Es ist geschehen. Heute morgen um zehn. Sie ist tot.«

Darauf war ich nicht gefaßt. Ich wußte nicht, was ich sagen sollte.

Sie sprach weiter. Sie erzählte mir die ganze Geschichte. Ich rührte mich nicht. Der Professor und seine Frau konnten es von meinem Gesicht ablesen. Leise gingen sie aus dem Zimmer.

Dr. Praeder hatte morgens gegen halb acht bei Riann hereingeschaut. Er untersuchte sie kurz und gab ihr einen Kuß. Riann hatte ihn gefoppt, vor einiger Zeit schon, und behauptet, er küsse nicht fest genug.

»Wie gefällt Dir das?« hatte er gefragt und ihr einen dicken Schmatz aufgedrückt.

»Das war fest genug«, hatte Riann entschieden.

Um neun Uhr kam der Anfall. Diesmal verlor sie das Bewußtsein. Er ging über in Koma. Die Tagschwester hatte Mary Cooke zu Hilfe gerufen.

»Rufen Sie die Eltern an und holen Sie die Ärzte. Es sieht nicht gut aus!«

Von da an blieb Mary bei Riann, die ganze Zeit, bis sie starb. Das war eine Stunde später.

An jenem Samstag vor 16 Tagen, als Riann ihren ersten Anfall gehabt hatte, da war es Mary Cooke gewesen, die zu mir gesagt hatte: »Ich bete zu Gott, daß ich nicht da sein werde, wenn sie stirbt. Ich will das nicht sehen müssen. Alles – nur das nicht!« Aber am Montag morgen um zehn Uhr war Mary Cooke da. Und sie war die einzige, die da war.

Rianns Eltern konnten es zeitlich nicht mehr schaffen. Der Weg war zu weit. Dr. Verdi hielt eine Vorlesung.

Frau Dr. Jenssen gehörte zum Prüfungsausschuß im Medizin-Examen und war auch nicht in der Klinik.

Und ich war in New Jersey gerade dabei, eine Postkarte an Riann zu schreiben.

Ironie des Schicksals? Frau Miles hatte es wieder und wieder gesagt, noch lange danach. »Es muß Gottes Plan gewesen sein«, sagte sie dann, »keiner von denen, die Riann am nächsten standen, war da, als sie starb.«

Ob es Gottes Plan war oder nicht, weiß ich nicht. Aber ich bin froh, daß ich Riann nicht sterben sehen mußte. Ich bin froh um die letzte Erinnerung an Riann, als sie sagte: »Gute Reise ... Ich hab Dich lieb ...« und wie wunderschön sie aussah an jenem Samstag in ihrem blauen Nachthemdchen. Das sind freundlichere Erinnerungen, als sie tot vor sich zu sehen.

Frau Miles sprach weiter, immer weiter am Telefon Montag abend und bis in die Nacht. Die Beerdigung war für Mittwoch nachmittag angesetzt. In der katholischen Kirche von Rock Shores. Der Kirche, zu der die Miles gehörten.

»Aber Nina, Riann hatte noch so einen schönen letzten Tag am Sonntag, mit der ganzen Familie. Die

Kinder kamen mit, sogar Kevin, obwohl es ihm sehr schwer gefallen ist. Dr. Verdi führte ein langes Gespräch mit ihm – von Mann zu Mann – und das half eine Menge.

Und Riann war so lieb, so unheimlich lieb. Es war ein guter letzter Tag. Dafür werde ich immer dankbar sein.«

Ich glaube, ich wußte, was sie meinte. Ich war ja auch dankbar für die gute »letzte Nacht« mit Riann. Solche Dinge sollte man nicht zu leicht nehmen. Sie sind wichtig. Sie sind Teil der Erinnerungen, die bleiben ... wenn die bösen Erinnerungen, die bruchstückhaften Bilder von Schmerzen und Krämpfen verblassen.

Am nächsten Morgen hielt ich meinen Vortrag vor den angehenden Missionaren. Am gleichen Abend flog ich zurück ... nach Hause zu Rianns Beerdigung.

Ich könnte dieses Buch mit Einzelheiten von Rianns Beerdigung zu Ende gehen lassen, ich könnte berichten, was nach der Beerdigung war oder wie Herr Miles langsam über Rianns Tod hinwegkam und heute in der Lage ist, offen über seine Gefühle zu sprechen. Ich könnte berichten, daß Rianns Familie noch enger zusammengerückt ist, oder davon, daß ich immer noch kein Vaterunser beten kann, ohne an Riann zu denken. Ich könnte beschreiben, warum ich das Geschenk, Riann Miles gekannt zu haben – im Leben und im Sterben – für nichts auf der Welt eintauschen würde – mit einer Ausnahme ...

Ich könnte diese Zeilen beschließen mit einer theologischen Abhandlung über Leiden und Sterben.

Alles hätte seine Gültigkeit.

Aber ich werde schließen mit meinen Empfindungen am ersten Jahrestag von Rianns Tod.

Ich war tagelang nervös gewesen. Weshalb, war mir nicht ganz klar. Aber ich wußte, daß ich an Rianns erstem Todestag auf den Friedhof gehen mußte. Ich überlegte nicht, weshalb und auch nicht, ob das nun vernünftig sei oder nicht. Ich wußte nur, daß ich dorthin mußte.

Ich war in die Kinderklinik zurückgekommen, nun endgültig als Krankenhauspfarrerin. Ich sagte Craig Hatfield, daß ich für ein paar Stunden weggehen wolle, sagte ihm auch, wohin ich gehen wollte.

Er schien es zu verstehen. »Manchmal muß man einen Menschen ein zweites Mal begraben.«

Vielleicht war es das. Ich wußte nicht, ob es das war, was ich mit Riann vorhatte.

Möglicherweise hatte ich sie vor einem Jahr gar nicht richtig begraben, weil ich sie ja nie tot gesehen hatte. Aber auch da bin ich nicht sicher. Jedenfalls ging ich hin. Anderthalb Stunden lang saß ich auf Rianns Grabstein. Mir schienen es zehn Minuten zu sein. Und ich hatte eine ernsthafte Auseinandersetzung mit Gott.

Ich forderte für mich, ich schrie es wieder heraus, dieses »Mein Gott, mein Gott, warum hast Du mich verlassen?« Ja, ich wußte es besser. Aber ich hatte auch das Recht, zornig zu sein. Zorn ist Wirklichkeit, menschliche Wirklichkeit, in echter Verwandtschaft mit Gott.

In jenen Minuten auf Rianns Grabstein forderte ich alles für mich... und forderte die Liebe Gottes im gleichen Atemzug.

An diesem Abend schrieb ich:

Irgendein Theologe hat einmal gesagt, Pfarrer zu sein hieße »den Versuch machen, auf Fragen der Menschen die Antworten Gottes zu geben.« Oder anders: der Versuch eines einzelnen, das Unbeantwortbare zu beantworten. Heute habe ich allein auf einem Grabstein gesessen, auf einem kleinen Friedhof, und ein langes Gespräch mit Gott geführt. Ich habe IHM gesagt, daß ich mir gerade über eines klar wurde: das Kind unter diesem Grabstein war tot, wirklich tot. Nicht in erster Linie »in Gottes Armen« oder »vor SEINEM Angesicht« oder »lebendig in unseren Herzen« oder »an SEINER Seite«. Sondern zuerst und vor allem und über allem anderen war sie tot. War tot seit 365 Tagen und drei Stunden. Und ich konnte nicht mehr mit ihr sprechen. Und ich konnte sie nicht mehr in die Arme nehmen. Und das war nicht gerecht ... oder logisch ... oder beantwortbar ... oder vernünftig ... oder besonders liebend von einem Gott, den ich immer noch mit Liebe gleichsetzte. Das einzig wirklich Wahre, was ich wußte, als ich da auf dem Grabstein saß – genau und überzeugt und zum ersten Mal ganz sicher wußte – war, daß dieses Kind tot war.

Was für einen Schwindel wir den Leuten erzählen! Ich schleuderte es Gott entgegen: Du bist immer nur das Zweitbeste, die Krücke ... die Schmerztablette, um den Schmerz des Unwiderruflichen zu lindern.

Du bist die verlorene Zukunft – immer noch besser als gar keine Zukunft. Du bist die unsichtbare Hoffnung, die von überhaupt keiner Hoffnung besiegt wird. Die Lehre von den letzten Dingen – was für große Worte!

Alle die Menschen, die in kleinen Wartezimmern sitzen, auf quietschenden Plastikstühlen zitternd darauf warten, daß einer kommt und ihnen sagt, es sei nicht wahr. Ihr Kind sei am Leben. Das, nur das wollten sie hören: »Es war ein Irrtum, es ist gesund« oder »Ein Wunder ist geschehen – das Kind lebt.«

Was habe ich also zu tun – ich Pfarrer, ich Seelsorger? Ich sage ihnen, das Kind lebt. Oh nein, natürlich ist es tot. Aber das sage ich nicht. Ich sage »es sieht nun Gott von Angesicht« oder »Gott hat es zu sich genommen« oder »nun wird es nie mehr leiden müssen«. Ich präsentiere die Offenbarung: kein Schmerz mehr, kein Leid mehr, keine Dunkelheit mehr. Oh je!

Aber als ich so auf dem Grabstein saß, da brachte ich

es auch nicht fertig, Gott fortzujagen. Ich konnte nicht sagen, ER solle mich gefälligst in Frieden lassen. War ich zu feige? Hatte ich Angst um meine Versicherungspolice? Wie ein kleines dummes Mädchen? War ich vielleicht nicht verletzt genug? Hätte ich mich lossagen, hätte ich Gott abschwören können, wenn es mein Kind, mein eigenes Kind gewesen wäre, das da unter dem Grabstein lag, auf den der Regen fiel, große, blubbernde Tropfen auf das nackte Rechteck? War das der ganz große Glaubens-Test? Wurde hier meine Freiheit, zurückzuweisen, überprüft, um die Freiheit, mich zu fügen, zu festigen?

Vielleicht. Vielleicht auch nicht. Vielleicht gibt es gar keinen Gott. Vielleicht hat er abgeheuert und die Stadt verlassen. Vielleicht haben die Hindus recht oder die Buddhisten ... oder die Atheisten.

Als ich soweit gekommen war, hielt ich inne.

Es ist nicht zu beantworten. Ich wage aber den Versuch, es zu beantworten. Das bedeutet das Pfarramt für mich.

Das Unbeantwortbare hat viele Gesichter: Glauben, Hoffnung, Gebet, Sakramente, Offenbarung ...

Der Versuch, Antworten zu geben, hat viele Gesichter: Worte, keine Worte, Sorge, Berührung, Achtung, Stille, Stärke, Schwäche, Anteilnahme ...

Alles, was ich weiß, ist, daß ich nicht allein bin. Aber ich bin natürlich neugierig, welcher Art dieses Etwas wohl sein mag, das mit mir geht. Und ich fürchte, ich werde als Mensch nie ganz glücklich sein, solange ich nicht die letzte Antwort bekommen habe ...

Natürlich wird das nicht geschehen ... nicht auf dieser Erde ... die Antwort auf die Fragen. Deshalb habe ich – so sehe ich es jetzt – die Wahl.

Heute habe ich mich für Gott entschieden. Ich hoffe, für immer. Ich weiß, der Zorn wird wiederkommen und die Erbitterung und die Angst ...

Aber allein werde ich nie wieder sein.

Und mehr kann man nicht haben.

Unser ganzes Leben hindurch gehen wir mit Jesus, der uns oft als Fremder erscheint, weil ER sich nie aufdrängt, uns nie unterdrückt. Bevor der Weg zu Ende ist, fragen wir nach vielen Dingen, erleben manchen Kummer, werden geformt von vielen Enttäuschungen.

Und dann, auf einmal, ob wir noch jung sind oder älter oder ganz alt, stellen wir fest, daß sich der Tag neigt, daß die Schatten länger werden und die Nacht hereinbricht. Dann werden uns die Augen geöffnet und wir werden IHN sehen können. Aber nun nicht länger als einen, der sich unseren Blicken wieder entzieht, sondern als den EINEN, jenen lebendigen Weggenossen, der mit uns unsere Straße zieht durch unbekannte Schluchten hinauf zum Weg in die Ewigkeit. Dann wird sich das Wort erfüllen: »Der Tod ist verschlungen in den Sieg« *(1. Kor. 15, 54)*

Riann und ich hatten uns einmal das gleiche Geschenk gemacht. Das von ihr sitzt heute noch auf meinem Schreibtisch: ein kleiner orange-schwarzer Marienkäfer aus Wolle auf einer Wäscheklammer. Das von mir sitzt immer noch auf ihrem Bett am Fenster in Rock Shores: ein großer orange-schwarzer Marienkäfer aus Stoff.

Aus der feuchten Erde an diesem Aprilnachmittag ... aus der Erde, in die Gras gesät worden war ... aus einer Erdspalte neben der kalten marmornen Grabplatte kam ein winziger Marienkäfer. Er marschierte geradewegs auf mich zu. Ich hielt ihm meinen Finger hin, nahm ihn auf.

Unverdrossen marschierte er weiter.

Danksagungen

Dieses Buch war nicht als Buch gedacht. Es wurde geschrieben, um meinen Theologie-Professoren an der Universität zu erzählen, was es heißt, eine winzig kleine Krankenhausseelsorgerin zu sein, wenn man noch nie zuvor Leid und Tod gesehen hatte. Aber vor allem ist es der Versuch eines Menschen, mit Papier und Bleistift einem Wust von Gefühlen, Gedanken, Reaktionen und Fragen zu Leibe zu rücken.

Daß daraus, mit wenigen Änderungen, ein Buch wurde, ist Dr. Martin E. Marty von der Universität von Chikago zu verdanken, meinem Ratgeber, meinem Freund und Agenten. Ihm gilt mein tiefer Dank, nicht nur für seine literarischen Ermutigungen, sondern auch für seine Unterstützung und seine Hilfsbereitschaft während meiner Studienzeit und darüber hinaus.

Dank gebührt auch Dr. Martin Maloney von der Northwestern University. Er hat mir während des Studiums die Freiheit des Denkens geschenkt und mir dadurch geholfen, die Freude am Schreiben zu entdecken.

Ein Kind sterben zu sehen oder täglich mitzuerleben, wie es mit einer körperlichen oder geistigen Behinderung zu kämpfen hat, das ist eine Qual, die niemand beschreiben kann. Aber jeder von uns hat irgendwo einen Nachbarn, der eine solche Qual erträgt oder darin untergeht. Diese Seiten sollen nichts anderes erreichen als dies: daß Menschen, die sie lesen, angerührt werden, daß ihr Gespür geweckt wird, um den Mut zu haben, die Hand auszustrecken. Den Mut, auf einen anderen Menschen zuzugehen, den ersten Schritt zu tun auf jemanden zu, der sehr krank ist oder behindert oder der ein krankes Kind hat.

Die Personen in diesem Buch sind nicht erfunden. Sorgfalt ist darauf verwendet worden, ihre Identität zu schützen. Aber sie brauchen keine Entschuldigungen. Sie sind alle sehr tapfer – Kinder, Eltern, Schwestern, Ärzte, Verwandte und Freunde – Menschen, die viel ertragen haben. Ihnen allen gilt mein unaussprechlich tief empfundener Dank. Denn dieses Buch ist ein Geschenk all dieser Menschen an Sie.

... Ein Geschenk, auch von Dr. Elam Davies, Pfarrer an der Fourth Presbyterian Church in Chikago, der mich zwar immer wieder eindringlich vor dem Wagnis des Pfarramtes gewarnt hat, der mir aber auch größte geistliche Stärkung und persönliche Unterstützung gab. Seine theologische Ansicht ist ungewöhnlich befreiend und wertvoll. Sie ist weder Heilslehre noch Verdammung. Sie bejaht den Wert jedes einzelnen Menschen, sie schließt eher alles ein als irgend einen aus. Davies' Theologie erinnert – zu Zeiten, wenn die Verzweiflung über einem zusammenzuschlagen droht – daran, daß Gottes Liebe uneingeschränkt und für immer da ist und eines Tages über alles andere siegen wird. Wenn ich als Pfarrerin jemals etwas Gutes getan habe oder tun werde, dann verdanke ich es diesem Mann – so weit der Weg mich auch führen wird.

Chikago, 1976

Literatur zur Thematik des vorliegenden Buches aus dem Kreuz Verlag Stuttgart:

Harriet S. Schiff
Verwaiste Eltern

Aus dem Amerikanischen übersetzt von Christa Reich
190 Seiten, kartoniert, vierfarbiger Umschlag

»›Verwaiste Eltern‹ ist ein wunderbares Buch. Es wendet sich an alle, die den Tod eines Kindes erleben mußten. Es macht den Tod nicht zu etwas Schönem, tröstet nicht auf unrealistische Weise, aber es sagt die Wahrheit; und deshalb ist es ermutigend und hilfreich. Ich werde es vielen Eltern in die Hand drücken, die es ihrerseits weitergeben werden und dadurch erfahren, daß sie nicht allein sind und daß es möglich ist, das Leben wieder zu lernen.« Elisabeth Kübler-Ross

Cordula Zickgraf
Ich lerne leben, weil du sterben mußt
Ein Krankenhaustagebuch

Mit einem Vorwort von Dr. med. Paul Becker
2. Auflage (9.–14. Tausend)
190 Seiten, kartoniert, zweifarbiger Umschlag

Die Autorin schrieb dieses Buch aufgrund eigener Erfahrungen: als angehende Krankenschwester verbrachte sie zwanzig Tage als Patientin in einem Krankenhaus, wo sie als Bettnachbarin ein siebzehnjähriges Mädchen hat, ein Mädchen, das noch vier Wochen leben wird, weil sein Körper schon fast vollständig von Krebsgeschwüren zerfressen ist. Gerade an diesem Mädchen lernt Cordula Zickgraf, was es heißt zu leben, und sie erlebt, wie gerade dieses Mädchen sie trösten kann. So erfährt sie neuen Lebensmut und lernt den Tod und seine gerade heute immer wieder verdrängte Hintergründigkeit zu verstehen.

Bücher von Dr. med. Elisabeth Kübler-Ross
im Kreuz Verlag Stuttgart:

Leben bis wir Abschied nehmen

Aus dem Amerikanischen übersetzt von Christa Reich

Mit 80 Fotos von Mal Warshaw und einen Beitrag
von Dr. med. Paul Becker
2. Auflage (21.–32. Tausend)
174 Seiten, gebunden mit mehrfarbigem Schutzumschlag

Am Beispiel von vier sterbenden Patienten – darunter ein fünfjähriges Mädchen – werden die Bemühungen von Elisabeth Kübler-Ross für eine Humanisierung des Sterbens und für ein sinnerfülltes Leben bis zum Tode dargestellt. Persönliche Äußerungen der Todkranken und viele eindrückliche Fotos tragen dazu bei, dieses Werk zu einem Dokument der Menschlichkeit, des Mutes und der Hilfe für uns alle werden zu lassen.

Reif werden zum Tode

Herausgegeben von Elisabeth Kübler-Ross
Maßstäbe des Menschlichen, Band 9
Aus dem Amerikanischen übertragen von
Jens Fischer und Helmut Weigel
4. Auflage (26.–33. Tausend), 238 Seiten, Kunststoff flexibel

Interviews mit Sterbenden

Aus dem Amerikanischen übertragen von Ulla Leippe
Ungekürzte Ausgabe, 12. Auflage (77.–84. Tausend),
231 Seiten, kartoniert mit zweifarbigem Umschlag

Was können wir noch tun?

Antworten auf Fragen nach Sterben und Tod
Aus dem Amerikanischen übersetzt von Ulla Leippe
4. Auflage (30.–39. Tausend)
166 Seiten, kartoniert mit zweifarbigem Umschlag